¿QUÉ PASA CON LA NUTRICIÓN?

AITOR SÁNCHEZ

¿QUÉ PASA CON LA NUTRICIÓN?

Los grandes debates sobre alimentación que necesitas aclarar

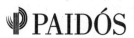

Obra editada en colaboración con Editorial Planeta - España

© Aitor Sánchez, 2023

© Editorial Planeta, S. A., 2023 – Barcelona, España
© de todas las ediciones en castellano

Derechos reservados

© 2023, Ediciones Culturales Paidós, S.A. de C.V.
Bajo el sello editorial PAIDÓS M.R.
Avenida Presidente Masarik núm. 111,
Piso 2, Polanco V Sección, Miguel Hidalgo
C.P. 11560, Ciudad de México
www.planetadelibros.com.mx
www.paidos.com.mx

Primera edición impresa en España: febrero de 2023
ISBN: 978-84-493-4042-0

Primera edición impresa en México: septiembre de 2023
ISBN: 978-607-569-576-1

Impreso en los talleres de Impregráfica Digital, S.A. de C.V.
Av. Coyoacán 100-D, Valle Norte, Benito Juárez
Ciudad de México, C.P. 03103
Impreso en México – *Printed in Mexico*

A mi profesión.
A cada dietista-nutricionista que invierte un tiempo y un esfuerzo infinitos en aclarar los debates y controversias que encontrarás en este libro

SUMARIO

Introducción

¿POR QUÉ HAY TANTO DEBATE ABIERTO EN NUTRICIÓN?

Vivimos una época en la que la gente está un poco mareada, e incluso harta, de no saber qué alimentos son saludables o cuáles debería incorporar a su dieta. Así, en mi profesión, es fácil recibir respuestas como «¡a ver si os aclaráis!» o «¿ahora resulta que lo que decíais ayer es mentira?». Y es que la información sobre nutrición es muy a menudo contradictoria y no es raro encontrar profesionales con criterios y posturas muy distintos e, incluso, opuestos:

- Quienes dicen que la leche es imprescindible y quienes la consideran un veneno.
- Personas veganas y personas que siguen una dieta carnívora.
- Los que afirman que hay que comer como nuestros ancestros y los que aseguran que hoy en día se come mejor que nunca.
- Quienes dicen que lo mejor que podemos hacer es dejar de consumir hidratos y quienes aseguran que, al contrario, ese macronutriente es la clave de nuestro rendimiento.

Entonces, ¿en qué quedamos?

En este libro vamos a zambullirnos en diez de los grandes debates abiertos ahora mismo en el mundo de la nutrición y mi intención con ello es proporcionarte recursos para tomar decisiones explicándote las limitaciones, los puntos fuertes y los puntos débiles de cada abordaje y postura.

Cada una de estas controversias está motivada por una serie de motivos que vamos a explorar a continuación.

DESACTUALIZACIÓN

Esto es especialmente habitual en las profesiones sanitarias, que a menudo recibieron una formación muy limitada en nutrición hace bastantes años y no se han actualizado. Además, estos conocimientos fueron impartidos de forma muy dogmática, lo que hizo que muchos los adoptaran y aplicaran sin margen para el debate o el escepticismo.

Esta desactualización es la que sustenta que desde algunas consultas y algunos medios se sigan comunicando pautas y recomendaciones erróneas, muchas de las cuales ya comenté en mi primer libro, Mi dieta cojea, por ejemplo: «hay que hacer cinco comidas al día», «el desayuno es la comida más importante del día», «hay que seguir una dieta equilibrada con unas proporciones concretas», «las grasas engordan mucho», «la leche es imprescindible como fuente de calcio», etcétera.

Por desgracia, aunque estas afirmaciones salidas directamente de los libros de texto de la vieja escuela están ya parcialmente superadas hoy en día y quienes las defienden son cada día menos, a veces son difíciles de eliminar del todo del ámbito sanitario por motivos de costumbre, tradición o statu quo, ya que cualquier renovación supone esfuerzo, inversión de recursos y arriesgarse a recibir críticas, cosas a las que no todo el mundo está dispuesto. Por ejemplo:

- Cambiar dosieres desactualizados en las consultas y los hospitales.
- Ser la primera entidad que elimina una obligatoriedad en la dieta.
- Aparecer en medios con un mensaje renovador.
- Enfrentarse a tradiciones gastronómicas y culinarias.

Por otro lado, en ocasiones, esta desactualización puede estar alimentada o mantenida por conflictos de intereses y estamentos a quienes les interesa que se siga transmitiendo determinados mensajes.

CONFLICTOS DE INTERESES
CON LA INDUSTRIA ALIMENTARIA

Como acabamos de apuntar, hay sectores que pueden beneficiarse de la desinformación o la desactualización en nutrición.

Siguiendo con los ejemplos anteriores, podemos imaginar a un sanitario que aprendió que la dieta debe estar compuesta principalmente por hidratos de carbono, que el desayuno es realmente importante y que hay que hacer cinco comidas diarias. Con estos datos, es más que probable que normalice que la gente tome galletas para desayunar o merendar, por lo que sería comprensible que a la industria en cuestión le convenga que no se actualice.

Si a esto sumamos relaciones más que cuestionables desde un punto de vista ético entre determinadas sociedades científicas e industrias alimentarias, la cosa se complica. Los casos más llamativos son los de «científicos» que reproducen el discurso de la industria azucarera, contribuyen a perpetuar la idea errónea de que el alcohol es saludable o que la cerveza es una herramienta útil para hidratarse. Estas alianzas están dirigidas a normalizar y asentar determinados comportamientos alimentarios en la sociedad y, a veces, ni siquiera hay mala intención por parte del sanitario que se pone al servicio de la industria alimentaria, sino que la situación es más bien fruto de un contexto donde se genera y se comunica mala ciencia, también en las etapas formativas.

Incluso cuando los supuestos argumentos científicos de la industria parecen débiles y poco fiables, su propia existencia abre debates que alimentan la desconfianza de la población. Una muestra de esto son las distintas reacciones que suscitan determinados comportamientos. Por ejemplo, aunque no hay absolutamente ninguna duda científica al respecto de que no hay alimentos imprescindibles, ya hablemos de carne, de lácteos, de cereales o de cualquier otro, que una familia decida no dar leche a sus hijos despierta mucha más preocupación que si decide no darles legumbres o frutos secos. Esto se debe a que la leche lleva años anunciando sus supuestas bondades a bombo y platillo y estas han sido integradas en el imaginario colectivo.

CONTROVERSIA CIENTÍFICA: NO TODO ESTÁ SIEMPRE TAN CLARO

Como sucede en cualquier otra disciplina científica madura, los debates y las controversias son habituales en el ámbito de la dietética y la nutrición.

Hay preguntas abiertas sobre el consumo de proteínas o los peligros asociados al consumo de colesterol, grasas saturadas o azúcar para las que se siguen recopilando evidencias y haciendo estudios que decanten finalmente la balanza y nos abran nuevas vías de investigación, porque son precisamente este tipo de debates los que generan avances.

Ha sido así como, en las últimas décadas, hemos visto que los lácteos desnatados no eran tan buena idea como parecían, se han redimido determinados alimentos grasos y calóricos, como los frutos secos o el aguacate, o ha dejado de considerarse incompleta toda la proteína vegetal para pasar a convertirse en la de referencia de las guías alimentarias de vanguardia.

El problema de esto es que el debate y los avances científicos son lentos, algo que contrasta con la inmediatez que se promueve y exige en redes sociales, donde las opiniones se expresan de forma más violenta, las posturas se enrocan con facilidad y se exigen verdades absolutas. Así, encontramos algunas tendencias pasadas de frenada que promueven cosas como hincharse a huevos o a carne o recuperar la mantequilla como grasa de preferencia. Aunque si tuviera que destacar un debate en pleno apogeo en estos momentos sería el que existe entre defensores y detractores de los lácteos y de algunos cereales.

En estos casos, como veremos a lo largo del libro, lo más sensato es mantenerse alejado de los extremos, analizar los pros y contras que esgrimen defensores y detractores, determinar qué recomendaciones tienen sentido y aprender algo de cada debate.

POSTURAS EXTREMAS Y TRIBUS ALIMENTARIAS

Hay personas, cuyo discurso a menudo va cargado de cierta moralidad, que convierten su pauta alimentaria en una identidad, una forma de vida o en el estandarte de su lucha.

Por si esto no fuera un problema en sí mismo, hay que sumar que algunas de estas pautas o normas ni siquiera son ciertas, porque en una época donde el negacionismo de evidencias como el cambio climático o la pandemia están a la orden del día, también existen comunidades que defienden a capa y espada pautas nutricionales construidas en torno a dogmas y escuelas concretas, que no aceptan crítica alguna y reaccionan con agresividad ante ellas. En esta categoría encontramos colectivos muy diversos, desde quienes solo comen alimentos crudos, hasta veganos extremos que, por ejemplo, no comen higos porqué podrían tener mosquitos atrapados dentro, pasando por los *haters* del azúcar que sostienen que la fruta provoca patologías graves, los seguidores de la dieta paleo que comen tierra, carne y pescados crudos o los opinadores intolerantes de barra de bar que consideran ridículo cualquier modelo de alimentación que no sea el suyo.

Al final, la existencia de estos grupos de individuos extremistas e intolerantes hacen un flaco favor a sus opciones alimentarias o a las ideas que defienden, que no deberían quedar invalidadas por su culpa.

Porque es posible que:

- El mayor enemigo del veganismo sea la «policía vegana», que despierta más rechazo que comprensión hacia su opción dietética.

- El mayor enemigo de la dieta evolutiva sean los «paleofrikis», que disfrutan jugando a vivir en su propia versión del Paleolítico.
- El mayor enemigo de las dietas bajas en carbohidratos para tratar determinadas condiciones sean los *haters* del azúcar que rechazan el consumo de fruta.
- El mayor enemigo de la salud pública sean los sanitarios que buscan estudios que justifiquen y refuercen sus dogmas y prejuicios.

Estos fanáticos juegan a prescribir indiscriminadamente sus pautas alimentarias y no usan la evidencia científica para ampliar y mejorar sus conocimientos sino para cargarse de razones y afianzar sus sesgos. Afortunadamente, es fácil detectar a estos prescriptores, porque se definen como personas a través de su estilo de vida.

Habría que mostrarse escépticos ante quienes se presentan como «Aitor Dieta Mediterránea» o escriben en sus biografías de redes sociales frases como «Sigo la dieta Dukan» o «Distribuidor de productos Herbalife».

Una forma de determinar si una crítica es o no extrema consiste en analizar el contexto. Por ejemplo, no es lo mismo estar en contra de la promoción pública del consumo de azúcar, que sostener que el azúcar es un veneno que no se debe consumir bajo ningún concepto, ni siquiera en forma de fruta. Igual que no es contradictorio criticar la promoción del alcohol como alimento saludable y admitir que un consumo ocasional sea dietéticamente aceptable.

OTROS FACTORES: SOSTENIBILIDAD, ÉTICA, MODELOS DE PRODUCCIÓN, ETCÉTERA

Más allá de la salud, hay otros motivos para prescribir o no determinados alimentos.

Qué comemos y cómo lo hacemos refleja modelos de consumo que tienen consecuencias sociales, políticas y medioambientales en nuestra sociedad. Por eso, algunos dietistas-nutricionistas tenemos en cuenta estos otros aspectos al diseñar y recomendar pautas dietéticas. No es un capricho, es una forma de cumplir con nuestro código deontológico que, entre otras cosas, dice:

4. Ejercerá su profesión con integridad, responsabilidad, honradez, justicia, imparcialidad y dignidad respetando las necesidades y los valores específicos de los individuos.
7. Ayudará a paliar las desigualdades en materia de alimentación y nutrición.

Esto se explica mejor con un ejemplo. Supongamos el caso de un sanitario poco familiarizado con la dieta vegetariana o con las restricciones alimentarias de una determinada creencia religiosa, es probable que en lugar de dar consejos dietéticos de calidad e imparciales, se centre en transmitir alarmismo o rechazo ante las decisiones del paciente. En este caso, el sanitario estaría incumpliendo el código deontológico, incluida también la indicación que dice: «Desarrollará la práctica de la nutrición y la dietética basada en la evidencia científica», porque estaría promoviendo un alarmismo injustificado.

Que este tipo de episodios sucedan se debe a una terrible concatenación de factores: la no actualización lleva al desconocimiento, el desconocimiento provoca rechazo, el rechazo genera odio y el odio conduce al lado oscuro.

Por otro lado, el contexto de crisis climática es un factor crucial que debe ser tenido en cuenta. Por ejemplo, el kiwi puede ser una fruta muy saludable, pero hay dietistas-nutricionistas que quizá no lo recomiendan porque gran parte de los kiwis que se comercializan en España vienen de Nueva Zelanda y hay alternativas de frutas nacionales igual de saludables. Lo mismo sucede con la quinoa, que puede ser un alimento interesante, pero que apenas cuenta con producción en Europa, por lo que tiene más sentido emplear otros productos, como las legumbres, como fuente de proteína vegetal en nuestros platos. E igual con el coco, muy de moda últimamente en el mundo *fitness*, pero que llega a España procedente de Indonesia o Tailandia.

Este es el motivo de que a veces se maticen las pautas y se recomiende a la gente que consuma kiwi nacional, aguacate de Motril, pistacho o almendras de proximidad y se eviten las alternativas de Nueva Zelanda, Perú, Irán y Estados Unidos, respectivamente.

El consumo desmedido de productos de origen animal también implica un sufrimiento innecesario y un impacto en el medioambiente, que analizaremos en uno de los capítulos de este libro, que debería hacernos reflexionar.

Al fin y al cabo, nuestro consumo refleja el tipo de mundo en el que queremos vivir y por eso es importante tener en cuenta el impacto de nuestras decisiones dietéticas tanto a nivel individual como profesional, si este es nuestro ámbito.

PROBLEMAS COMUNICATIVOS

Llegados a este punto, los problemas en la comunicación de los mensajes sobre dietética es quizá la pieza menos importante de todas, pero no por ello debemos pasarla por alto.

Aquí estaríamos hablando de ir un paso más allá y valorar las posibles malinterpretaciones que pueden hacerse de nuestros mensajes, así como tener en cuenta a qué áreas prestamos más o menos atención o incluso el coste-beneficio o el coste de oportunidad de nuestras propuestas.

Los ejemplos del kiwi, el aguacate, el pistacho o las almendras que acabamos de citar, se pueden exponer y explicar claramente en una consulta dietética personalizada, pero a la hora de divulgar, donde a menudo no se dispone ni del espacio ni del tiempo necesarios para matizar, la cosa se complica.

Sin embargo, en este sentido, siempre vale la pena plantearse cosas como: si nos centramos mucho en transmitir el mensaje de que se identifiquen los chocolates con menos azúcar, ¿puede que generemos un clima en el que las frutas pierdan importancia? Si recomendamos los alimentos integrales sin contextualizar, ¿es posible que se priorice el consumo de pan integral al de fruta? Si recomendamos bollería *healthy* o repostería casera, ¿pueden desplazar estos productos a alimentos más saludables? Si hablamos de lácteos, ¿no es mejor recomendar «yogur natural sin azucarar» que da menos margen a la libre interpretación que hablar de «lácteos» de postre? Si recomiendo a una persona los batidos verdes de fruta y verdura, que son geniales y saludables, ¿puedo estar contribuyendo sin querer a promocionar la corriente «detox» que también los incluye y, en cambio, no es saludable? ¿Puedo estar generando en quien me escucha la esperanza de que ese batido lo va a «depurar»?

Por otro lado, debemos tener en cuenta que las personas se comportan a veces de formas inesperadas e imposibles de prever, por lo que es necesario ser conscientes de los mensajes que lanzamos y hacer seguimientos.

ESTO ES LO QUE HA PASADO HASTA AHORA CON LA NUTRICIÓN

Como he dicho al inicio, todos los debates y todas las controversias controversias que recojo en el libro están alimentados por las causas que acabo de exponer.

Por otro lado, el ámbito de la nutrición atraviesa un punto de inflexión. En estos diez años que hace que me dedico a la divulgación, creo que la percepción social de la alimentación ha avanzado muchísimo: hoy en día somos mucho más conscientes de la importancia que tiene la comida para la salud física y mental, así como de su impacto sobre el medio ambiente.

Pero también vivimos cada vez más en una cultura de la inmediatez, donde mensajes simplistas y discursos interesados se abren camino mucho más deprisa que los más argumentados y reflexionados. Este libro nace de una inquietud personal: necesitamos parar un momento y reflexionar sobre los debates abiertos en alimentación. No todo se puede resumir en un *reel*, un tuit y ni siquiera en un vídeo de YouTube; plataformas y formatos, por cierto, con los que trabajo a diario.

No es que el formato libro sea mejor, pero creo que sí nos aporta una forma de aprendizaje diferente, porque nos brinda la oportunidad de cambiar, de convertirnos en personas distintas, a lo largo de la lectura de sus páginas.

Por eso, he querido contribuir a los debates actuales con una reflexión pausada sobre sus aspectos positivos y negativos. Mi intención es que puedas distinguir qué argumentos están justificados y cuáles no, y que tengas siempre a mano las claves y los aprendizajes extraíbles de cada uno de los temas. Puede incluso que, con todos los datos en la mano, sientas el deseo de incorporar alguna de las propuestas a tu rutina.

Porque debatir y discutir nos hace mejores.

Por este motivo es importante poner orden en algo que afecta a la salud de millones de personas y preguntarnos: ¿qué pasa con la nutrición?

Capítulo 1
AYUNO INTERMITENTE, ¿EL TRUCO DEFINITIVO PARA ADELGAZAR?

La nueva moda es no comer.

Tras décadas de compartir pautas sobre qué, cuánto y cómo comer, ahora la supuesta clave es todo lo contrario, un protocolo sencillo que nos invita a ayunar. Resulta que, al final, el truco era pasar una determinada cantidad de horas sin comer.

El ayuno no es nada nuevo, se trata de una rutina que han practicado tradicionalmente muchas comunidades y civilizaciones por motivos culturales, religiosos e incluso médicos, como atestiguan algunos textos antiguos. Sin embargo, ha vuelto a ponerse de moda, no solo amparado en su larga historia y tradición sino también en una supuesta evidencia científica. Porque, como es obvio, que algo se haya hecho durante mucho siglos no quiere decir que funcione, que sea saludable o que esté justificado hoy en día. La ciencia tiene que corroborarlo.

En el contexto actual, en el que la obesidad es una pandemia mundial y muchas personas están hartas de seguir dietas que prometen resultados que luego nunca llegan o buscan un adelgazamiento inmediato mediante métodos contundentes y sencillos de aplicar, es natural que una propuesta como la del ayuno intermitente haya adquirido una gran notoriedad. Una propuesta que además es, en apariencia, más inocente que muchas otras dietas de moda, ya que *a priori* no viene acompañada de productos milagro ni de ningún otro artículo que haya que consumir sí o sí.

En un entorno donde lo realmente difícil no es perder peso sino mantener esta pérdida a largo plazo, y después de décadas enfrentándonos a los problemas derivados del sobrepeso y la obesidad, ¿de verdad basta con dejar de comer unas horas al día? Vamos a analizarlo.

¿QUÉ ES EL AYUNO INTERMITENTE?

El ayuno intermitente es un protocolo dietético que persigue que las personas dejen de comer durante al menos doce horas seguidas lo que hará, en consecuencia, que toda la ingesta de comida se concentre en una ventana de entre seis y diez horas, en función del tipo de ayuno.

El periodo de ayuno cumple las siguientes características:

- Es voluntario.
- Es predecible, es decir, que se sabe cuándo se va a volver a comer.
- No afecta a las pautas de una correcta hidratación.

Los tipos de ayuno se clasifican en función de las horas de restricción de alimentos, pero también de la frecuencia semanal con la que se aplica esta restricción. Vamos a ver unos ejemplos extraídos del artículo de referencia *Intermittent fasting and metabolic health*, de Izzah Vasim.

Tipo de protocolo	Frecuencia	Duración del ayuno	Observaciones
Días alternos	Días alternos	24 horas	
5:2	2 días a la semana	24 horas	
Semanal	1 día a la semana	24 horas	
Ayuno de duración concreta: 12, 14, 16 o 18 horas	Diario o a elección	De 12 a 18 horas	En general, implica no desayunar ni comer nada a media mañana.
Desayuno y comida	Diario o a elección	Unas 14 horas	En general, implica no merendar ni cenar.

En estos protocolos se considera que las horas de sueño, esas ocho horas ideales de descanso, no son realmente de ayuno, ya que en ese periodo el cuerpo apenas consume reserva. Por eso, la mayoría de la bibliografía habla de ayuno a partir de las doce horas sin ingerir comida. En este sentido, la ingesta de cualquier macronutriente, hidratos, proteínas y grasas, rompe el ayuno, pero no lo hacen la hidratación correcta mediante agua, café, té o infusiones sin azúcar ni la ingesta de determinados suplementos de cafeína o creatina, muy extendidos en nutrición deportiva. En cambio, otros suplementos como geles, barritas, proteínas o aminoácidos en polvo, que aportan calorías y, por tanto, permiten al cuerpo obtener energía, sí rompen el ayuno.

¿POR QUÉ MOTIVOS PODRÍA SER POSITIVO AYUNAR?

Según los defensores del ayuno intermitente, cuando dejamos de ingerir alimentos durante al menos doce horas, el organismo recurre con más facilidad a la grasa como combustible, mientras que después de una ingesta de comida, este tiende a usar la glucosa que tiene a su disposición en sangre. Este proceso es el que se asocia a la pérdida de peso.

Por otro lado, se dice que el ayuno intermitente también activa los mecanismos de autofagia. La autofagia es un proceso mediante el cual nuestro cuerpo se «autorrepara». Se trata de una especie de mantenimiento celular mediante el cual el cuerpo detecta y elimina las proteínas con defectos y las sustituye por otras que funcionen mejor. Este proceso natural se relaciona a menudo con una mayor longevidad.

A continuación vamos a ver qué hay de cierto en estas dos afirmaciones.

EL BALANCE ENERGÉTICO: LA CLAVE PARA LA GANANCIA O LA PÉRDIDA DE PESO

Para poder entender en qué medida podría contribuir el ayuno intermitente a la pérdida de peso, necesitamos entender cuáles son las condiciones necesarias para que nuestro cuerpo gane o pierda peso.

Antes de seguir, quiero aclarar que este libro no va a tratar el peso como una variable principal de salud y, de hecho, en los siguientes capítulos vamos a trabajar con una perspectiva no peso-céntrica. Sin embargo, la pérdida de peso es el principal beneficio que se atribuye a esta dieta, por lo que tiene sentido abordar aquí este tema.

El balance energético, que expresa el equilibrio entre las calorías que entran, el metabolismo y las calorías que salen, es uno de los principios más básicos de la dietética. Sin embargo, la falta de rigor en su comunicación lo ha convertido en motivo de debate y discusión.

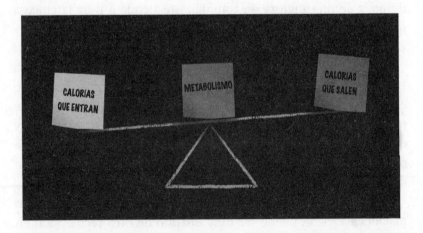

Esta ecuación tan sencilla es, básicamente, el resultado de aplicar las leyes de la termodinámica a la alimentación y a nuestro cuerpo. Y, aunque en los últimos años hayan surgido voces críticas que afirman que estos principios no se cumplen en alimentación, esto no es cierto. No hay duda al respecto de este equilibrio de factores, otra cosa es si somos o no capaces de calcular con exactitud la energía que entra y sale de nuestro cuerpo, algo prácticamente imposible.

Sin embargo, sí podemos hacer una buena estimación de estos cálculos. Igual que al lanzar un transbordador espacial se hace una aproximación, entre otras cosas, del combustible necesario, el rozamiento del aire, la trayectoria y las vibraciones que sufrirá el cohete, y como conocemos muy bien las leyes que rigen la puesta en órbita, el lanzamiento acostumbra a ser un éxito, en nutrición también tenemos que aproximar nuestro balance energético, y somos capaces de hacerlo con suficiente precisión como para usar nuestra alimentación para muchos objetivos diferentes.

Algunos de los aspectos que se nos pueden escapar al hacer los cálculos de balance energético y afectar a su precisión son los siguientes:

- Los niveles de hidratación.
- Los niveles de estrés.
- La precisión de las raciones.
- La cantidad real ingerida, porque a veces nos engaña la percepción.

Además, para calcular la energía de los alimentos que tomamos, se usan tablas de composición nutricional basadas en mediciones llevadas a cabo en laboratorios. Estas tablas tienen sus propios problemas:

- Los alimentos son muy heterogéneos. Un tomate plantado en España puede ser muy distinto de otro recolectado en Perú y, además, hay otros factores que pueden influir como la época del año, el estado de maduración, etcétera.
- Los alimentos se transforman durante los procesos culina-

rios, lo que hace que sus propiedades y su valor calórico cambien según las técnicas de cocina.

- Nuestro cuerpo no absorbe y asimila todos los nutrientes que ingerimos. Esto depende de nuestro estado nutricional, de lo disponibles que estén esos nutrientes, de la velocidad de nuestra digestión, del estrés que tengamos en ese momento, etcétera.
- A todo esto, hay que sumar la dificultad de medir con exactitud las cantidades. ¿Cuántos gramos de queso llevaba esa pizza? ¿Cuánto pesaba esa tostada?

Es obvio que nos enfrentamos a un gran margen de error, lo que explica que a menudo, en dietética, no queramos basar nuestras intervenciones únicamente en medir estas variables, porque son prácticamente imposibles de obtener y no nos dan ninguna garantía. Además, aún nos falta la segunda parte del problema, calcular nuestro gasto energético, lo que comporta su propia serie de problemas:

- El gasto de energía de nuestro organismo es muy variable, porque depende de nuestra composición corporal. Musculo, grasa y hueso no consumen las mismas cantidades de energía.
- El cálculo de composición corporal se obtiene mediante mediciones antropométricas, como pliegues de grasa, circunferencias, diámetros de huesos, que no son del todo precisas, y aproximaciones basadas en variables como el sexo, la altura o el peso.
- Nuestra dieta también influye en nuestro gasto energético. El proceso de digestión implica un gasto concreto de energía que varía en función del alimento ingerido.
- Las circunstancias ambientales como el calor, la altura o la humedad también deben ser tenidas en cuenta.
- Por si todo esto fuera poco, la parte más variable de nuestro gasto energético es la relacionada con la actividad física. El

tiempo de entrenamiento, la composición corporal y la adaptación al ejercicio son factores que influyen en este caso, y el margen de error es amplio.

Como ves, el cálculo del balance energético es un proceso complejo en el que es fácil que no salgan las cuentas. Por ejemplo, tú puedes estimar que gastas 2.000 kcal diarias, calcular que estás ingiriendo 1.800 kcal y que, a pesar de ese supuesto déficit, estés ganando peso. Esto no significa que tu cuerpo no siga las leyes de la termodinámica, sino más bien que las estimaciones no son correctas.

Por eso no siempre hay que seguir una estrategia de contar calorías en la dieta aunque, por supuesto, las calorías son muy importantes y cada dietista-nutricionista las tendrá en cuenta a la hora de hacer su planificación, pero eso no implica que el paciente tenga que estar pesando alimentos y contando gramos.

De hecho, la dietética es cada día más cualitativa y menos cuantitativa. Porque si basamos nuestra alimentación en productos frescos y mínimamente procesados y no estamos constantemente expuestos a comida, será mucho más fácil que, siguiendo nuestro apetito y saciedad, comamos sin excedernos acorde a nuestras necesidades.

Vale la pena recordar que nuestro organismo viene equipado de serie con unos mecanismos llamados «hambre» y «sed», con lo que la idea es no distorsionarlos demasiado con comida superflua, de la que hablaremos en el capítulo 5.

¿QUÉ FUNCIONA DEL AYUNO INTERMITENTE?: LA RESTRICCIÓN CALÓRICA

Así es. Lo que explica en realidad que el ayuno intermitente «funcione» para los objetivos de pérdida de peso y grasa es precisamente que ayuda a conseguir un déficit calórico.

Los estudios científicos indican que apenas hay diferencia en cuanto a pérdida de peso entre un protocolo de ayuno intermitente y una restricción calórica clásica. Es decir, que al cuerpo le da igual alcanzar el déficit calórico mediante dos, tres, cuatro o cinco ingestas, con o sin ventanas de ayuno. Así, lo que sucede en la práctica es que el ayuno intermitente es un medio para alcanzar la restricción calórica.

De este dato podemos concluir que las mejoras que se atribuyen a este protocolo, a saber:

- mejora de la sensibilidad a la insulina,
- mejora de la glucosa en ayunas,
- mejora del perfil lipídico en analíticas,
- mejora de la presión arterial,
- mejora de los marcadores de inflamación y estrés oxidativo y
- incremento de la autofagia y mejora mitocondrial,

no se deben al ayuno intermitente en sí, sino a la pérdida de peso y a la restricción calórica que la facilita y que puede obtenerse con ayuno o sin él.

Con esto no quiero decir que el ayuno intermitente no sea útil. De hecho, es más útil que no hacer nada, lo que sucede es que no es más eficaz que cualquier otra dieta convencional que restrinja calorías.

¿Y QUÉ HAY DE LA TAN PUBLICITADA AUTOFAGIA?

Uno de los beneficios que más se publicitan del ayuno intermitente es que promueve y facilita la autofagia que, como ya hemos explicado, se trata de un proceso natural de autorreparación del organismo. De hecho, sus promotores más exagerados han intentado relacionar esto con la prevención del cáncer, así como con procesos de rejuvenecimiento o regeneración celular.

Suena muy bien.

Demasiado para ser cierto.

En realidad, la autofagia es un proceso que nuestro cuerpo activa a la velocidad que le resulta conveniente en función de nuestra homeostasis y metabolismo, sin que exista ninguna necesidad de intervención por nuestra parte. Intentar acelerar el proceso sería el equivalente a sacar la basura de casa más a menudo. Y es obvio que no vamos a tener la casa más limpia por bajar más veces al día al contenedor de reciclaje.

Además, el ayuno intermitente tampoco estimula la autofagia de forma significativa ni mejora el funcionamiento de nuestras mitocondrias en comparación con otros hábitos mucho más saludables, como hacer deporte. Además, para hacerlo, el ayuno intermitente provoca un déficit calórico, por lo que podríamos encontrarnos con la paradoja de perder masa muscular o tener un peor rendimiento deportivo, dos elementos que sí son fundamentales para tener una buena salud y estimular los procesos de mantenimiento adecuados del cuerpo.

Con la evidencia científica que manejamos en la actualidad no parece necesario estimular la autofagia ni, en cualquier caso, parece que el ayuno intermitente pueda ayudarnos a hacerlo. Como mucho, podríamos decir que los periodos de ayuno sí pueden contribuir a una mayor flexibilidad metabólica, porque fuerzan al organismo a obtener energía de fuentes distintas, pero de esto ya hablaremos más adelante.

Ahora la pregunta relevante a nivel clínico que deberíamos hacernos es la siguiente:

¿QUÉ APORTA EL AYUNO INTERMITENTE FRENTE A LA RESTRICCIÓN CALÓRICA DE TODA LA VIDA? ¿TIENE ALGUNA VENTAJA EXTRA ESTE PROTOCOLO?

Para responder a esta pregunta se han realizado estudios que han comparado, en igualdad de condiciones, a pacientes que han llevado a cabo un protocolo de restricción calórica clásico con pacientes que han seguido uno de ayuno intermitente y los resultados indican que los protocolos de ayuno sí presentan un par de ventajas.

Incremento de la saciedad

El ayuno intermitente hace que valga la pena pasar unas horas con más hambre para luego poder explotar esta situación y sacar todo el partido posible a nuestro mecanismo del apetito.

Al concentrar las ingestas de comida en una ventana horaria pequeña, en general, de unas seis horas, se potencia la saciedad y se complica ingerir toda la energía que necesitamos. Es decir, comemos menos porque nos sentimos llenos.

En la práctica, cuando seguimos un protocolo de ayuno intermitente hacemos menos cantidad de comidas, pero más copiosas. Si la dieta está bien diseñada, en cada una de las ingestas coincidirán hidratos de carbono, grasas, proteína y fibra. Esto hará que el vaciamiento gástrico sea lento y la saciedad mayor, por lo que la dieta será más agradable y llevadera, siempre y cuando seamos capaces de gestionar el apetito que aparece durante las ventanas de ayuno.

Mejora en la respuesta a la insulina y el manejo de la glucosa

Aunque no podemos afirmarlo de forma muy concluyente, porque los estudios no son unánimes, existe una tendencia a la mejora en la captación de la glucosa o de sensibilidad a la insulina entre los sujetos que hacen ayuno intermitente, frente a quienes siguen una restricción clásica. Hay que señalar que estas mejoras únicamente se han hallado en personas que tenían síndrome metabólico, prediabetes o sobrepeso u obesidad. No está claro que esto también suceda en la población general.

NO CONFUNDAMOS EL AYUNO INTERMITENTE CON OTRAS COSAS

En los capítulos que siguen hablaremos de otros protocolos como dietas cetogénicas, de control de glucemia o evolutivas que a veces se mezclan con el ayuno intermitente, sin embargo, en este capítulo he querido ceñirme a los efectos derivados de comer en ventanas horarias restringidas. Por otro lado, sería un error dar por hecho que el ayuno intermitente provoca los mismos efectos que la dieta cetogénica (de la que hablaremos en el siguiente capítulo), ya que es posible ayunar y no entrar en cetosis.

Si queremos saber qué aporta en concreto el ayuno intermitente debemos aislarlo de otras posibles estrategias como las dietas bajas en hidratos, la actividad física, comer por el día en lugar de por la noche o la restricción calórica, porque si no es imposible saber a qué atribuir las posibles mejoras. Precisamente, a lo largo de todo el libro y sintetizados en el epílogo, encontraréis la relevancia de cada tipo de alimentación y los argumentos que los defienden en el contexto y en la jerarquía apropiados.

Tampoco hay que confundir el ayuno intermitente con otras dietas basadas en la cronobiología o la crononutrición, que son las disciplinas que estudian cómo afectan los ritmos circadianos y los horarios a la ingesta, el apetito, la asimilación y el metabolismo de la comida. En este sentido, hay que explicar que, debido a que los niveles de las distintas hormonas varían a lo largo del día, los aspectos del metabolismo relacionados con la comida, que son casi todos, pueden estar mediados por el horario. Pero, aunque es interesante saber cómo responde nuestro cuerpo a la comida en función del horario, no es algo prioritario. La alimentación tiene muchas variables mucho más importantes y prioritarias que el ritmo circadiano o el ciclo menstrual (por poner un ejemplo muy en auge).

NUEVOS ENFOQUES EN PÉRDIDA DE PESO: DIETAS INTERMITENTES

También relacionado con el ayuno intermitente aunque sin serlo, hay distintos factores que explican el efecto rebote que generan a menudo las dietas de adelgazamiento mal planteadas:

- La pérdida de masa muscular.
- La reducción del gasto energético por adaptación a largo plazo.
- Las resistencias hormonales y metabólicas, porque el cuerpo se resiste a perder peso como mecanismo de protección.

Para evitar el estancamiento que conllevan estas resistencias y adaptaciones, los procesos de adelgazamiento a largo plazo se suelen acompañar de distintos estímulos que las minimicen y hagan más agradable el proceso. Y el ayuno intermitente ha sido, en este sentido, una inspiración para crear protocolos de dieta intermitente, que son abordajes que plantean periodos semanales de «descanso» para evitar este temido estancamiento.

Así, hay estudios que han hallado que hacer restricciones quincenales, es decir, hacer quincenas de déficit calórico seguidas de quincenas de mantenimiento, da mejores resultados en la pérdida de peso a largo plazo que hacer una restricción continua y otros ensayos han demostrado que cambiar las kilocalorías de la dieta, lo que se conoce como *calorie shifting* es la estrategia que da mejores resultados. En ambos casos, la satisfacción de las personas que siguen estos modelos es mucho mayor, así como su adherencia al protocolo.

¿LAS DIETAS CON AYUNO INTERMITENTE SON MÁS FÁCILES DE SEGUIR?

Acabamos de decir que las dietas que alternan semanas de restricción con otras de mantenimiento son más satisfactorias y llevaderas. ¿Pero sucede lo mismo con el ayuno intermitente? ¿Es preferible restringir la ventana horaria diaria de ingesta?

Pues depende.

Por un lado, es cierto que decir «me despierto, pero no voy a comer nada hasta las 14.00» y dejar que el apetito y la saciedad ayuden con el resto del día puede ser más sencillo que otros abordajes de restricción calórica, aunque esta mejora en la adherencia no sea universal y dependa mucho de las motivaciones y los gustos de cada persona.

Por otro, restringir el horario de ingesta de poco sirve si no se siguen pautas de alimentación saludable. Es decir, que si solo nos centramos en el mensaje de mantener la ventana de ayuno y relegamos a un segundo plano las buenas elecciones alimentarias estaremos cometiendo el mismo error que todos los métodos de adelgazamiento de la historia reciente que tan malos resultados han dado.

Sin datos científicos que permitan hacer afirmaciones tajantes, mi hipótesis personal es que el ayuno intermitente funciona para un perfil de persona concreto: joven, muy motivada y muy dispuesta a usar un método transgresor, que combina con otros cambios en el estilo de vida, como una mejora en la dieta o una mayor práctica de actividad física.

¿AYUDA EL AYUNO INTERMITENTE A GANAR MASA MUSCULAR?

En el capítulo 8 hablaremos a fondo de los mecanismos de ganancia de masa muscular, sin embargo, ya te adelanto que uno de los factores básicos para que suceda es el superávit calórico.

Si has llegado hasta aquí, sabrás que el ayuno intermitente es una medida eficaz para generar un déficit calórico, no un superávit, por lo que no se trata de un protocolo dietético alineado con un objetivo de ganancia de masa muscular.

Sin embargo, tampoco debemos sacar conclusiones precipitadas en sentido contrario y pensar que el ayuno intermitente puede poner en riesgo nuestros músculos. Afortunadamente, la masa muscular es un tesoro muy preciado para nuestro cuerpo, del que no se desprende ni rápida ni fácilmente. Por eso, el ayuno intermitente no representa ningún riesgo extra para el mantenimiento de la masa muscular, más allá que el de cualquier dieta hipocalórica, algo que puede prevenirse con la planificación adecuada.

AYUNO INTERMITENTE Y RENDIMIENTO DEPORTIVO

La nutrición deportiva se planifica para que el cuerpo tenga las cantidades óptimas de reservas y también un buen sustrato energético en sangre. En este contexto, el ayuno intermitente no cumple con estos objetivos. Sin embargo, sí puede ser de ayuda si lo que buscamos es acostumbrar a nuestro cuerpo a trabajar en situaciones en las que no hay mucho combustible circulando en sangre, pero está claro que nunca vas a poder rendir al máximo si tu mejor combustible o tus reservas están a medio gas.

Hablaremos más a fondo de estas situaciones cuando abordemos las dietas bajas en hidratos de carbono.

EL AYUNO COMO ESTÍMULO

Los periodos de ayuno son interesantes para acostumbrar al cuerpo a obtener energía en momentos poco idóneos o no planificados. En este sentido, dejar de comer cada tres o cuatro horas y reducir el número de ingestas diarias a tres permitiría al cuerpo acostumbrarse a no dar por hecho que va a tener nutrientes a su disposición de forma ininterrumpida. Además, las ventanas de ayuno más largas, de catorce o dieciséis horas, permiten mejorar las sensaciones de apetito y saciedad e identificar y distinguir mejor el hambre emocional del apetito fisiológico.

Si hablamos de práctica deportiva en la población general, entrenar en ayunas puede ser interesante para acostumbrar al cuerpo a hacer ejercicio en condiciones en las que no hayamos comido recientemente. Es importante no confundir esto con la cetosis, de la que hablaremos en el próximo capítulo, ya que, aunque no dispongamos de azúcar en sangre, sí que tendremos las reservas llenas.

En consulta, las dietistas-nutricionistas usamos el ayuno intermitente como herramienta para mejorar las sensaciones de apetito y saciedad en pacientes que las tienen muy distorsionadas y para reducir la dependencia de determinados bucles de consumo, como picotear entre horas o desayunar necesariamente un dulce. En este punto, me gustaría hacer hincapié en que, aunque el ayuno intermitente no tiene por qué ser peligroso para la población general, es mejor si su puesta en marcha la evalúa un profesional sanitario, que podrá valorar con más certeza si su aplicación está o no justificada.

¿ES PELIGROSO EL AYUNO INTERMITENTE DESDE EL PUNTO DE VISTA FISIOLÓGICO?

Los seguidores de la dietética más clásica y convencional consideran el ayuno intermitente una pauta peligrosa e irresponsable. Sin embargo, quienes piensan esto seguramente también estén desactualizados en otras áreas de la nutrición y afirmen que las dietas bajas en hidratos de carbono, las paleo y las veganas son peligrosas como lo es incluir más proteína en la dieta. En las páginas que siguen desmentiremos también todas estas afirmaciones.

Como divulgadores, debemos ser rigurosos y no confundir que algo no esté justificado, no sea pertinente, no sea óptimo o necesario con que sea «peligroso». Atendiendo a esto, y como hemos visto, el ayuno intermitente no es tan mágico como lo pintan, pero puede ser una herramienta útil y, desde luego, afirmar que es «peligroso» es faltar a la verdad.

Los estudios no solo han demostrado que el ayuno intermitente es seguro, sino que no han hallado cuál es el mecanismo que podría explicar el supuesto «peligro» derivado de pasar catorce o dieciséis horas sin comer de forma voluntaria. Esto es cierto para la población general sana. Las personas con desajustes en la glucemia, diabetes mal controlada y otras condiciones concretas no deberían seguir esta clase de pauta sin ponerse en manos de personal sanitario experto.

Pensándolo bien, seríamos una birria de especie si no fuéramos capaces de pasar dieciséis horas sin comer. Al fin y al cabo, muchas personas dejan pasar doce horas entre la cena y el desayuno. Sumar a eso cuatro horas no es un cambio tan drástico como parece. Sin embargo, puede que conozcas a alguien que se marea si sale de casa sin desayunar. Esto no quiere decir que el desayuno sea imprescindible ni que le vaya a suceder nada grave, solo es una muestra de que esa persona está adaptada a recibir nutrientes a esa hora y que no se puede cambiar una costumbre de treinta o cuarenta años en un día.

Por otro lado, lo que sí puede ser peligroso y desaconsejable son los planes depurativos o détox que proponen purgas de cinco o siete días sin comer, que nada tienen que ver con el ayuno intermitente.

¿ES PELIGROSO EL AYUNO INTERMITENTE DESDE EL PUNTO DE VISTA DE LA SALUD MENTAL?

Por muy interesante que pueda ser el ayuno intermitente a nivel fisiológico, estos protocolos pueden generar estrés o ansiedad a las personas que tengan una mala relación con la comida. Esto no significa que hacer ayuno intermitente sea necesariamente peligroso, pero sí que debemos ser muy cautos con los mensajes que se lanzan en redes sociales, sobre todo por parte de cuentas que prometen resultados rápidos y que pueden dar pie a una obsesión por la comida. Lo repito para que quede claro: no es que el ayuno intermitente genere obsesión por la comida, es que las personas que buscan restringir su ingesta de alimentos de forma malsana pueden encontrar una nueva vía en este tipo de protocolos.

ROMPER LA IDEA DE LAS CINCO COMIDAS AL DÍA

Como ya hemos explicado, si lo que buscamos es perder peso poco importa que comamos dos o cinco veces al día, que hagamos ayuno intermitente o no, ya que lo importante es el déficit calórico.

Sin embargo, lo que nos ha enseñado el ayuno intermitente es que, a diferencia de lo que se creía, comer cada pocas horas no solo no es obligatorio sino que tampoco es lo más adecuado. Si nos acostumbramos a comer de forma constante y cuadriculada, exponemos al cuerpo a pocos estímulos y atrofiamos su capacidad de adaptación. Y no tiene sentido que haya gente que de verdad necesite comer cada cuatro horas, que se maree si no desayuna, que sea incapaz de saltarse una comida porque no soporta el hambre o que, en general, responda de forma exagerada a cualquier cambio mínimo que sea completamente asumible.

Por eso, una de las mayores contribuciones del ayuno intermitente ha sido a nivel social, al romper el paradigma de la necesidad de hacer cinco comidas al día. Y no solo por los motivos fisiológicos que acabo de exponer, sino porque en un contexto de abundancia como el nuestro, comer cinco veces al día te expone a ingestas que no son saludables.

Ya hablé de esto en su día en mi anterior libro *Mi dieta cojea*, así que no voy a repetirme, pero sí quiero recordar que la mayoría de los alimentos que se consumen entre horas suelen ser malsanos, y que hacer hincapié en el número de comidas diarias es un error, sobre todo cuando hay otros aspectos dietéticos mucho más prioritarios en los que centrar nuestros mensajes.

CLAVES DEL CAPÍTULO

- El ayuno intermitente se ha puesto de moda como algo disruptivo en un momento en el que la gente está cansada de pautas concretas y dietas milagro.

- Los mecanismos en los que se basa el ayuno intermitente tienen sentido y lógica científica, sin embargo, lo importante es que están mediados por el balance energético.

- El balance energético es clave para los procesos de pérdida y ganancia de peso. Nuestro cuerpo solo puede almacenar o perder energía si tiene un exceso o un déficit de esta.

- La mayoría de los efectos que provoca el ayuno intermitente están explicados porque genera una restricción calórica, que comporta una pérdida de peso.

- Las ventajas concretas que sí son atribuibles en exclusiva a esta pauta dietética están relacionadas con la saciedad y con el control de la glucemia en sujetos con valores alterados. Esto último no está claro si hablamos de la población general.

- Las dietas intermitentes son un abordaje prometedor para el correcto enfoque del tratamiento del sobrepeso a largo plazo.

- Los procesos que no conviven correctamente con un déficit calórico, como la ganancia de masa muscular y el rendimiento deportivo, pueden verse dificultados por el ayuno intermitente.

- El ayuno intermitente puede ser útil para generar estímulos y adaptaciones en la población general.

- Seguir un ayuno intermitente no tiene por qué ser peligroso desde un punto de vista fisiológico, aunque no está indicado en todos los casos ni es para todas las personas. No hay que generalizar ni recomendárselo a todo el mundo.

- La idea de que hay que comer cada pocas horas, o que hay que hacer cinco comidas al día, está completamente desactualizada.

¿QUÉ NOS PODRÍA APORTAR EL AYUNO INTERMITENTE?

- Contribuye a la pérdida de peso al facilitar el déficit calórico.

- Es un protocolo útil para sentir más saciedad, siempre que no te importe pasar doce horas de restricción, y para mejorar tu sensibilidad a la insulina, si tienes esa condición.

- Nos recuerda que debemos valorar las dietas en función de sus resultados concretos, sin atribuirles virtudes no relacionadas con sus características, y que si algo suena demasiado bien para ser cierto, seguramente no lo es.

Capítulo 2
DIETA CETOGÉNICA: ¿LA CLAVE PARA PERDER PESO Y MEJORAR TU SALUD?

La dieta cetogénica, conocida también como dieta keto o *low carb*, es un tipo de dieta baja en hidratos de carbono, de hecho, es la que más restringe este nutriente, y recibe ese nombre porque su objetivo es someter al organismo a un estado de cetosis.

Para entender qué es la cetosis y por qué podría resultar útil para la pérdida de peso, antes tenemos que comentar un poco cómo genera energía nuestro organismo. En condiciones normales, el cuerpo emplea distintos tipos de combustible para funcionar, entre ellos, la glucosa. Nuestro organismo mantiene una parte de esta glucosa en la sangre, lo que se conoce como nivel de glucemia, dentro de unos márgenes seguros, lo que le permite tener una cantidad siempre disponible para su uso inmediato. Por eso, y simplificando mucho el proceso, cuando comemos y, por tanto, nuestro nivel de glucosa en sangre sube, el cuerpo reacciona y activa una serie de mecanismos para absorber el exceso, retirarlo de la sangre y guardarlo o bien en forma de glucógeno en el hígado y los músculos o bien en forma de ácidos grasos. Por el contrario, cuando nuestro organismo consume toda su glucosa en sangre y no recibe más mediante ingesta de comida, recurre a esas reservas para recuperar el nivel habitual.

El objetivo de la dieta cetogénica es agotar todas las reservas de glucógeno para obligar al organismo a funcionar con un combustible diferente, los cuerpos cetónicos −que son una fuente de energía que el organismo genera a partir de sus depósitos de grasa pero que pueden sustituir solo parcialmente la función que tiene la glucosa−, y para lograrlo, reduce todo lo posible la ingesta de hidratos de carbono. El estado de cetogénesis es diferente al funcionamiento convencional del organismo y, según sus promotores, conlleva ventajas fisiológicas.

Vamos a ver si es cierto.

¿PODEMOS FUNCIONAR ÚNICAMENTE CON GRASA?

A pesar de que el organismo obtiene su energía a partir de los hidratos de carbono, proteínas y grasas que ingerimos, no almacena directamente estos tres nutrientes tal cual los ingiere. De hecho, nuestro cuerpo tiene distintos mecanismos de transformación y almacenamiento de cada uno de ellos. Vamos a verlos.

- **Hidratos de carbono.** Nuestro cuerpo solo puede almacenar una cantidad limitada de hidratos de carbono, entre un kilo y un kilo y medio aproximadamente. Lo hace en forma de glucógeno, una molécula consistente en una agrupación de glucosas, que se acumula en el hígado y los músculos.
- **Proteína.** Aunque hay una pequeña cantidad que circula por el torrente sanguíneo, la mayor parte de las proteínas que almacenamos en el cuerpo están en las estructuras de los huesos y músculos. Las proteínas no son muy eficientes a nivel energético, es decir, no es tan fácil extraer energía de ellas, por lo que el organismo no las acumula como fuente de energía sino como elementos estructurales. Así, cuando sometemos al cuerpo a un esfuerzo intenso, este aumenta la cantidad de proteínas que almacena en forma de masa muscular, no porque piense usarlas como combustible, sino para aumentar el tamaño y la fuerza de los músculos.
- **Grasa.** La grasa es la forma más eficiente que tiene nuestro organismo de almacenar grandes cantidades de energía para su uso futuro. Por este motivo, la mayoría del exceso de energía que ingerimos, independientemente de si entró

en el cuerpo en forma de hidrato de carbono, proteína o grasa, se acumula en forma de grasa. De hecho, el cuerpo casi no tiene límite a la hora de aumentar su masa grasa y puede hacerlo en una gran cantidad de kilos.

Es importante destacar que, aunque el cuerpo almacena sus excedentes energéticos en forma de grasa, cuando la consume para obtener energía no la convierte en moléculas de glucosa. Es decir, que aunque el exceso de glucosa se convierta en ácidos grasos para poder ser almacenado, los ácidos grasos nunca podrán volver a ser glucosa. Nuestro cuerpo no cuenta con los mecanismos necesarios para ello. Sin embargo, hay algunos tejidos de nuestro cuerpo, como el sistema nervioso, que funcionan exclusivamente con glucosa o con un combustible que se le parezca mucho a nivel metabólico. Por eso, si pasamos muchos días sin ingerir hidratos de carbono o lo hacemos en cantidades muy pequeñas, el cuerpo se ve obligado a generar cuerpos cetónicos que, como ya hemos mencionado, es un combustible que se extrae a partir de la grasa, pero que es metabólicamente muy similar a la glucosa. Mientras se prolongue el estado de cetosis, es decir, mientras no se ingieran hidratos de carbono, el organismo seguirá funcionando necesariamente de esta manera.

¿CÓMO SE CONSIGUE LA CETOSIS?

Las dietas cetogénicas buscan consumir en pocos días todas las reservas de glucosa que tengamos en el cuerpo y, para hacerlo, limitan la ingesta de hidratos de carbono a un máximo de 40 a 50 gramos al día.

Aunque no existe una cantidad concreta de hidratos de carbono recomendada, ya que es un nutriente muy ligado a la actividad física, muchas directrices indican que su aporte calórico debería suponer el cincuenta por ciento de la alimentación. Según estas directrices, y a modo de ejemplo, en una dieta de 2.000-2.500 kcal estaríamos hablando de 250-300 gramos de hidratos de carbono al día. Quiero dejar claro que con esto no estoy diciendo que sea necesario tomar 250-300 gramos de hidratos de carbono al día, sino mostrar que las dietas cetogénicas recomiendan una ingesta de este nutriente muy inferior a lo que la sociedad está acostumbrada.

Aunque podría hacerse también mediante un aumento de la ingesta de proteínas, las dietas cetogénicas suelen compensar esta reducción de la ingesta de hidratos de carbono mediante un aumento del consumo de grasas. Es la forma más fácil de hacerlo, ya que las grasas nos permiten cubrir de forma más práctica nuestras necesidades energéticas y, además, son el combustible que empezará a usar el cuerpo de forma preferente una vez acabe con sus reservas de glucógeno.

¿FAVORECE LA DIETA CETOGÉNICA LA PÉRDIDA DE PESO?

La mayoría de las atribuciones de la dieta cetogénica giran en torno a que la utilización preferente de las grasas como combustible puede favorecer la pérdida de grasa corporal y, por tanto, la pérdida de peso. Y hay que reconocer que, a la vista de lo explicado hasta ahora, resulta una afirmación bastante plausible.

Por otro lado, la dieta cetogénica suele ir ligada también a otros discursos mucho más difíciles de justificar que giran en torno al miedo a los hidratos de carbono. Según los defensores de estos argumentos, la dieta cetogénica nos protege de la inflamación, de los perjuicios que causan las hiperglucemias, mejora la concentración y el rendimiento mental e, incluso, el rendimiento físico, a pesar de que existen numerosos datos que apuntan en sentido contrario.

Así pues, vamos a responder a la hipótesis más probable y mejor construida de las planteadas: ¿ayuda a adelgazar la dieta cetogénica?

La respuesta corta es no.

Aunque *a priori* es cierto que la generación de cuerpos cetónicos consume una mayor cantidad de grasa que otros procesos, en las comparativas a largo plazo no se observan pérdidas de peso ni de grasa superiores en la dieta cetogénica que en otros tipos de dieta, ya sean bajas en grasas o hidratos de carbono. Esto se debe a que lo que de verdad determina la cantidad de peso y de grasa que se pierde al hacer dieta es el tiempo que el organismo pasa en restricción calórica, es decir, la cantidad de días que se consumen menos calorías de las necesarias y, por tanto, el organismo se ve obligado a recurrir a sus reservas.

Es muy importante entender que la cetosis en sí no nos hace perder grasa. Solo es una de las muchas formas que existen de consumir las reservas de energía corporales, aunque no necesariamente la mejor. Sí es cierto que la presencia de cuerpos cetónicos en sangre puede inhibir parcialmente el apetito, pero esto no siempre se traduce en una menor ingesta de energía, ni en una pérdida de grasa a largo plazo. Y si no reducimos nuestra ingesta calórica, no habrá pérdida de peso.

Por tanto, prometer a la gente que una dieta cetogénica tiene mejores resultados para la pérdida de peso o proporciona más ventajas que otros planes no es honesto ni realista.

¿POR QUÉ LA GENTE DICE QUE PIERDE PESO RÁPIDO CON LA DIETA CETOGÉNICA?

Durante los primeros días de una dieta cetogénica el cuerpo consume progresivamente sus reservas de glucógeno que, como ya hemos dicho, suponen alrededor de un kilo de nuestro peso corporal. Además, nuestro cuerpo almacena el glucógeno en unos gránulos hidratados dentro de los músculos y el hígado y, por tanto, al consumir esta reserva, eliminamos también el agua que la mantenía hidratada. Así, podemos llegar a unos tres o cuatro kilos entre el agua y el glucógeno.

Sin embargo, se trata de una pérdida de peso engañosa, porque cuando volvamos a comer hidratos con normalidad y nos hidratemos correctamente, el organismo recuperará sus reservas y, con ellas, ese peso. Al fin y al cabo, estamos hablando de nuestros depósitos de energía, imprescindibles para el buen funcionamiento del organismo. El cuerpo no va a prescindir de ellos de forma permanente y, cuando volvamos a consumir hidratos, abandonará la cetosis y volverá a funcionar de manera convencional: empleará la glucosa como fuente de energía y usará el exceso primero para reponer las reservas de glucógeno y, después, las de grasa.

Este es un buen ejemplo de por qué no es buena idea valorar nuestra salud ni nuestra composición corporal solo mediante el peso o la báscula. Si buscamos perder peso de forma saludable, lo que queremos hacer es reducir nuestro porcentaje de grasa, no nuestros depósitos de glucógeno.

CONTROL DE GLUCEMIA Y DIETA CETOGÉNICA

En ocasiones, se recomiendan dietas cetogénicas como herramienta para controlar la glucemia, es decir, los niveles de glucosa en sangre, en casos de diabetes. El principal motivo es obvio: si no consumes hidratos de carbono, la comida no te generará una hiperglucemia. Además, son dietas que proporcionan una mayor saciedad, porque suelen incluir un mayor consumo de proteínas. Sin embargo, en la actualidad existen herramientas mejores para controlar esta condición que carecen, además, de los inconvenientes de la dieta cetogénica, que veremos más adelante.

FLEXIBILIDAD METABÓLICA Y DIETA CETOGÉNICA

Una ventaja que sí es atribuible a la dieta cetogénica es que contribuye a una mayor flexibilidad metabólica, que es la capacidad que tiene el organismo de obtener energía a partir de distintos combustibles de forma eficiente.

El cuerpo tiene la capacidad de utilizar distintos tipos de combustible: ATP, fosfocreatina, glucosa, glucógeno, grasa, etcétera. Que recurra a uno u otro depende a grandes rasgos de la velocidad y de la intensidad a la que necesitemos obtener dicha energía.

Por ejemplo, no podemos mantener un *sprint* durante muchos minutos, no solo porque nuestro cuerpo se agote, sino porque el organismo necesita mucha glucosa o fosfocreatina para poder realizar este tipo de ejercicios muy explosivos, pero no tiene la capacidad de almacenar grandes cantidades de dichas sustancias. En cambio, sí podemos estar horas andando, porque es un ejercicio que demanda energía a una menor velocidad, causa menos fatiga física y consume fuentes de energía de las que tenemos mucha más reserva, como el glucógeno o la grasa. En función de nuestro cuerpo, podemos llegar a almacenar en él entre 50.000 y 100.000 kcal en forma de grasa.

Así, cuando estamos en reposo, casi la totalidad de nuestra energía, aunque sea muy poca, se obtiene a partir de la grasa, mientras que cuando pasamos a altas intensidades la proporción de grasa empleada se vuelve muy pequeña, porque necesitamos energía de forma rápida, algo que no podemos obtener a partir de la grasa. Por eso, la dieta cetogénica no es la mejor opción para el rendimiento deportivo, como veremos más adelante en este mismo capítulo.

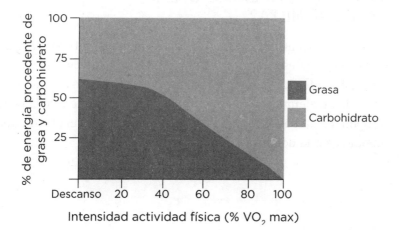

Sin embargo, aunque estos principios generales son ciertos, también sabemos que cuando el cuerpo cuenta con menos reservas de glucógeno, emplea una mayor proporción de grasa para obtener energía, algo que también sucede si entrenamos en ayunas. Pero para que estos procesos sucedan de forma óptima, el cuerpo tiene que estar «acostumbrado», es decir, tenemos que promover nuestra flexibilidad metabólica, porque si nuestro cuerpo sabe que recibirá glucosa de forma continua, no tendrá a punto los mecanismos de obtención de energía a partir de la grasa y no será capaz de hacerlo. Esta incapacidad, de la que ya hablamos en el capítulo del ayuno intermitente, se traduce en mareos o desmayos por no haber desayunado o bajadas de glucosa en sangre a pesar de contar con depósitos de glucógeno, circunstancias que no deberían ser normales.

Así, aunque la dieta cetogénica no es mágica ni cumple todo lo que promete, sí logra que, al someter al cuerpo a un periodo en el que se le obliga a usar diferentes combustibles, este mejore su capacidad de síntesis y, por tanto, su flexibilidad metabólica. Todo lo que sean estímulos controlados y no peligrosos para el cuerpo nos pueden ayudar a generar adaptaciones interesantes.

¿QUÉ DICE LA EVIDENCIA CIENTÍFICA SOBRE LAS APLICACIONES DE ESTA DIETA?

Los estudios científicos llevados a cabo durante las últimas décadas indican que el escenario en el que está más justificado el uso de una dieta cetogénica es en el caso de los enfermos de epilepsia. Se trata de un ejemplo de dietoterapia bien descrito que vale la pena proponer a los pacientes, ya que la cetosis está relacionada con una mejora de esta dolencia.

DIETA CETOGÉNICA Y RENDIMIENTO DEPORTIVO

Como ya hemos visto, para realizar actividad física de intensidad media-alta el organismo necesita tener a su disposición glucosa y reservas de glucógeno, que son los dos tipos de combustible que utiliza de forma prioritaria a dichas intensidades. La dieta cetogénica limita precisamente la presencia de esas dos sustancias en nuestro organismo, por lo que es obvio que no es un plan de alimentación idóneo si lo que buscamos es mejorar nuestro rendimiento deportivo.

Además, la cetosis tiene otras consecuencias indeseables para los deportistas. Por ejemplo, el aumento de la concentración de cuerpos cetónicos y de urea en el organismo puede conducir a una deshidratación precoz, lo que dificulta aún más el rendimiento.

Por otro lado, si el objetivo es una ganancia de masa muscular, la dieta cetogénica tampoco es la mejor opción porque, como ya hemos visto, impide llevar a cabo entrenamientos de alta intensidad, pero, además, dificulta poder aumentar la cantidad de energía ingerida, requisito indispensable para aumentar la masa muscular, y reduce la cantidad de insulina en sangre, una sustancia que también contribuye a este objetivo.

En cambio, la dieta cetogénica sí puede servir para entrenar situaciones concretas. Por ejemplo, puede ser útil para atletas y deportistas que quieran acostumbrar a su organismo a funcionar cuando se agotan sus reservas de glucosa y glucógeno. Lo que en jerga deportiva se conoce como la «pájara» puede retrasarse o minimizarse mediante entrenamientos que repliquen dicha situación. Así, entrenar en cetosis puede ayudar a familiarizarse con una situación que puede presentarse durante una prueba o competición y que, por tanto, puede ser interesante conocer. Este es un ejemplo de adaptación de la dieta a un determinado objetivo deportivo. En este caso, lo que se busca no es una mejora del rendimiento, sino prever y entrenar una circunstancia futura.

¿ES PELIGROSO ESTAR MUCHO TIEMPO EN CETOSIS?

No necesariamente. Todo dependerá de si tu alimentación es saludable y si estás siguiendo pautas correctas.

El mayor miedo asociado a la dieta cetogénica es la posible aparición de un estadio avanzado de cetosis denominado cetoacidosis, que sucede cuando el cuerpo no ha podido incorporar glucosa a sus células. Afortunadamente, y a pesar de ser un miedo muy extendido, la cetoacidosis no es en absoluto una circunstancia esperable en sujetos sanos solo por el hecho de seguir una dieta cetogénica. En cambio, las personas con diabetes sí son susceptibles de desarrollarla; de hecho, son el principal grupo de población estudiado en este aspecto y quienes padecen su forma más grave, conocida como «cetoacidosis diabética», que sucede cuando el cuerpo pasa mucho tiempo sin presencia de insulina.

Sin embargo, aunque la cetoacidosis no sea un riesgo en condiciones normales, la dieta cetogénica sí tiene algunas contraindicaciones que deben preocuparnos. Por ejemplo, se sabe que, en sus primeros estadios, puede hacer aumentar los niveles de colesterol LDL y otros factores de riesgo vascular, por lo que las personas con historiales o perfiles de hipercolesterolemia deberían tener esto muy en cuenta y no seguir estas dietas o hacerlo de forma muy controlada. Por otro lado, aunque esto a corto plazo no suponga problemas graves, hay razones para pensar que estas dietas tienen efectos aún no conocidos, como deshidrataciones parciales o pérdidas de electrolitos. Otras complicaciones habituales, como calambres o dolores de cabeza, pueden controlarse con un buen seguimiento.

Por otro lado, a diferencia de lo que sucede con las dietas veganas y otros modelos de alimentación restrictivos, no tenemos ninguna experiencia de millones de personas que hayan seguido una dieta cetogénica durante todo su ciclo vital. No hay estudios a largo plazo sobre la seguridad de este tipo de dieta y, por mucho que se sostenga basándose en supuestos abordajes evolutivos, como veremos en el capítulo 4, el ser humano no vivió en una situación de cetosis de forma prolongada en épocas prehistóricas. No obstante, parece que, *a priori*, ni la cetosis ni la depleción de glucógeno prolongadas son peligrosas en sí, y que los potenciales perjuicios podrían ser minimizados si la dieta se realiza de forma adecuada. Aun así, la postura más prudente si se quiere llevar a cabo es no hacerlo durante periodos de tiempo muy prolongados.

Por otro lado, y más allá de la seguridad, vale la pena plantearse qué objetivos se persiguen con esta dieta y si sus mejoras fisiológicas compensan el esfuerzo que supone llevarla a cabo.

UNA DIETA CETOGÉNICA BIEN DISEÑADA

Sobre decir que, como sucede con cualquier dieta, la cetogénica debe estar siempre bien construida. De hecho, una crítica habitual que recibe este abordaje es que «tiene poca verdura» o «incluye demasiada carne». Son afirmaciones injustas, porque lo cierto es que se puede hacer una dieta cetogénica bien planificada.

El primer paso, como siempre, es elegir una selección de alimentos saludables. Sin embargo, es muy frecuente encontrar en internet consejos de cómo seguir este modelo de alimentación muy poco acordes con las recomendaciones de salud pública. Esto se debe a que muchas veces esta subcultura dietética se relaciona con otros movimientos que también priorizan la proteína animal, pero que son muy permisivos con las grasas saturadas, hasta el punto de desplazar parcialmente al aceite de oliva.

Vamos a ver una tabla comparativa de lo que suele recomendarse en los malos abordajes de la dieta cetogénica, frente a lo que se debería recomendar.

Grupo alimentario	Lo que se suele recomendar	Lo que se debería recomendar
Dulces, bollería, refrescos, harinas refinadas	Restringir.	Restringir.
Cereales y tubérculos	Restringir.	Restringir.
Legumbres	Normalmente restringidas, sin contemplar sus derivados.	Se puede incluir tofu, carnes vegetales bajas en hidratos y aislados de proteína vegetal.
Carnes	Consumo frecuente. No se suele distinguir entre carne blanca y roja, tampoco se hace hincapié en la restricción de carnes procesadas (y es frecuente encontrar embutidos).	Limitar el consumo de carne, en general. Priorizar siempre la carne blanca frente a la roja. Restringir las carnes procesadas.
Pescado	Consumo frecuente.	En el contexto de las proteínas de origen animal, es la que debería priorizarse.
Huevo	Consumo frecuente.	Consumo moderado.
Frutas	Restringir, excepto las frutas grasas: coco, aceituna, aguacate.	Restringir, excepto las frutas grasas. Limitar el coco y priorizar la aceituna y el aguacate.
Frutos secos y semillas	Consumo frecuente.	Consumo frecuente. Priorizar que sean enteros, ya sean crudos o tostados.
Verduras	Consumo abundante. Restringir las almidonadas.	Consumo abundante. Restringir las almidonadas.
Lácteos	Consumo moderado. Más libertad en el caso de los quesos. Muchas dietas cetogénicas pueden restringir también los quesos si están influidas por la dieta paleo.	Consumo moderado.

Grupo alimentario	Lo que se suele recomendar	Lo que se debería recomendar
Bebidas vegetales	No suelen nombrarse ni contemplarse.	Se permiten las que no contienen azúcar añadido ni hidratos de carbono, por ejemplo, la de soja sin azúcar.
Aceites	Aunque se prioriza el aceite de oliva, muchas veces se recomienda el uso de mantequilla, ghee o aceite de coco.	Priorizar el AOVE y, a continuación, priorizar otros aceites. Igual que en la población general.
Bebidas e infusiones	Priorizar el agua. Infusiones, cafés y tés sin azúcar.	Priorizar el agua. Infusiones, cafés y tés sin azúcar.

Como ves, si se lleva a cabo una buena selección de alimentos, tenemos un plan dietético saludable y aceptable. Es decir, que se puede hacer un menú sano de dieta cetogénica.

Sin embargo, que esto sea posible no significa que sea el abordaje óptimo desde el punto de vista de la salud, ya que el enfoque cetogénico deja fuera o acepta en cantidades muy limitadas algunos alimentos que actualmente son recomendables, como las frutas, las legumbres o los cereales integrales.

¿Compensan los supuestos beneficios de mantenernos en estado de cetosis la renuncia al consumo de alimentos saludables como frutas, cereales integrales o legumbres? Es muy poco probable. El sentido común y la evidencia científica nos dicen que lo más probable es que estemos ante una restricción que, para el cómputo general de salud, no valga la pena.

Aunque en algún momento podamos desear entrar en cetosis para entrenar o buscar algún objetivo concreto, si pensamos a largo plazo, el aporte positivo que hacen las legumbres, los cereales integrales y la fruta es mucho más robusto y contundente que lo que nos puede aportar esta dieta. Esto, hoy en día, es indiscutible.

LA DIFICULTAD DE SEGUIR ESTA DIETA EN UN ENTORNO SOCIAL

No podemos olvidar que seguir una dieta cetogénica implica numerosos hándicaps a la hora de comer fuera de casa o en actos sociales. No quiero decir que sea imposible, pero sí es cierto que nos complica la vida si vamos a bares, restaurantes o tenemos que seleccionar comidas preparadas, ya que restringir pan, pastas, todo tipo de cereales y derivados, legumbres y frutas reduce bastante el abanico de opciones.

Quizás esto explica que sea un modelo de alimentación más extendido entre gente joven, muy motivada para seguir una dieta, que busca unos objetivos muy concretos y que, por tanto, está dispuesta a seguir a pies juntillas este o cualquier otro plan, independientemente de los sacrificios que implique. En definitiva, es un modelo de alimentación que también conlleva una gran mochila de dificultades, y por tanto hay que barajarlo de forma prudente antes de caer en el error de recomendárselo a todo el mundo.

CLAVES DEL CAPÍTULO

- La dieta cetogénica es un modelo de alimentación que busca que nuestro organismo entre en un modelo de funcionamiento ligeramente diferente al habitual, que emplea otras fuentes de energía

- La hipótesis de que es un método mejor para la pérdida de grasa no se demuestra en el largo plazo.

- Las pérdidas de peso, superiores a las de otras dietas, que se experimentan al empezar una dieta cetogénica, no son pérdidas de grasa, sino que se deben a la eliminación de glucógeno y agua corporal. Se trata de un peso que recuperaremos al retomar la ingesta convencional de hidratos de carbono y reponer nuestras reservas.

- La dieta cetogénica es una herramienta útil para el manejo de la epilepsia y puede usarse también para generar adaptaciones relacionadas con la flexibilidad metabólica.

- A pesar de que se le atribuyen muchas otras mejoras, se trata de afirmaciones exageradas y, en ocasiones, falsas, como las que la relacionan con una mejora del rendimiento deportivo.

- Se puede diseñar de forma saludable y segura en el corto-medio plazo; sin embargo, no conocemos bien sus efectos si se mantiene de forma continuada.

- Los pros de esta dieta no superan sus contras. No hay evidencias de que los beneficios que aporta la cetosis compensen la restricción de la fruta, las legumbres y los cereales integrales.

¿QUÉ HACE BIEN LA DIETA CETOGÉNICA?

- Nos recuerda que no es deseable que nuestro organismo se acostumbre a depender de ingestas continuas de hidratos de carbono.

- Nos invita a someter a nuestro cuerpo a distintos estímulos como estrategia útil para obtener adaptaciones interesantes, como la flexibilidad metabólica.

- Nos advierte de que, en ocasiones, criticamos de forma demasiado alarmista modelos de alimentación poco ortodoxos.

- Recuerda que es clave analizar bien los pros y contras de hacer dietas restrictivas, no solo desde el punto de vista fisiológico, sino también en la adherencia a nivel social.

Capítulo 3
UN MUNDO LLENO DE HIDRATOS DE CARBONO

La restricción de los hidratos de carbono ha sido una de las tendencias más habituales de las últimas décadas en las dietas orientadas a la pérdida de peso. Sin llegar a eliminar del todo este macronutriente, como sí hacen las dietas cetogénicas que acabamos de comentar, dietas como la de la zona o la Atkins pusieron de moda este abordaje y lo acompañaron de promesas mágicas y discursos sensacionalistas, lo que nos obligó a calificarlas de «dietas milagro».

Aun así, la reducción de la ingesta de hidratos de carbono es una práctica muy popular tanto entre quienes intentan perder peso por su cuenta, sin ningún seguimiento, como en las consultas de los profesionales.

Por eso, vamos a dedicar este capítulo a analizar por qué es una estrategia tan extendida, si es una opción interesante y qué papel tienen los hidratos de carbono y, en concreto, el azúcar, en nuestro contexto actual.

¿TIENE SENTIDO REDUCIR LOS HIDRATOS DE CARBONO EN UNA DIETA ORIENTADA A LA PÉRDIDA DE PESO?

Aunque ya hemos visto que la cetosis no es una solución mágica, podríamos pensar que un recorte menos drástico de los hidratos sí aporta beneficios: esta es la hipótesis que proponen las dietas bajas en hidratos de carbono. Aunque no existe ningún consenso general sobre qué se entiende como una cantidad «baja» de hidratos en una dieta, suele considerarse aceptable una ingesta inferior a 120-150 g diarios de este macronutriente.

Dieta cetogénica	Dieta baja en hidratos de carbono	Dieta tradicional
Menos de 40-50 g de hidratos de carbono diarios	Entre 50 y 150 g de hidratos de carbono diarios	Alrededor del 50 % de la energía diaria total, que se estima en al menos 250 g de hidratos de carbono diarios

Según esto, una reducción moderada de la ingesta de hidratos de carbono proporcionaría las siguientes ventajas:

- Una reducción de la ingesta de hidratos de carbono no saludables, que son los más consumidos en la práctica.
- Una mejor adecuación de la ingesta de este macronutriente a la actividad física, teniendo en cuenta el sedentarismo de una parte importante de la población.
- Un mayor control de las glucemias sin los inconvenientes de la dieta cetogénica, hasta el punto de ser una pauta compatible con el rendimiento deportivo.
- No tener que prescindir de alimentos interesantes como los cereales integrales, las legumbres, la fruta o los tubérculos. Bastaría con adecuar las cantidades.

A la vista de esto, la dieta baja en hidratos de carbono parece una propuesta cargada de sentido común. Ahora bien, ¿qué tienen de cierto estas afirmaciones?

Si escuchamos lo que tiene que decir la ciencia sobre la pérdida de peso, podemos asegurar dos cosas:

1. Que reducir la cantidad de proteína de la dieta funciona muy mal para alcanzar ese objetivo, razón por la que no se recomienda casi nunca.

2. Que reducir la cantidad de hidratos de carbono en un modelo de alimentación occidentalizada, es decir, la nuestra, muchas veces es conveniente. De hecho, para muchas personas, los hidratos de carbono son prácticamente sinónimo de pastas, harinas refi-

nadas, cereales no integrales, dulces o bollería. Es decir, fuentes de hidratos malsanas.

Además, teniendo en cuenta que la ingesta de hidratos de carbono debería estar determinada por nuestra actividad física – mayor ingesta a mayor actividad –, hay muchas personas que toman una cantidad poco justificada. Hablando claro: si queremos perder peso y no somos personas activas, lo lógico es empezar a recortar por los hidratos.

Así las cosas, las dietas bajas en hidratos podrían ser un abordaje válido para perder peso, sin embargo, ni es el mejor ni tampoco es el que habría que usar siempre de forma preferente. Eso dependerá de cada persona, de cada caso y, sobre todo, de cómo esté construida la dieta y de qué alimentos se hayan seleccionado en ella. De hecho, configurar dietas teniendo en cuenta únicamente la proporción de macronutrientes es un abordaje bastante antiguo en dietética y, en la actualidad, se priorizan también otras cuestiones relacionadas con el apetito, la saciedad y otras características que faciliten la adherencia del paciente a ese modelo de alimentación.

Además, los estudios que comparan a largo plazo las dietas cetogénicas y las bajas en hidratos no encuentran diferencias significativas ni en cuanto a pérdida de peso ni en los cambios en la composición corporal. Sí se hallan pérdidas de peso algo mayores en las fases iniciales de las dietas cetogénicas, por los motivos que hemos explicado en el capítulo anterior, pero los resultados de ambos modelos se igualan a medida que pasa el tiempo.

Dicho esto, no debemos olvidar que no todos los macronutrientes tienen el mismo efecto en nuestro organismo, por lo que sí hay abordajes poco adecuados para obtener una pérdida de peso saludable, por ejemplo, las dietas altas en hidratos de carbono y bajas en proteínas. Esto se debe a que las proteínas, como veremos en el capítulo 8, aportan ventajas relacionadas con la saciedad y el gasto energético y causan una menor obtención de energía de los alimentos, además de que los pacientes suelen afirmar que las dietas que contienen más proteínas son más fáciles de seguir. Sin embargo, no hay que caer en la falacia argumentativa de que, como las dietas bajas en proteínas son una estrategia ineficiente, las mejores serán por tanto las altas en proteínas. Esto no tiene por qué ser así, aunque en pacientes muy sedentarios o con una baja tolerancia a la glucosa suele ser un enfoque bastante útil y que funciona bien.

¿DEBEN SER LOS HIDRATOS LA BASE DE NUESTRA ALIMENTACIÓN?

Durante mucho tiempo, los cereales han sido (y siguen siendo en muchos lugares del mundo) la base de la alimentación. Sin embargo, en una sociedad occidentalizada y sedentaria, recurrir a alimentos tan energéticos de manera frecuente no está muy justificado. Por eso, en muchos lugares del mundo se está dando un giro hacia un modelo más vegetal y frugal. Por ejemplo, las guías alimentarias de algunos países desarrollados, como Australia, han empezado a abandonar progresivamente la idea de que la base de la alimentación humana debe ser los hidratos de carbono, y lo mismo sucede con el plato de Harvard o el plato de Canadá, que hacen hincapié en la ingesta de materias primas frescas vegetales y dan todo el protagonismo a las verduras y hortalizas.

Sin embargo, no podemos olvidar que los cereales y las legumbres son hoy en día el sustento de muchas comunidades de todo el mundo y que el cultivo de cereales ha sido la cuna de muchas civilizaciones. Por tanto, no debemos caer en el eurocentrismo y pensar que lo que es prioritario aquí lo es también en Laos, Bolivia o Tanzania. El contexto importa y, por eso, deberíamos huir de discursos maximalistas que hablen de las bases para el ser humano, como si estas bases fueran independientes del lugar o el momento.

¿PAN CADA DÍA?

Hace unas décadas, y especialmente en las zonas rurales, España construía su alimentación alrededor del pan y nuestra desfasada pirámide alimentaria lo ponía en la base. Pero, en la actualidad, el protagonismo de este alimento es más que cuestionable.

Según datos del estudio Anibes, el pan es el alimento que más calorías aporta a la alimentación de los españoles de entre nueve y setenta y cinco años. Ahí es nada. Con estos datos, ¿se puede considerar prioritario recomendar el consumo de pan en España? Y no solo eso, ¿está justificado financiar campañas como la reciente «pan cada día»? Lo cierto es que no, por varios motivos:

- Sabemos que el pan que se consume en nuestro país es en su mayoría de baja calidad, fabricación industrial y hecho a base de harinas refinadas.
- Sabemos también que el consumo de este alimento es elevado de por sí, muy por encima del de frutas, verduras, huevos, legumbres o frutos secos.
- El pan blanco no es un alimento muy interesante en términos nutricionales. No aporta muchos nutrientes, más allá de almidón, y apenas contiene micronutrientes (minerales y vitaminas).
- España tiene tasas elevadas de sobrepeso y obesidad. No necesita ser alentada a consumir alimentos de baja densidad nutricional y alta densidad energética. Hay que recordar que el pan blanco se asocia con un mayor riesgo de sobrepeso.
- Afortunadamente, y en términos generales, la población española tiene un buen acceso a alimentos y no pasa hambre, por lo que tiene muchas alternativas para ingerir hidratos de carbono distintos del pan. Y lo mismo podríamos decir sobre la ingesta de pasta blanca, masas, arroz o incluso patata. Por eso, si no somos personas con un estilo de vida activo, tiene mucho sentido empezar a reducir la presencia de estos alimentos en nuestra dieta.

¿Significa esto que habría que restringir o prohibir el consumo de pan en la población general? Por supuesto que no, pero hay que distinguir entre restringir y alentar el consumo. En nuestro contexto, lo sensato es priorizar el consumo de verduras, hortalizas, legumbres y frutos secos, no de pan.

Por eso, y teniendo en cuenta que nuestra situación a nivel nutricional es que existe una alta prevalencia de enfermedades metabólicas, lo que deberíamos priorizar son los alimentos que las previenen. Así, unos consejos mucho más adecuados sobre el consumo de pan son los siguientes:

• Si comes pan, que sea integral y elaborado de manera tradicional. Si lo compras en una panadería con obrador favorecerás, además, al pequeño comercio. En cualquier caso, no aumentes tu consumo, solo sustituye el pan blanco que comas por integral. Lo mismo con la bollería; si hasta ahora desayunabas magdalenas es mucho mejor que las cambies por una tostada integral, pero si lo que desayunas es una manzana con nueces, no lo cambies por pan, aunque sea integral.

• Limita su consumo y aumenta en su lugar el de frutas y verduras o el de frutos secos. No tomes pan en todas las comidas, no hace falta. Recuerda que no es un alimento imprescindible ni que se deba priorizar en la dieta.

Un consumo elevado de pan puede tener sentido en poblaciones que vivan situaciones de escasez, con pocas opciones de fuentes calóricas y riesgo de desnutrición. Ese era nuestro contexto hace unas décadas, pero ya no. Por eso, la recomendación de tomar pan en cada comida está totalmente obsoleta y esconde intereses puramente comerciales. De hecho, no debería sorprendernos descubrir que la iniciativa «Pan cada día» está impulsada por INCERHPAN (Organización Interprofesional de Cereales Panificables y Derivados).

UN PARADIGMA MAL CONSTRUIDO

Antes de seguir, quiero hablar un poco más sobre recomendaciones nutricionales elaboradas de forma poco conveniente que se dan en nuestro país.

Vamos a empezar por las cantidades diarias orientativas de distintos nutrientes, en ocasiones muy concretas, implementadas en nuestra legislación:

Cantidades diarias orientativas para adultos basadas en un consumo diario de 2.000 kcal	
	CDO para adultos
Energía	2.000 kcal
Total de grasas	No más de 70 g
Grasas saturadas	No más de 20 g
Carbohidratos	270 g
Total de azúcares	No más de 90 g
Proteínas	50 g
Fibra	Al menos 25 g
Sodio (sal)	No más de 2,4 g (6 g)

Estas cifras son confusas por distintos motivos:

- Son cantidades injustificadas, que nacen de unas proporciones de macronutrientes que no están respaldadas científicamente.
- La tabla mezcla nutrientes necesarios, como las proteínas o las grasas, con otros que no son imprescindibles, como el azúcar.
- La convivencia entre nutrientes esenciales y no esenciales puede fomentar la idea de que la ingesta de azúcar es necesaria, cuando no es cierto. La tabla comete un error comunicativo grave al mezclar cantidades imprescindibles, como la ingesta de energía o proteínas, con cantidades máximas, como la de azúcar.
- Además, en el caso del azúcar, la cantidad indicada es desorbitada si la comparamos con las recomendaciones actuales.

¿Por qué nuestro valor de referencia sigue aceptando una ingesta diaria de 90 g de azúcar cuando la OMS recomienda un máximo de 25 g?

Desgraciadamente, estas cifras son la base de otras recomendaciones y normativas relacionadas con la estructura de la nutrición en nuestro país, entre ellas:

- Los pliegos de condiciones de los comedores escolares.
- Las dietas del sector HORECA (Hoteles, Restaurantes y Cafeterías).
- La normativa del etiquetado.
- Las campañas oficiales de ministerios y consejerías.

Esta normativa, por ejemplo, es la que hace que sigan existiendo refrescos que contienen 33 g de azúcar por lata en cuya etiqueta se indica que ese azúcar corresponde al 35 por ciento de la ingesta diaria, cuando en realidad supera con creces la cantidad asumible en un día, o la culpable de que encontremos menús basados en pasta blanca o con una presencia injustificable de pan, para acercarse a esos innecesarios 270 g de hidratos de carbono diarios.

Desgraciadamente, da igual la divulgación que se lleve a cabo para provocar un cambio en la conciencia colectiva si esta no se acompaña de cambios en los valores de referencia sobre lo que es recomendable o, incluso, legal en nutrición.

HIDRATOS SIMPLES E HIDRATOS COMPLEJOS, SUPERAR ANTIGUAS RECOMENDACIONES

El abordaje tradicional en dietética clasificaba los hidratos de carbono en dos grandes grupos según si estaban compuestos por moléculas aisladas o por largas cadenas de azúcares. Estos grupos eran los siguientes:

- Hidratos simples o azúcares. Son las moléculas aisladas de glucosa, fructosa, sacarosa, lactosa, etcétera.
- Hidratos complejos, oligosacáridos, polisacáridos o almidones. Son las cadenas de azúcares simples. En la actualidad, los hidratos complejos, y en especial el más conocido de ellos, el almidón, han cobrado mucha importancia, sobre todo desde el punto de vista digestivo.

Así, las recomendaciones clásicas solían incentivar la ingesta de hidratos complejos, porque se asumía que su absorción era más lenta, y este era prácticamente el único criterio que se consideraba. Sin embargo, hoy en día se tienen en cuenta otras cuestiones. Por ejemplo:

Hay alimentos que son fuentes de azúcares simples y son perfectamente saludables, como las frutas y las hortalizas.

Existen alimentos que son fuentes de oligosacáridos que no son deseables, como los *snacks*, la bollería o las patatas fritas.

Desgraciadamente, los acercamientos simplistas que equiparan todas las fuentes y cantidades de azúcar, han contribuido a la existencia de recelos ante alimentos saludables.

¿ES LA FRUTA UNO DE LOS HIDRATOS DE CARBONO QUE SE DEBE LIMITAR?

Equiparar la fruta con «veneno azucarado» es una práctica extendida entre la comunidad de *haters* del azúcar, muy activa en internet. Sin embargo, no existe ninguna recomendación de salud pública que considere la fruta un alimento que haya que limitar, sino todo lo contrario.

Lejos de asociarse con ganancias de peso o problemas de salud, el consumo de fruta es un factor de protección frente al sobrepeso, la obesidad, distintos problemas cardiovasculares y tipos de cáncer. Uno de los principales motivos para criminalizar el consumo de fruta que arguyen sus detractores es su contenido en fructosa. Sin embargo, este azúcar propio de la fruta no tiene un impacto negativo en nuestra salud si tomamos la fruta entera y fresca, porque los beneficios de su consumo compensan sus posibles inconvenientes. De hecho, plantear un consumo excesivo de fruta no es realista, ya que los datos indican que la gente no abusa de este alimento y que su consumo medio está por debajo de las recomendaciones. Así, las pautas dietéticas que indican tomar «fruta sin abusar» no responden a ninguna realidad. De hecho, para que el consumo de fruta fuera perjudicial, este tendría que desplazar el de alimentos que proporcionen grasas o proteínas saludables (e, incluso en este caso, se podría argumentar si el problema es el exceso de fruta o la ausencia del resto de alimentos). Vamos, que sería el equivalente a comerse 15 plátanos y nada más. Queda claro que no es un escenario probable.

Por otro lado, no solo la fruta es un alimento saludable de por sí, sino que su incorporación en la dieta suele relacionarse con una mejora de nuestra alimentación en su conjunto. Por ejemplo:

- Una pieza de fruta a media mañana puede desplazar un batido o un lácteo azucarado.
- Una pieza de fruta en la merienda puede dejar fuera un dulce o un bocadillo de embutido.
- Una pieza de fruta de postre puede evitar un yogur azucarado o unas natillas.

Así, la idea que se debería transmitir a la población general es que la fruta se consuma en abundancia, y en las modalidades fresca y entera siempre que se pueda, tanto por los beneficios que nos aportan su fibra y micronutrientes, como por el efecto de desplazamiento de otros alimentos mucho menos interesantes. Por eso, se recomienda consumir, al menos, dos o tres piezas de fruta fresca diarias.

DIFERENTES TIPOS DE AZÚCAR, NO TODOS SON IGUALES

Una forma más precisa de clasificar los azúcares es la que tiene en cuenta cómo se encuentra en los alimentos y preparaciones, ya que esto afecta a su comportamiento y efectos sobre nuestro organismo. Vamos a ver los distintos tipos y sus diferencias.

- **Azúcar libre.** Es el azúcar presente en un alimento o preparación que el cuerpo puede absorber con mucha facilidad y, por eso, se recomienda restringirlo y tomarlo cuanto menos mejor. Se divide en dos grupos:
    - Azúcar añadido. Es cualquier azúcar que se añada de forma consciente en la producción de un alimento. Esto puede haber sucedido en casa, cuando añadimos azúcar a un pastel, o también durante la producción industrial, al añadir azúcar a un refresco.
    - Azúcar liberado. Es el azúcar que estaba naturalmente presente en un alimento y que, al procesarlo, se libera y queda disponible para su absorción. Es lo que sucede, por ejemplo, al exprimir una naranja. El zumo obtenido contiene el mismo azúcar que estaba presente en la pieza de fruta, pero ahora este está libre.
- **Azúcar intrínseco.** Es el azúcar que encontramos en la matriz de un alimento sin procesar. Puede ser la fructosa que hay en una naranja, la lactosa de la leche o los hidratos de carbono que hay en verduras y hortalizas. Su absorción no es rápida, como la del azúcar libre, y su consumo no es perjudicial.

AZÚCAR, CUANTO MENOS, MEJOR

El consumo de azúcar libre se relaciona con distintas enfermedades no transmisibles, como la caries, el sobrepeso o la obesidad. Por eso, cinco países europeos solicitaron a la Autoridad Europea de Seguridad Alimentaria (EFSA) que marcara un máximo tolerable de ingesta de azúcar en nuestra alimentación. Es decir, que determinara qué cantidad de azúcar libre podía consumir la población sin que supusiera un problema para la salud.

Para hacerlo, el panel de expertos de la EFSA revisó sistemáticamente los 120 estudios que cumplían los requisitos de esta revisión y encontró una vinculación entre diferentes problemas de salud y el consumo de azúcar. Su conclusión provisional sobre la ingesta de azúcar libre, publicada en 2021, fue que debería ser lo más baja posible, ya que no se ha encontrado ninguna cantidad que esté libre de riesgo. Esto se debe a que la relación entre el consumo de azúcar y los problemas de salud es lineal.

Sin embargo, no todos los alimentos que incluyen azúcar libre son igual de perjudiciales.

Enfermedades metabólicas	Azúcares añadidos y libres	Fructosa	Bebidas azucaradas	Zumo de fruta 100 %
Obesidad	3 de 4	0	4 de 4	1 de 4
Enfermedades hepáticas	2 de 4	0	2 de 4	0
Diabetes tipo 2	2 de 4	0	4 de 4	3 de 4
Hipertensión	1 de 4	0	4 de 4	0
Enfermedades cardiovasculares	0	2 de 4	4 de 4	0
Gota	0 de 4	3 de 4	3 de 4	3 de 4

Como ves, los refrescos azucarados tienen un impacto mayor que los zumos de frutas e, incluso, que los azúcares añadidos, en general.

EL AZÚCAR OCULTO EN NUESTRA ALIMENTACIÓN

Es importante aclarar bien este punto, porque lo de «oculto» suena a conspiración. Hablamos de azúcar oculto para referirnos al que ingerimos de forma desapercibida en la dieta. Por ejemplo, quienes añaden azúcar al café, lo hacen de forma consciente y activa: esa ingesta de azúcar es obvia para esas personas. Sin embargo, la mayoría del azúcar que tomamos está en productos donde no esperaríamos encontrarlo, ya sea porque tienen más cantidad de la que pensamos, como sucede con alimentos dulces como refrescos, galletas, bebidas energéticas, bollería, etcétera, ya sea porque realmente no esperamos que ese alimento contenga azúcar, como sucede con los platos preparados o las salsas.

Sin embargo, el azúcar está muy presente en muchos productos alimentarios de nuestra rutina y, así, podemos llegar a ingerir 100 g diarios sin darnos cuenta. Cuatro veces más de la cantidad máxima recomendable al día (25 g).

Alimentos que tienen más azúcar del que creemos y alternativas saludables

Desayunos con alto contenido de azúcar	Desayunos alternativos
Galletas Cereales Zumos Cacao en polvo Tostada con mermelada **Entre 20 y 30 g de azúcar libre**	Tostada de pan integral con tomate o aguacate Bol de yogur con frutos secos Leche con copos de avena Macedonia de frutas Café o té sin azúcar **0 g de azúcar libre**
Almuerzos y meriendas con alto contenido de azúcar	Almuerzos y meriendas alternativos
Galletas Barritas de cereales Bollería Batidos o zumos **Entre 15 y 25 g de azúcar libre**	Fruta Frutos secos Café, té o infusiones sin azúcar **0 g de azúcar libre**

Alimentos para comidas y cenas con alto contenido de azúcar	Alimentos alternativos para comidas y cenas
Salsas comerciales Refrescos Postres azucarados: natillas, yogur azucarado, tartas, etcétera **Entre 20 y 30 g de azúcar libre**	Salsas, sofritos o aliños con ingredientes saludables Fruta de postre Agua Alimentos frescos **0 g de azúcar libre**

TRES MITOS SOBRE EL AZÚCAR

1. El azúcar es el principal motor del cuerpo

Como vimos en el capítulo anterior, la glucosa es el combustible que emplea nuestro organismo de forma prioritaria, pero esta glucosa no tiene por qué proceder del azúcar, pues puede hacerlo de muchos otros alimentos y, de hecho, el azúcar es uno de los peores.

Cuando ingerimos, por ejemplo, legumbres, cereales o tubérculos, nuestro organismo no solo obtiene glucosa, sino también otros muchos nutrientes. El azúcar, como alimento, no solo no es necesario, y mucho menos imprescindible, sino que es contraproducente.

2. El azúcar es un hidrato de carbono más. Muchas dietas lo excluyen sin motivo

No, el azúcar no es un hidrato de carbono más. Como hemos visto anteriormente, no todos los hidratos se comportan de la misma manera y nuestro organismo no responde igual ante ellos. No es lo mismo tomar un refresco que un plato de guisantes o garbanzos.

Excluir el azúcar de la dieta no es un acto arbitrario ni caprichoso. Los motivos para hacerlo son claros y están bien documentados: su relación con el sobrepeso-obesidad, la diabetes, el síndrome metabólico y el hígado graso.

3. El azúcar no tiene tantas calorías como creemos

El problema del azúcar no es su contenido de calorías, sino cómo son estas. A nivel nutricional, las calorías que proceden del azúcar o el alcohol se denominan calorías vacías, porque solo proporcionan energía, sin ningún otro nutriente. En el caso del azúcar esto es negativo por varios motivos:

- Añade energía innecesaria a nuestra ingesta.
- Desplaza otros alimentos. Es decir, al tomar azúcar estoy dejando de tomar otros alimentos más interesantes, que me aporten otros nutrientes aparte de sacarosa. Además, que un alimento sea dulce puede hacerlo más apetitoso y provocar que lo consumamos en exceso. Esto es especialmente preocupante en el caso de los alimentos ultraprocesados que, como veremos más adelante, suelen contener también otros muchos elementos perjudiciales.
- Tiene efectos negativos a nivel fisiológico y hormonal. El exceso de azúcar, más allá de su aporte calórico, provoca una serie de fenómenos nada deseables en nuestro organismo: picos de glucemia, inflamación, cambios en la microbiota, etcétera, que son los que explican los efectos negativos sobre la salud que hemos explicado anteriormente.

MALA CIENCIA EN TORNO AL AZÚCAR

La industria del azúcar no solo alimenta interesadamente estos y otros mitos sobre el azúcar, sino que también lleva décadas financiando estudios científicos que aportan datos falaces sobre el consumo de este alimento.

Por ejemplo, el artículo «*Reviews examining sugar-sweetened beverages and body weight: correlates of their quality and conclusions*» concluye que: «Los estudios financiados por la industria tienden a mostrar una menor correlación entre las bebidas azucaradas y la ganancia de peso, mientras que en otras revisiones está relación está bien fundamentada». Según este artículo, la variable que más determina los resultados de estas investigaciones es su financiación. Es decir, la variable que mejor prevé cuál será el resultado de un estudio sobre la relación entre azúcar y sobrepeso es si este está patrocinado o no por la industria del azúcar.

Así, los efectos adversos de las bebidas azucaradas solo aparecen en estudios independientes. En cambio, cuando la industria del azúcar financia los estudios, esta relación desaparece. Una conclusión que deja en muy mal lugar a la producción científica.

LOS PRODUCTOS «LIGHT» O «SIN AZÚCAR», NO SON LA SOLUCIÓN

Para evitar ingerir un exceso de azúcar durante el día no es necesario recurrir a productos etiquetados como «sin azúcar» o «light», ya que no tienen por qué contener menos azúcar ni son necesariamente saludables.

Pero ¿qué significa realmente «light»? ¿Es lo mismo que «Sin calorías», «Bajo en calorías», «Sin grasa», «Bajo en grasa», «Sin azúcares» o «Sin azúcares añadidos»? Existe mucha confusión en torno a esto, y es normal. Vamos a explicarlo.

Para empezar hay que saber que el término «light» es una declaración nutricional del etiquetado y, como tal, está regulada.

En mi anterior libro, *Mi dieta ya no cojea*, hablamos a fondo sobre este tema, pero no está de más recordar que en España tenemos dos tipos de declaraciones en el etiquetado alimentario:

- Las declaraciones nutricionales.
- Las declaraciones de propiedades saludables.

Las declaraciones nutricionales indican las propiedades nutricionales beneficiosas del alimento, ya sea por su aporte energético o por sus nutrientes. Por ejemplo, «Bajo contenido en sal» o «Fuente natural de proteínas». Existe un listado de cuáles están autorizadas y qué requisitos debe tener el producto para poder lucirlas.

Por su parte, las declaraciones de propiedades saludables nos indican qué efecto positivo sobre la salud tiene el alimento, que tiene que ser evaluado de forma rigurosa para poder indicarse. Por ejemplo: «Contribuye al normal funcionamiento del sistema inmunitario».

Entonces, ¿qué características tiene que cumplir un alimento para ser light? Light es sinónimo de contenido reducido de energía según el siguiente criterio: «La reducción del contenido energético/calórico es de, como mínimo, el 30 por ciento en comparación con un producto similar». Es decir, que el producto light debe tener al menos un 30 por ciento menos de calorías que un producto similar de referencia. Por eso no se puede lanzar al mercado un alimento declarado light si no existe ya otro que no lo sea.

Esta reducción de, al menos, el 30 % de calorías puede hacerse mediante la eliminación de cualquier macronutriente, en general, azúcar añadido o grasa, o mediante la sustitución de azúcar por edulcorante. Por tanto, un alimento con la declaración light suele seguir teniendo calorías, por lo que no hay que confundirlo con un producto «sin calorías». Tampoco podemos asumir que es un producto «sin azúcares» o «sin grasas», ya que estas son declaraciones distintas que solo pueden incluirse si el producto no contiene más de 0,5 g de azúcares o grasa por 100 g o 100 ml.

De hecho, que un producto tenga menos calorías que otro no lo hace necesariamente saludable, ni su aporte tiene por qué ser necesariamente insignificante o bajo. Ejemplos de esto son los refrescos light, los dulces en los que se ha sustituido el azúcar por maltitol o los productos reformulados para sustituir parte de su grasa por almidones, como los embutidos light. En definitiva, que los reclamos no deberían guiar nunca nuestras decisiones de consumo.

La mejor forma de seguir una alimentación saludable es huir de reclamos y elegir materias primas de calidad. En el caso de los hidratos:

- Fuentes de hidratos que se deben priorizar: frutas, verduras, legumbres, hortalizas y tubérculos.
- Fuentes de hidratos que se deben evitar: dulces, bollería, azúcar de mesa, refrescos, zumos y bebidas azucaradas.

LAS DIETAS DISOCIADAS

Las dietas disociadas, que defienden que deberíamos separar los distintos macronutrientes (hidratos de carbono, proteínas, grasas) en distintas ingestas, han creado una gran cantidad de mitos dietéticos y promovido una preocupación totalmente injustificada en la población general a la hora de organizar sus ingestas.

Lo primero que hay que saber es que es prácticamente imposible llevar una dieta disociada, ya que existen muy pocos alimentos que contengan un único macronutriente. Solo los aceites, que son únicamente grasa, y la mayoría de las frutas y verduras, que son hidratos con cantidades negligibles de proteína y grasa, entrarían en esta definición. En cambio, el resto de los grupos alimentarios contiene al menos dos macronutrientes:

- La carne, el pescado y los huevos contienen proteínas y grasas.
- Las legumbres y los cereales contienen hidratos y proteínas.
- Los frutos secos y las semillas contienen proteínas y grasas.
- Los lácteos contienen los tres.

Queda claro que seguir una dieta realmente disociada es imposible a la práctica y, en todo caso, podría provocar una pérdida de peso porque, al ser tan complicada de seguir, hay un 99 por ciento de probabilidades de que acabes restringiendo tu ingesta de energía, pero no porque la disociación presente ninguna ventaja en sí. Esta es una característica común de algunas dietas, que buscan dificultar nuestra alimentación mediante muchas reglas para hacer que acabemos comiendo menos. Es decir, que son una forma indirecta de restricción calórica. Una vez más, si nos «funcionan» no es porque sean buenas pautas, sino porque nos hacen comer menos. Así de sencillo.

Para cubrir nuestros requerimientos nutricionales necesitamos un mínimo de diversidad de alimentos y no tendría ningún sentido no poder mezclarlos en la misma ingesta. Además, nuestro organismo está más que preparado para enfrentarse a constantes mezclas de nutrientes y alimentos.

Otra cosa distinta es que existan interacciones negativas entre alimentos concretos a la hora de absorber algunos nutrientes, como sucede con el hierro, que no hay que tomar simultáneamente con café, té o fuentes de calcio, ya que dificultan su asimilación. En cambio, si las supuestas incompatibilidades entre alimentos van acompañadas de frases del estilo: «porque hay alimentos que son ácidos y otros que son bases» o «es que tienen diferentes energías» o sencillamente «es que son incompatibles» deberían saltarnos las alarmas.

MEZCLAR MACRONUTRIENTES, LEJOS DE SER PERJUDICIAL, ES DESEABLE

Ingerir al mismo tiempo proteínas, hidratos de carbono y grasas tiene consecuencias positivas para el organismo, por ejemplo: menores subidas de glucemia en sangre, mayor saciedad en las comidas o una menor absorción de determinados tipos de grasas perjudiciales para el intestino.

De hecho, la mayoría de las combinaciones son positivas, porque nos aportan un mayor número de nutrientes, lo que nos facilita cubrir nuestros requerimientos. Y eso es algo que sabemos de manera instintiva. Sentimos que es raro comer paella con patata o pasta con pan. Nos resulta raro comer dos cosas diferentes con las mismas propiedades. Sin embargo, y paradójicamente, no nos supone un problema comer mucha cantidad de un mismo alimento. Es decir, hacemos un comentario si vemos a alguien comer pasta con pan, pero no si se está comiendo un bocadillo con 100 g de pan.

Otro aspecto positivo de mezclar macronutrientes es que algunas comidas nos resultan más saciantes. Por ejemplo, al tomar un revuelto de huevo y verduras, juntamos la capacidad saciante de la fibra de las verduras con la proteína del huevo. O, al cocinar legumbres con cereales integrales, no solo potenciamos una mejor calidad de proteína, sino que también logramos que los hidratos de carbono se absorban más despacio.

Así que no debemos tener miedo de mezclar alimentos en una misma comida salvo que haya una contraindicación concreta, porque siempre que sean materias primas, seguro que lo estamos haciendo para bien.

LA MODA DE COMER COMO SI TUVIÉSEMOS DIABETES

Como hemos explicado en el capítulo anterior, nuestro cuerpo responde ante los cambios del nivel de azúcar en sangre para mantenerlo en rangos seguros y aceptables. Además, sabemos que pasar mucho tiempo en situaciones de hiperglucemia no es positivo para el cuerpo, motivo por el cual las personas que tienen diabetes mal controladas pueden sufrir efectos negativos en su salud a largo plazo.

¿Pero quiere eso decir que la población general debería comer siguiendo las mismas precauciones que las personas con diabetes? Por supuesto que no. Una cosa es evitar las comilonas, las grandes subidas de glucemias innecesarias o los atracones de dulces y otra muy distinta aplicar técnicas de control de glucemia en todas las comidas, como si esta fuese la máxima prioridad.

De hecho, en los últimos tiempos se ha puesto muy de moda el control excesivo de la glucosa, promovido en parte por la autora Jessie Inchauspé, una bioquímica que basa su divulgación en comparar los efectos que causan distintos alimentos en nuestro organismo según la situación. Su mensaje se ha hecho muy viral y promueve una serie de recomendaciones para amortiguar las subidas de azúcar en sangre:

- Comer en un orden concreto.
- Incluir verduras al inicio de las comidas.
- Arropar los almidones.
- Tomar vinagre antes de las comidas.

Introducir estos cambios en la dieta no es perjudicial, ni mucho menos. Incluso pueden ser positivos en parte para la salud. El problema consiste en vender el mensaje de que controlar la glucemia es lo prioritario, por encima incluso de un buen diseño de la dieta, lo que provoca que encontremos constantemente gráficas con mensajes muy confusos y malinterpretables como, por ejemplo:

- Si te tomas un yogur griego, la glucemia de los cereales de desayuno que tomes a continuación no es tan alta.
- Desayunar tortilla con jamón y queso sube menos la glucemia que desayunar fruta.
- Tomar jamón con la fruta disminuye la subida de azúcar de esta.
- Comer almendras antes de tomar una chocolatina o salir a andar después de haberla tomado reduce la subida de glucemia.
- Comer dos huevos junto con la fruta reduce la glucemia de la fruta.
- Beber agua con vinagre baja la subida de azúcar de una crepe de crema de avellanas.

Así, centrar el discurso en controlar la glucemia y no en lo saludables que son los alimentos que tomamos no tiene ningún sentido para la población general. De hecho, lanzar estos mensajes puede contribuir a que las personas:

- Coman más dulces porque incorporen técnicas para que les suba menos el azúcar.
- Incorporen más cantidad de carne roja procesada, huevos o queso de la recomendable.
- Piensen que la fruta es perjudicial o que siempre hay que acompañarla de otros alimentos.

Lo que debe quedar claro es que no vale la pena ingerir un alimento solo por el hecho de que vaya a reducir nuestra glucemia después de esa comida. Hay que tener en cuenta otras muchas cosas como, por ejemplo, qué impacto tiene sobre la salud intestinal o el riesgo de cáncer, si está aumentando de forma innecesaria la cantidad de energía ingerida en la dieta o, incluso, qué impacto tiene sobre la salud mental el seguimiento de este tipo de pautas tan encorsetadas y obsesivas.

Hay aspectos mucho más prioritarios a la hora de diseñar una dieta que el control de la glucosa y de la glucemia. Una buena lista en orden de más a menos importancia sería la siguiente:

- Una mayor ingesta de verduras.
- Que el agua sea la bebida principal.
- Que los postres sean fruta.
- Que las comidas principales contengan proteínas de calidad.
- Que nuestras fuentes de hidratos de carbono sean saludables.
- La elaboración de los alimentos con técnicas culinarias saludables.
- Usar aceites saludables.
- Etcétera.

Y mucho, mucho, mucho más adelante, preocuparnos quizá de que nuestras glucemias no sean tan pronunciadas. Así, queda claro que esta moda no es más que un ejemplo de dieta que pone en el centro aspectos poco prioritarios de la nutrición.

LAS DIETAS DEL ÍNDICE GLUCÉMICO, UN MODELO QUE YA FRACASÓ EN EL PASADO

La idea de que controlar la glucemia puede mejorar nuestra salud o hacernos adelgazar no es nueva. De hecho, hace décadas ya estuvieron de moda las dietas basadas en el índice glucémico, un valor que nos indica la velocidad a la que se absorbe el azúcar de un alimento. Eran planificaciones basadas en recomendar o restringir alimentos en función de si subían mucho o no el azúcar en sangre.

Alimentos	Índice glucémico	Porción	Carbohidratos netos	Carga glucémica
Cacahuetes	14	113 g	15	2
Soja germinada	25	104 g	4	1
Pomelo	25	166 g	11	3
Pizza	30	260 g	42	13
Yogur bajo en grasa	33	245 g	47	16
Manzana	38	138 g	16	6
Espaguetis	42	140 g	38	16
Zanahorias	47	72 g	5	2
Naranjas	48	131 g	12	6
Plátanos	52	136 g	27	14
Patatas chips	54	114 g	55	30
Chocolatina Snickers	55	113 g	64	35
Arroz integral	55	195 g	42	23
Miel	55	21 g	17	9
Avena	58	234 g	21	12
Helado	61	72 g	16	10

Alimentos	Índice glucémico	Porción	Carbohidratos netos	Carga glucémica
Macarrones con queso	64	166 g	47	30
Pasas	64	43 g	32	20
Arroz blanco	64	186 g	52	33
Azúcar (sacarosa)	68	12 g	12	8
Plan blanco	70	30 g	14	10
Sandía	72	154 g	11	8
Palomitas de maíz	72	16 g	10	7
Patata asada	85	173 g	33	28
Glucosa	100	50 g	50	50

En esta tabla se ve que algunos alimentos tienen un mayor índice glucémico que otros, por ejemplo, una patata cocida sube más el azúcar en sangre que una pizza o un helado. Y aunque ahora suene ridículo y anticuado, estos abordajes fueron muy populares en su día.

Sin embargo, con el tiempo, dejó de usarse el índice glucémico en el diseño de dietas para la población general. ¿Por qué? Sobre todo porque resultó que no era tan relevante para la salud, pero también porque es un valor que ni siquiera se conoce para todos los alimentos porque, claro está, no todos contienen hidratos de carbono y, por tanto, no todos suben la glucemia en sangre. Además, ¿qué importa la velocidad con la que se absorba el azúcar de determinado alimento? ¿No será más importante saber la magnitud de esa subida?

Para responder a esta segunda pregunta, surgió más adelante el concepto de carga glucémica, que no solo tenía en cuenta la velocidad de absorción del azúcar, sino también la cantidad de hidratos de carbono del alimento. Esto tiene todo el sentido, porque, ¿de qué sirve saber que la zanahoria tiene un índice glucémico medio, si apenas tiene hidratos de carbono en su composición? O, por el contrario, ¿no resulta confuso centrarse en que una pizza o una chocolatina tienen un índice glucémico bajo o medio cuando contienen también una gran cantidad de azúcar e ingredientes poco adecuados? Sin embargo, la carga glucémica tampoco se mantuvo como prioridad dentro de la nutrición generalista y, hoy en día, ambos valores solo son pertinentes para quienes necesitan controlar de manera estricta su glucemia, por ejemplo, la población con diabetes, pero nada más.

FACTOR DE SACIEDAD: UNA NUEVA REFERENCIA MÁS ALLÁ

Hace pocos años se empezó a trabajar con un nuevo concepto: el factor de saciedad, que indica en qué medida un alimento evita que sigamos teniendo o volvamos a tener ganas de comer. Se trata de un valor al que podemos acercarnos tanto de forma experimental como teórica. Experimental, porque se puede medir el hambre y cuándo vuelven a tener deseo de comer las personas después de haber consumido diferentes alimentos, y teórica, porque se puede predecir, con una precisión bastante aceptable, basándose en los componentes de los alimentos.

Por ejemplo, sabemos que a la saciedad contribuyen:

- Las calorías totales.
- La cantidad de proteína.
- La cantidad de grasa.
- La fibra.

Teniendo en cuenta estos cuatro valores, se han diseñado fórmulas que nos permiten conocer cuál es el índice de saciedad de un alimento.

Aunque se acerca bastante a la realidad, no es una fórmula perfecta, porque hay determinadas circunstancias que condicionan nuestra saciedad y que no tiene en cuenta:

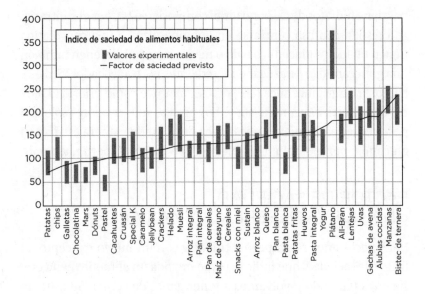

Índice de saciedad de alimentos habituales
■ Valores experimentales
— Factor de saciedad previsto

- La textura del alimento o la masticación que requiere.
- El peso del alimento.
- El volumen de la ración.

Los nutricionistas tenemos en cuenta estas consideraciones para poder hacer planes dietéticos más o menos saciantes a conveniencia. Por ejemplo, si queremos evitar que un paciente se desnutra, incluiremos una mayor cantidad de energía y proteínas, y trituraremos los alimentos para reducir así la masticación y el volumen, lo que garantiza que pueda comer más cantidad.

En cambio, este abordaje no tendría sentido en una dieta de adelgazamiento, donde se busca más saciedad y, por tanto, no conviene triturar los alimentos. ¿Te suenan los planes de adelgazamiento basados en batidos? Pues no hay nada menos conveniente para una estrategia de pérdida de peso/grasa que un batido. Imagina si son poco pertinentes dichas dietas.

- Se puede determinar para todos los alimentos, no solo para los que tienen hidratos de carbono.

Factores de saciedad de alimentos comunes	
Alimento	FF
Brotes de soja	4,6
Sandía	4,5
Uvas	4,0
Zanahorias	3,8
Naranjas	3,5
Pescado asado	3,4
Pechuga de pollo a la plancha	3,3
Manzanas	3,3
Solomillo asado	3,2
Avena	3,0
Palomitas de maíz	2,9
Patata asada	2,5
Yogur bajo en grasa	2,5
Plátano	2,5
Macarrones con queso	2,5
Arroz integral	2,3
Espaguetis	2,2
Arroz blanco	2,1
Pizza	2,1
Cacahuetes	2,0
Helado	1,8
Pan blanco	1,8
Pasas	1,6
Chocolatina	1,5
Sneackers	1,4
Miel	1,3
Azúcar (sacarosa)	1,3
Patatas chips	1,2
Mantequilla	0,5

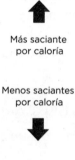

Más saciante
por caloría

Menos saciantes
por caloría

- No está orientado únicamente a la pérdida de peso, sino que se puede aplicar tanto a dietas de adelgazamiento (más saciantes) como a dietas de ganancia de peso o clínicas (menos saciantes).
- Está relacionado directamente con los alimentos más saludables para la población general, ya que los alimentos más

saciantes suelen ser productos frescos y materias primas, mientras que los menos saciantes tienden a ser alimentos refinados, ingredientes aislados o alimentos ultraprocesados.

Por todo esto, parece justificado empezar a hablar más de alimentos saciantes y menos de otros aspectos, como el índice glucémico.

A nivel dietético, podemos decir que empieza un nuevo periodo, mucho más cualitativo, más centrado en la calidad de los alimentos y sus efectos, también a nivel neurológico, y no solo sanguíneo u hormonal. Es decir, que la era fisiológica ha dado paso a una era neural, donde también se tienen en cuenta la satisfacción, el apetito, la saciedad e incluso la relación con la comida.

CLAVES DEL CAPÍTULO

- Debido a nuestro estilo de vida, las dietas bajas en hidratos de carbono tienen mucho más sentido en nuestro contexto que las dietas cetogénicas.

- Aunque reducir los hidratos de carbono es una estrategia perfectamente válida en muchas dietas, eso no lo convierte en el abordaje idóneo en todos los casos. Es una elección prioritaria, pero no necesariamente la mejor.

- Vivimos en un contexto legal que fomenta un consumo de azúcar y de hidratos de carbono por encima de los que serían recomendables.

- No todos los azúcares se comportan igual, de ahí que criticar el consumo de fruta solo por el hecho de que contiene azúcar no tiene ningún sentido.

- El azúcar afecta de forma negativa a nuestra salud, lo consumimos en cantidades muy altas y a menudo sin ser conscientes de ello.

- Las dietas disociativas no tienen justificación y forman parte de las consideradas dietas milagro.

- Las personas sanas no tienen que alimentarse como si tuvieran diabetes *mellitus* ni obsesionarse con la ingesta de hidratos de carbono. Es más, las dietas que se centran en estos aspectos pueden distraernos de lo verdaderamente importante.

- Los abordajes basados en el índice glucémico y la carga glucémica han quedado desactualizados. En estos momentos se considera más pertinente el factor saciedad que va de la mano del consumo de alimentos frescos y materias primas de calidad.

¿QUÉ HACE BIEN LA DIETA BAJA EN HIDRATOS DE CARBONO?

- Reducir la ingesta de hidratos de carbono. Algo que tiene sentido en nuestro contexto, debido al modelo de alimentación imperante.

- Recordarnos que las recomendaciones oficiales sobre hidratos de carbono están obsoletas y no se adaptan a la realidad.

- Reducir todo lo posible la ingesta de azúcar, porque no hay una cantidad mínima de ingesta libre de riesgo.

Capítulo 4
DIETA PALEO: ¿DEBEMOS COMER COMO NUESTROS ANCESTROS?

La dieta paleo, conocida también como paleodieta, dieta paleolítica o dieta evolutiva, es un modelo de alimentación que defiende que el ser humano actual debería seguir un modelo dietético lo más parecido posible al de nuestros ancestros prehistóricos.

Aunque, en este caso, más que de una dieta, deberíamos hablar del estilo de vida paleo, porque estamos ante uno de los abordajes de salud más integrales que se divulgan hoy en día, ya que ser paleo no solo significa comer como nuestros ancestros, sino también practicar actividades saludables propias de la etapa histórica anterior al Neolítico, que trajo consigo la agricultura y los primeros asentamientos humanos. Así, entre otras cosas, el estilo de vida paleo promueve la práctica regular de actividad física, el contacto con la naturaleza, las relaciones sociales o la exposición al sol de forma responsable, y nos invita a evitar el sedentarismo y el estrés.

Sin embargo, aunque la filosofía paleo se basa a menudo en argumentos evolutivos de puro sentido común, también tiende a mezclarlos con otros totalmente inconsistentes. Por eso, vamos a dedicar este capítulo a analizar de forma crítica la dieta paleo, huyendo, claro está, de las típicas falacias y opiniones de barra de bar habituales a la hora de atacarla. Por ejemplo: «pues tan sano no comerían si su esperanza de vida era de treinta y cinco años», «si quieres ser como tus ancestros, sal a cazar tu comida» o «si tan paleo eres, ¡anda y vete a vivir a una cueva!».

LA PERSPECTIVA EVOLUTIVA: UN BUEN PUNTO DE PARTIDA

La perspectiva evolutiva que defiende la filosofía paleo es un punto de partida excelente para plantear ideas o hipótesis sobre salud.

Vamos a ver tres ejemplos de esto, con sus respectivas confirmaciones.

Hipótesis	Confirmación
Como los seres humanos llevan gran parte de su historia pasando las noches a cobijo, tiene sentido pensar que la seguridad, el resguardo y el abrigo son factores importantes para el descanso y el sueño.	Los estudios actuales confirman que disponer de una vivienda segura es un factor clave para la calidad de vida.
Como el ser humano ha sido un animal activo durante gran parte de su historia, lo que implicaba practicar ejercicio en exteriores y desplazarse constantemente, tiene sentido que llevar un estilo de vida activo que incluya el ejercicio sea un factor importante para la buena salud.	La experiencia y los estudios demuestran que la inactividad y el sedentarismo afectan negativamente al cuerpo y a nuestra salud.
Como el ser humano ha pasado gran parte de su historia siendo un animal diurno, es decir, llevando a cabo la mayor parte de su actividad durante las horas de luz, tiene sentido pensar que nuestros aparatos, sentidos y sistemas corporales (por ejemplo, la vista, el sistema hormonal o los ritmos circadianos) se sincronicen con los estímulos lumínicos.	Los estudios demuestran que sincronizar nuestro sueño con la noche, sin exponernos a pantallas o luces artificiales, proporciona un mejor descanso y es positivo para la salud mental. Además, sabemos que las personas que trabajan en turnos de noche padecen más desajustes metabólicos, además de problemas de estrés y sueño.

Sin embargo, que la perspectiva evolutiva sea un buen punto de partida no quiere decir que debamos sacar conclusiones precipitadas ni mucho menos que todo lo que hicieran nuestros ancestros fuera saludable. Por ejemplo, aunque el ser humano lleva gran parte de su historia empleando el fuego, lo que le proporcionó una herramienta muy útil para defenderse de otros animales, entrar en calor, cocinar alimentos, fabricar nuevas herramientas e incluso desarrollar ceremonias y otras manifestaciones culturales, esto no significa que hoy en día debamos tener fuegos encendidos dentro de las casas. En primer lugar, porque tenemos otras formas de defendernos, calentarnos o cocinar y, en segundo, por motivos de seguridad, tanto por el evidente riesgo de incendio como por los efectos del humo sobre la salud respiratoria. Con esto quiero dejar claro que, aunque el abordaje evolutivo sea una buena forma de buscar respuestas a los problemas actuales, que determinada cosa se haya hecho durante muchos años o siglos, o que fuera en su momento un avance importante, no basta para que siga siendo vigente en la actualidad.

LA PERSPECTIVA EVOLUTIVA EN LA ALIMENTACIÓN

Si empleamos este abordaje evolutivo con la dieta, podríamos plantear la siguiente hipótesis: dado que el ser humano vivió durante milenios alimentándose básicamente de determinados productos, tiene sentido pensar que deberíamos recuperar esa dieta.

Pues, como acabamos de ver con el caso del fuego, esta hipótesis tampoco es 100 % aplicable. Que un alimento haya estado más presente en nuestra dieta a lo largo de la historia solo indica que era más accesible, pero no necesariamente mejor ni más idóneo, del mismo modo que el hecho de que la madera haya sido el material de construcción predilecto durante gran parte de nuestra historia no lo convierte en el mejor ni el más resistente.

Piensa en la fuente de grasa de referencia de nuestra cultura, el aceite de oliva. En términos evolutivos, lo cierto es que solo nos acompaña desde hace unos pocos siglos, así que ni podemos decir que lo tomaran nuestros ancestros ni que nuestro organismo esté «adaptado» a él. Sin embargo, nada de esto es relevante, ya que la pregunta que de verdad debemos hacernos es la siguiente: ¿es el aceite de oliva una grasa saludable? Y la respuesta, como seguramente ya sabes, es sí.

Otro ejemplo. En el contexto actual, la fuente de proteínas que se relaciona con mejores marcadores de salud son las legumbres. Sin embargo, este alimento no ha estado siempre disponible a lo largo de la evolución humana. De hecho, los cazadores-recolectores del Paleolítico prácticamente no las consumían, ya que les resultaban más accesibles las proteínas de origen animal, que obtenían mediante la caza y la pesca. Como ves, que algo fuera práctico o conveniente en el pasado no lo convierte en idóneo en el presente.

Hay muchísimos más ejemplos, no solo relacionados con los alimentos en sí, sino también con la forma de cocinarlos, procesarlos, conservarlos y preservarlos. Como te puedes imaginar, entre otras muchas cosas, los humanos del Paleolítico no tenían microondas, ni pasteurizaban la leche, ni disponían de congeladores, y nadie puede defender con argumentos evolutivos que sería mejor prescindir de todo esto y recuperar los usos y costumbres de nuestros ancestros.

Queda claro que ni todo lo ancestral es bueno y saludable ni todo lo contemporáneo, malo y contraproducente y que cuando hablamos de salud y alimentación lo importante no es su antigüedad sino sus efectos sobre nuestro organismo.

UN ERROR DE BULTO: ATRIBUIR TODOS LOS MALES ACTUALES A LA DIETA OCCIDENTALIZADA

Es muy habitual que los defensores de lo paleo afirmen que el contexto de salud actual es mucho peor que el prehistórico y aprovechen para defender así la recuperación de prácticas ancestrales. Por ejemplo, habrás oído a menudo que «la agricultura perjudicó nuestra salud» una afirmación que es, en el mejor de los casos, una burda simplificación. Lo que sucedió es que la agricultura trajo consigo los primeros asentamientos que, con el tiempo, se convertirían en aldeas y ciudades, y este abandono del nomadismo dio lugar a un estilo de vida más sedentario y conllevó una alimentación menos variada. Como ves, la culpa de este supuesto «empeoramiento de la salud» no es ni del trigo ni del gluten, como algunos pretenden, sino que hablamos de un cambio histórico complejo.

Por otro lado, la afirmación anterior suele acompañarse de una idealización de las sociedades de cazadores-recolectores que sobreviven en la actualidad en algunas zonas remotas del planeta y que se consideran un ejemplo vivo que seguir. Sin embargo, esto vuelve a ser una simplificación porque, aunque es cierto que esos grupos tienen una menor prevalencia de determinadas enfermedades modernas como la diabetes, los accidentes cardiovasculares, la miopía o el cáncer, no podemos atribuir estos beneficios únicamente a su dieta. Las sociedades de cazadores-recolectores que han sobrevivido hasta la actualidad son grupos que viven en entornos aislados, con un estilo de vida que no tiene nada que ver con el nuestro, mucho más activo, con menos estrés, en contacto con la naturaleza virgen, sin apenas exposición a la contaminación ni a tóxicos ambientales. Además, su menor esperanza de vida, un dato al que se da menos importancia, dificulta que lleguen a desarrollar determinadas enfermedades crónicas derivadas de una mala alimentación.

Así, aunque la observación de esas sociedades pueda aportarnos datos para la reflexión y el estudio, haremos bien en no sacar conclusiones precipitadas en cuanto a la relación entre la dieta paleo y el estado de salud. Además, ¿cómo se lleva una dieta paleo en pleno siglo XXI?

LA DIETA PALEO ¿DE DÓNDE, DE CUÁNDO Y DE QUIÉN?

Déjame hacerte una pregunta. ¿Tú crees que los humanos del Paleolítico que vivían en la zona de los Andes comían lo mismo que los que lo hacían en las zonas árticas, en la actual Australia o a los pies del Kilimanjaro? Es obvio que no.

La capacidad de adaptación del ser humano a distintos tipos de dietas ha sido una constante evolutiva y, por mucho que se empeñen los defensores de la dieta paleo en simplificar la alimentación de los cazadores-recolectores, como si fueran un grupo uniforme, los hallazgos arqueológicos muestran que sus dietas eran tan variadas como las actuales. Por eso, hablar de la dieta de nuestros ancestros es tan inespecífico como hablar de la dieta del ser humano del siglo XXI.

De hecho, estas son algunas cosas que sí sabemos con seguridad de la paleodieta:

- No era única, ni constante, ni homogénea.
- No excluía los cereales, las semillas ni los productos almidonados.
- No se basaba en la abundancia de proteína animal y, de hecho, los festines de carne que suelen retratarse en películas y documentales eran tan excepcionales como lo eran las matanzas de animales de corral en los pueblos de nuestros abuelos.

Por otro lado, si seguimos reflexionando, no tardaremos en percatarnos de que la mayoría de las frutas y verduras a las que tenían acceso nuestros ancestros eran muy distintas de las variedades actuales. Los tomates del Paleolítico y los actuales no tienen nada que ver, y lo mismo sucede con las calabazas, las naranjas y todo lo demás. Esto se debe a que los humanos, mediante la agricultura y el cruce de variedades, llevan siglos mejorando todas las especies de frutas y verduras. Esto también es cierto si hablamos de proteína animal, ya que nada tiene que ver la composición nutricional de los animales salvajes que consumían nuestros ancestros con la de un cerdo, una ternera o un rodaballo criados en condiciones intensivas y con piensos que ni siquiera existían hace unos pocos siglos.

Por otro lado, ¿acaso está acostumbrado el ser humano a consumir 55 kilos de carne al año? ¿O a comer patata a diario? ¿O a tomar café todas las mañanas? Entonces, ¿por qué nadie utiliza el argumento evolutivo para descartar estas costumbres dietéticas?

Sinceramente, un chaval que para seguir su dieta paleo sale de un supermercado español con una bandeja de pechuga de pollo alimentado con pienso plantado en Brasil; una cesta de patatas y tomates, que son especies originarias de América, y una lata de aceite de coco, llegada de Indonesia, es la imagen más alejada posible de la idea de estar comiendo como nuestros ancestros.

ENTONCES, ¿POR QUÉ HAY MUCHA GENTE A LA QUE LE FUNCIONA LA DIETA PALEO?

Lo que hace que la dieta paleo sea razonablemente saludable es que su lista de alimentos «permitidos» está formada exclusivamente por materias primas, es decir, productos frescos o mínimamente procesados. Esto coincide con la recomendación general de salud pública, basada en datos actuales, que dice que hay que consumir una alimentación basada, sobre todo, en materias primas y abundancia de productos vegetales.

Como ves, lo que hace que la dieta paleo pueda ser beneficiosa no es que los humanos estemos mejor o más «adaptados» a los alimentos que promueve, sino a que restringe los alimentos modernos que son , en su mayoría, perjudiciales. La evolución no tiene nada que ver con esto. De hecho, que la bollería industrial, los refrescos, el alcohol, las galletas o las chocolatinas no sean alimentos saludables no significa que tengamos que comer como los humanos del Paleolítico, sino más bien que no hay que tomar alimentos malsanos y superfluos. Sin embargo, este segundo mensaje funciona peor como reclamo, tiene menos gancho y suena menos moderno.

Así, la dieta paleolítica no deja de ser una presentación bastante tosca y burda de las recomendaciones generales para alimentarse de forma saludable. Su justificación de que «nuestro cuerpo está adaptado a esos alimentos» es sencillamente mentira, porque ni los alimentos actuales son como los de la etapa prehistórica ni el enfoque evolutivo explica por qué hay alimentos relativamente modernos, como los frutos secos, las legumbres, el yogur o los aceites, que son saludables a pesar de no estar disponibles en el Paleolítico.

¿A QUÉ PODEMOS ATRIBUIR LAS MEJORAS QUE PROVOCA LLEVAR UNA DIETA PALEO?

Como te puedes imaginar, los efectos beneficiosos de la dieta paleo no se deben al hecho de estar comiendo, supuestamente, como nuestros ancestros sino más bien a que sus seguidores acostumbran a abandonar hábitos dietéticos malsanos como el consumo de dulces, bollería, azúcar, harinas refinadas y ultraprocesados en general.

Es como cuando alguien te dice que desde que desayuna agua con limón en ayunas se encuentra mucho mejor. ¿Esa mejora se debe realmente a las propiedades del agua con limón? ¿O más bien a que ha dejado de desayunar alimentos azucarados o de difícil digestión? Recuerda siempre que, en dietética, tan importantes son los nuevos alimentos que incorporas a tu dieta como los que dejas de consumir.

Lo vamos a ver mejor con un ejemplo comparativo. Piensa en una dieta convencional y en qué pasaría si le aplicáramos las restricciones de la dieta paleo y las de una dieta saludable:

Alimentos que restringe la dieta paleo	Alimentos que restringe la dieta saludable
Dulces, azúcar y bollería	Dulces, azúcar y bollería
Productos ultraprocesados	Productos ultraprocesados
Alcohol	Alcohol
Todo tipo de lácteos	Lácteos de mala calidad y azucarados
Todo tipo de cereales y derivados	Cereales refinados
Todo tipo de legumbres y derivados	
Frutos secos (en función del abordaje paleo o autor que se consulte)	

Al comparar las dos listas de restricciones, es fácil ver que hay muchos elementos coincidentes. Esa es la causa real de las mejoras físicas que tienen lugar después de que alguien empiece a llevar una dieta paleo, y no una supuesta adaptación evolutiva.

UNA RESTRICCIÓN PALEO CON NOMBRES Y APELLIDOS: EL GLUTEN

El gluten ha pasado de ser una simple malla de proteínas asociada durante años a la condición celiaca a ser portada y protagonista de muchas dietas y planes de alimentación actuales.

¿Por qué se ha puesto tan de moda alimentarse sin gluten? El motivo ha sido la aparición de diversos estudios que muestran que las personas con celiaquía no son las únicas afectadas por la ingesta de gluten. De hecho, cada vez tenemos más información sobre la existencia de un cuadro denominado «sensibilidad al gluten no celiaca» cuya sintomatología mejora al seguir una dieta exenta de gluten, aunque el paciente no sea una persona diagnosticada con celiaquía. Debido a esto, la dietoterapia más moderna considera las dietas sin gluten una opción a tener en cuenta para el manejo de condiciones como, por ejemplo, el síndrome del intestino irritable, la artritis reumatoide u otros problemas inmunológicos, y una buena estrategia si se sospecha un posible caso de «sensibilidad al gluten no celiaca» consiste en «probar» si la sintomatología mejora al suspender su ingesta.

Sin embargo, y aunque no todas las pautas alimentarias que giran en torno a esta restricción están lo suficientemente respaldadas por la evidencia científica, los posibles beneficios de las dietas sin gluten las han convertido en estandarte de muchos gurús y pseudoterapeutas, que atribuyen a esta proteína gran parte de los males actuales en alimentación. Así, cada vez hay más de estos individuos que prescriben dietas sin gluten ni lácteos a la primera de cambio, de manera indiscriminada y sin que haya una necesidad real de tales restricciones, muchos amparándose en el hecho de que ni los lácteos ni el gluten son imprescindibles en una dieta. Pero que algo no sea imprescindible no es sinónimo de que haya que eliminarlo, eso dependerá de otros factores.

Frente a esta moda, existe también un sector de sanitarios más conservadores que ha alertado sobre los peligros que podría conllevar una dieta sin gluten, que basan sus afirmaciones en interpretaciones dudosas de estudios que apuntan a que las dietas sin gluten podrían aumentar el riesgo de diabetes.

Por otro lado, la industria de la alimentación tampoco ha sido ajena a esta moda, que se ha beneficiado de ella mediante el aumento de su oferta de productos sin gluten en paralelo al auge de estas ideas.

Entonces ¿es peligroso seguir una dieta sin gluten? No, no lo es. El gluten es una proteína más, no es imprescindible y, por tanto, se puede seguir una dieta saludable y exenta de gluten y el mayor ejemplo de esto es la que se aplica para tratar la celiaquía. Además, la proteína del gluten tiene un valor biológico más bien moderado, no posee todos los aminoácidos esenciales en las cantidades adecuadas y, en consecuencia, no tiene mucho interés nutricional si la comparamos con el huevo, la legumbre, la carne o el pescado, fuentes proteicas de referencia. De modo que quienes sostienen que dejar el gluten es peligroso seguramente confunden peligroso con innecesario, ya que no siempre es una estrategia prioritaria en dietoterapia.

Por otro lado, hay personas que siguen una dieta sin gluten mal diseñada, basada en cereales, panes, mahonesas, galletas, ensaladillas y demás ultraprocesados sin gluten, que acostumbran a ser versiones de las cuales tenemos la certeza de que están nutricionalmente peor formuladas, lo que explica que quienes las consumen tengan un mayor riesgo de desarrollar diabetes tipo 2. Como de costumbre, una dieta sin gluten debería priorizar productos frescos como fruta, verdura, legumbre, carne, pescados, huevos, lácteos, etcétera, en lugar de productos procesados etiquetados como sin gluten.

¿Y por qué hay tanta gente que dice sentirse mejor al adoptar una dieta sin gluten? Seguramente por los mismos motivos que hemos repasado anteriormente al hablar de las mejoras asociadas a la dieta paleo: porque dejan de tomar productos ultraprocesados. La realidad es que no vivimos en un entorno en el que la gente ingiera gluten a base de seitán o de cereal entero, sino que la norma es que este proceda de los ingredientes de un producto ultraprocesado y poco recomendable.

De ahí que mucha gente perciba beneficios reales al seguir una dieta sin gluten: se debe a que ha dejado de tomar basura alimentaria que contenía gluten, pero no a que haya abandonado el gluten en sí.

Teniendo en cuenta el patrón de dieta generalizado en nuestro contexto, es mejor lanzar mensajes claros y más prioritarios, como la conveniencia de aumentar el consumo de frutas y verduras, así como de reducir el de carnes rojas procesadas, bebidas alcohólicas, dulces y bollería (tengan o no tengan gluten), todo ello necesario si el objetivo es mejorar la salud.

MÁS FOLCLORE Y TRUCOS PALEO: CALDO DE HUESOS

Es innegable que introducir nuevos «trucos» y «anécdotas» en cualquier plan alimentario lo dotan de cierto aire ritual que contribuye a la motivación de quienes lo siguen, que lo perciben como novedoso, disruptivo o rompedor. Así, es muy frecuente encontrar entre las pautas paleo la recomendación de hacer caldo de huesos casero, lo que a menudo se justifica diciendo que nuestros ancestros comían los animales enteros y que así no hay tanta desproporción entre los diferentes tipos de proteína del músculo y del esqueleto, además de aprovechar los nutrientes del tuétano. Efectivamente, suena muy paleo.

Los beneficios que se atribuyen al caldo de huesos, así como a las vísceras y al tuétano, por parte de quienes trabajan con perspectivas paleo y evolutivas son completamente exagerados. Y todo ello forma parte de la romantización de los hábitos del pasado y de todo lo ancestral, porque hay que reconocer que hacer caldo de huesos resulta más exótico que hacerlo de pollo, de pescado o de verduras.

Es obvio que el caldo de huesos aporta nutrientes, pero su elaboración se justifica, básicamente, en contextos de escasez y necesidad de aprovechamiento. En una situación de sobreabundancia como la actual aconsejar hervir huesos o comer su tuétano antes que otras muchas prioridades de nutrición es simplemente desplazar el foco de lo importante.

Además de que podemos sobreestimar la contribución de estos alimentos a la dieta. Es cierto que el caldo de huesos tiene un poco más de proteína que otros caldos, pero hay formas más pertinentes y sencillas de incrementar la ingesta de proteínas. Igual se podría recomendar tomar caldos de verduras o sopas, que son alternativas mucho más prioritarias en un contexto como el actual.

ROMPIENDO UNA LANZA EN FAVOR DE LA DIETA PALEO: VEGETALES Y PROTEÍNAS

A pesar de todo lo dicho hasta ahora, hay que reconocer que, en su comunicación, la dieta paleo ha hecho mucho hincapié en mantener una buena ingesta proteica procedente, sobre todo, de productos frescos y de calidad. Mientras que en otros abordajes puramente cetogénicos la presencia de carnes procesadas era muy destacada, la dieta paleo, al restringir los productos que no hayan estado presentes a lo largo de toda nuestra historia, excluye, por ejemplo, los embutidos. Y eso está muy bien.

También es de agradecer que la dieta paleolítica haya comunicado el papel protector e imprescindible que tienen en la dieta las frutas y verduras. La abundancia de vegetales frescos está muy presente en las guías paleo, a diferencia nuevamente del enfoque cetogénico del capítulo 2, que penalizaba el consumo de fruta, por ser fuente de hidratos de carbono.

Por otro lado, como decíamos al inicio del capítulo, la dieta paleo suele enmarcarse en un estilo de vida que busca una salud integral, de modo que suele ir acompañada de otras recomendaciones de salud general relacionadas con la actividad física, el estrés, las relaciones sociales y el contacto a la naturaleza que están, en la actualidad, muy cerca de lo que se entiende holísticamente como salud integral.

¿ES NECESARIO ELIMINAR TOTALMENTE LOS LÁCTEOS, LOS CEREALES Y LAS LEGUMBRES DE NUESTRA DIETA?

Como sucede con las restricciones que coinciden al cien por cien entre la dieta paleo y la saludable, la restricción total de lácteos y cereales puede tener efectos beneficiosos sobre una dieta convencional. ¿Por qué? Pues porque son dos grupos de alimentos muy asociados con productos malsanos.

- Productos malsanos elaborados con cereales: galletería, cereales de desayuno, masas refinadas, pasta blanca, pan blanco, dulces y bizcochos a partir de harinas refinadas, etcétera.
- Productos lácteos malsanos: quesos de mala calidad, yogures azucarados, postres lácteos, helados, etcétera.

Así, eliminar por completo los cereales de la dieta acostumbra a generar beneficios, ya que es más probable que quien lo haga esté dejando de comer galletas que avena integral. Y lo mismo sucede con los lácteos ya que, aunque la eliminación total puede dejar fuera injustamente productos como el requesón o el yogur natural, la eliminación del resto de lácteos malsanos compensa esta pérdida.

Sin embargo, es importante hacer hincapié en que se trata de una generalización injusta e innecesaria que nace de esa idea central de la dieta paleo que sacraliza la etapa prehistórica y criminaliza la agricultura y la ganadería.

Es cierto que, desde una perspectiva histórica, los asentamientos conllevaron problemas de salud, conocidos en la actualidad como «las enfermedades de la civilización»: la falta de saneamiento e higiene, el hacinamiento, la convivencia con animales e incluso el sedentarismo. Pero eso no es motivo para atribuir todos los males habidos y por haber a los cereales y las legumbres que, al ser cultivos del Neolítico, son alimentos rechazados por el patrón paleo.

Tanto el consumo de legumbres como el de cereales integrales se asocian con beneficios para la salud, así que no tiene ningún sentido eliminarlos de nuestra alimentación. No se puede justificar desde un punto de vista científico sin recurrir a gran cantidad de generalizaciones e imprecisiones.

EL ARGUMENTO DE LOS ANTINUTRIENTES

Aparte del argumento evolutivo, que acabamos de desmontar, los seguidores de la dieta paleo también atacan el consumo de cereales y legumbres argumentando que contienen antinutrientes, una idea que se ha puesto muy de moda durante los últimos años, hasta convertirse prácticamente en su argumento estrella.

Y es cierto, los antinutrientes son sustancias que, como su nombre insinúa, impiden la correcta absorción de algunas vitaminas y minerales y se encuentran generalmente en los productos de origen vegetal crudos y no preparados para el consumo.

Entre los antinutrientes más frecuentes encontramos:

- Los fitatos, que tienden a unirse al hierro y al zinc, lo que dificulta su absorción, pero de los que se están estudiando sus propiedades antioxidantes, sobre todo a nivel digestivo.
- Las lectinas o saponinas, presentes sobre todo en legumbres y pseudocereales como la quinoa, que dificultan la absorción del hierro.

- Inhibidores de las enzimas digestivas. Estos antinutrientes no se unen a las vitaminas ni los minerales, sino que interfieren en nuestras enzimas digestivas. Existen inhibidores de la amilasa, la enzima que nos ayuda a digerir hidratos de carbono, y de la tripsina, enzima que nos ayuda a digerir las proteínas. Así, si tomáramos legumbres crudas, tendríamos dificultades para absorber proteínas e hidratos de carbono.
- Goitrógenos, taninos y oxalatos son otros antinutrientes que se encuentran en algunas frutas y verduras crudas y que pueden interferir en la absorción del yodo.

Pero ¡que no cunda el pánico!, porque, en la práctica todos estos antinutrientes acaban desactivados o destruidos. Como ya hemos dicho, estas sustancias se encuentran en los alimentos crudos, en mayores cantidades en legumbres y cereales, pero los procesos de remojo y cocinado eliminan prácticamente la totalidad de estos compuestos y, precisamente por eso, la absorción de las vitaminas y los minerales de los cereales y de las legumbres acaba siendo muy buena.

A nadie en su sano juicio se le ocurriría comer garbanzos crudos o arroz sin hervir, ¿verdad? Por eso, decir que las legumbres crudas tienen antinutrientes y que por eso la población general no debe consumirlas es tan ridículo como lanzar avisos para que no se coma carne cruda porque es indigesta y tiene bacterias. Igual que la carne necesita un proceso de maduración para poder ser consumida, las legumbres necesitan su remojo y cocinado. Así de sencillo.

Además, los alimentos de origen animal también tienen antinutrientes. Por ejemplo, el huevo crudo tiene compuestos que interfieren en la absorción de sus proteínas y del hierro. Sin embargo, no vemos a ningún defensor de la dieta paleo desaconsejar el consumo de huevos porque tengan antinutrientes en crudo.

Por otro lado, si la acción de estos antinutrientes fuese tan relevante que nos impidiera absorber vitaminas y minerales, las personas que solo consumen productos de origen vegetal deberían padecer graves problemas de malnutrición y déficit dietéticos. En cambio, tal y como veremos en el capítulo de dieta cien por cien vegetal, estas poblaciones tienen la misma prevalencia de anemia ferropénica o de osteoporosis que las que siguen otras dietas.

Además, el consumo de legumbres se asocia con una menor mortalidad por toda causa, una menor incidencia de cáncer, diabetes tipo dos, obesidad y diverticulitis. Este dato por sí mismo demuestra que su consumo no conlleva ningún problema. De hecho, la mayor parte de los argumentos en contra del consumo de legumbres se construye a partir de estudios en animales, que se alimentan con legumbres crudas. Es obvio que sus resultados no pueden extrapolarse a nuestro consumo de garbanzos o lentejas guisadas.

Solo en consulta y con pacientes que padecen determinadas patologías podemos los nutricionistas llegar a dar pautas de consumo de determinados alimentos relacionadas con la presencia de antinutrientes. Por ejemplo, no recomendamos el consumo de crucíferas crudas (brócoli, coliflor, col, etcétera) a las personas que padecen hipotiroidismo, ya que estas interfieren en la absorción de yodo. Sin embargo, hablamos de pacientes con patologías, no de la población general.

Además, según los estudios más recientes, los antinutrientes podrían, en pequeñas cantidades, tener beneficios para la salud, porque secuestran compuestos tóxicos y metales pesados, e incluso podrían tener acción antioxidante.

Queda claro que definir los antinutrientes como un problema de salud es un argumento simplista e incongruente, que no debe en ningún caso limitar ni hacernos dudar de nuestro consumo de productos de origen vegetal.

OTROS ARGUMENTOS CLÍNICOS

Es muy frecuente encontrar por internet a profesionales que trabajan el llamado protocolo «paleo autoinmune», un protocolo dietético que, supuestamente, contribuye a «reducir la inflamación» o a «mejorar el sistema inmunitario». Para apoyar sus afirmaciones, dichos profesionales recuerdan que las dietas recomendadas en caso de enfermedad autoinmune restringen el consumo de cereales, legumbres o lácteos.

Sin embargo, estas restricciones no tienen nada que ver con nuestra «adaptación evolutiva» ni las recomendaciones médicas coinciden al cien por cien con la dieta paleo, de modo que estas afirmaciones no son más que un intento de confundir conceptos.

Por ejemplo, si bien es cierto que en el caso de pacientes con esclerosis múltiple se recomienda restringir el consumo de cereales, es igual de cierto que también se restringe el consumo de carne al tiempo que se incentiva el de proteína vegetal en forma de frutos secos y legumbres, dos grupos de alimentos que, como hemos visto, la dieta paleo restringe. Y este ejemplo es extrapolable a muchos otros abordajes.

Una vez más, el único motivo por el cual estos protocolos podrían llegar a tener algún efecto beneficioso es porque la dieta paleo promueve el consumo de materias primas y restringe los alimentos malsanos y conflictivos, pautas absolutamente prioritarias en un plan nutricional. El problema es que también restringe de manera inadecuada productos y alimentos que sí que podrían ayudar al tratamiento nutricional, como los derivados de legumbres o frutos secos, mientras que son excesivamente permisivos con otros que no aportan ventajas, como las carnes o los huevos.

Por eso, si hablamos del tratamiento de patologías, lo que debemos hacer es centrarnos en protocolos de dieta y datos científicos específicos para cada una de ellas, en lugar de abrazar una supuesta teoría evolutiva que, además, es muy sencilla de desmontar.

CLAVES DEL CAPÍTULO

- La dieta paleo es un abordaje con una muy buena hipótesis de partida, pero que no permite explicar ni seleccionar los alimentos que son saludables hoy en día.

- El enfoque evolutivo es muy práctico para plantear hipótesis sobre salud, pero es muy difícil sacar conclusiones sobre la comida del siglo XXI basándonos en la de nuestros ancestros. Además, no se puede afirmar que existiera una única dieta en el Paleolítico.

- Lo que convierte la dieta paleo en saludable es que promueve el consumo de materias primas y restringe el de productos contemporáneos superfluos.

- Desgraciadamente, esta dieta también restringe de forma innecesaria alimentos que pueden ser interesantes como los cereales integrales, las legumbres y algunos lácteos fermentados.

- Ni el argumento evolutivo ni el que invoca la presencia de antinutrientes justifica la restricción del consumo de cereales o legumbres para la población general.

- En caso de patología es mejor aplicar una dietoterapia propia y adaptada a la dolencia que un abordaje genérico como el de la dieta paleo.

¿QUÉ HACE BIEN LA DIETA PALEO?

- Basa la alimentación en materias primas y productos mínimamente procesados.

- Restringe en la medida de lo posible, por ser superfluos, los productos ultraprocesados y de bajo interés nutricional.

- Da protagonismo a la proteína y a los vegetales frescos en las comidas principales.

- Integra todo ello en un estilo de vida saludable, que incluye la actividad física y el cuidado emocional, social y medioambiental.

Capítulo 5

LOS ULTRAPROCESADOS, LA EPIDEMIA DEL SIGLO XXI

Como hemos visto en capítulos anteriores, intentar llevar una dieta tradicional y ligada a la que fue nuestra oferta alimentaria durante siglos no es garantía de estar haciéndolo bien. Sin embargo, estos abordajes «tradicionalistas» aciertan en una cosa: la dieta occidentalizada actual no es saludable y la calidad de muchos alimentos deja mucho que desear.

Esta problemática es relativamente reciente y está incentivada por el hecho de que la mayoría de las novedades de la industria alimentaria que encontramos en los supermercados tienen formulaciones alejadas de lo que se considera un perfil nutricional sano. Así, acabamos eligiendo nuestros alimentos en un contexto donde la mayoría de la oferta no es saludable, lo que hace que nuestro carro, y nuestra despensa acabe lleno de productos que no lo son.

De hecho, hay personas cuya dieta está tan plagada de alimentos malsanos que solo reduciendo su presencia obtienen una gran mejora de su salud. Y no se trata de comer de una forma perfecta, sino de no hacerlo tan mal.

A grandes rasgos, los dos principales problemas del modelo de alimentación actual son los siguientes:

- Que llevamos una dieta superflua y de baja calidad en la que no abundan los productos interesantes, hay una gran ausencia de productos vegetales frescos y las fuentes de hidratos, proteínas y grasas no son siempre las mejores.
- La presencia excesiva de productos ultraprocesados, que

han despertado mucho interés durante los últimos años y que ocupan un valioso espacio en nuestra alimentación.

¿QUÉ ES UN ULTRAPROCESADO?

Los productos (voy a evitar llamarlos «alimentos») ultraprocesados se definen por tener un grado de procesamiento muy alto y contener en su composición ingredientes poco interesantes y saludables como azúcar, harinas refinadas, aceites de mala calidad, sal o aditivos que sustituyen algunas de las funciones de estos ingredientes. Entre los productos ultraprocesados más consumidos encontramos la bollería, las galletas, los refrescos, los helados, los snacks fritos o salados, todo tipo de dulces e incluso productos destinados a grupos concretos de población, como los alimentos infantiles. Su consumo se asocia a enfermedades y condiciones como el sobrepeso o la obesidad, un mayor riesgo de enfermedades cardiovasculares, diabetes e incluso cáncer. Además, son productos que han desplazado a las materias primas de nuestra alimentación, lo que ha propiciado que consumamos menos cantidad de estas.

Como ya hemos dicho, los productos ultraprocesados tienen en su composición ingredientes no saludables, y ese es precisamente el origen de los problemas que comportan. Vamos a hablar más a fondo de estos ingredientes problemáticos.

Azúcar y harinas refinadas

En el capítulo 3 hemos explicado ampliamente por qué estos ingredientes no son saludables ni recomendables.

Aceites de mala calidad

Podemos considerar que un aceite es de mala calidad por dos motivos: por un lado, tenemos los que desarrollan sustancias perjudiciales durante su proceso de refinado, como es el caso del aceite de palma; por otro, tenemos los que proporcionan una cantidad excesiva de ácidos grasos poco interesantes, como sucede con el aceite de girasol o de coco.

Además, existen también técnicas industriales que buscan mejorar las propiedades físicas de los productos, pero que empeoran la calidad final de estos. Un buen ejemplo es la hidrogenación, que hace que los ácidos grasos del aceite vegetal de origen (que suele ser de maíz o girasol) se transformen en grasas trans. Este tipo de grasas ayudan a mejorar la conservación, el sabor y la textura de los productos, pero no son saludables. Una vez ingeridas, nuestro organismo las «confunde» y las incorpora en las membranas biológicas de las células, en el lugar correspondiente a los ácidos grasos saturados. Sin embargo, las membranas celulares que contienen ácidos grasos trans en su composición no son tan seguras, son más permeables y se oxidan con más facilidad, un proceso que se relaciona con el envejecimiento celular y la aparición de numerosas patologías. Así, el consumo elevado de estas grasas predispone a un mayor número de enfermedades cardiovasculares, ya que eleva la tasa de colesterol LDL (conocido vulgarmente como colesterol malo) y baja la de HDL (el llamado colesterol bueno). Además, las proteínas que transportan la grasa y el colesterol en sangre son más oxidables, lo que favorece la aterosclerosis, es decir, el estrechamiento de las arterias por acumulación de placas. Por otro lado, el consumo de grasas trans también facilita algunos procesos de creación de tumores y la aparición de diabetes tipo 2, e investigaciones más recientes lo relacionan con otros trastornos como la depresión o la pérdida de memoria.

Lo más frecuente es encontrarlas en bollería industrial, cremas preparadas o liofilizadas, gran parte de la comida rápida o *fast food*, galletas y pastelería, palomitas de maíz para el microondas, patatas chips y *snacks* fritos en general, pizzas congeladas, postres o helados y precocinados ultraprocesados como empanados, croquetas, etcétera.

En la actualidad, la Unión Europea solo regula su presencia en productos para lactantes, donde el contenido de ácidos grasos trans no puede exceder el 3 por ciento del contenido total de materia grasa del producto. En Europa, solo Dinamarca, Austria, Suiza e Islandia han desarrollado una legislación que obliga a la industria a limitar al 2 por ciento la cantidad de grasa trans empleada en todos los productos. También existen algunos supermercados que han decidido eliminarlos voluntariamente de sus estanterías. La mejor forma de comprobar la presencia o no de este tipo de grasa en un producto es buscar los términos «parcialmente hidrogenado» en la etiqueta, sin embargo, la ley no obliga a incluir esta mención, lo que supone un gran problema y una laguna legal muy importante.

SAL U OTROS ADITIVOS

Los datos epidemiológicos indican claramente que la sal tiene un impacto negativo sobre la salud, especialmente la cardiovascular, donde constituye un factor de riesgo que empeora el pronóstico de algunas patologías, especialmente la hipertensión arterial. Sin embargo, aunque mucha gente sabe que la sal en exceso no es saludable, y que deberíamos limitar su consumo, la población general no suele tener la percepción de estar tomando una cantidad elevada de este ingrediente. Esto se debe a que la sal que añadimos voluntariamente en nuestras comidas no suele ser muy alta. Como sucede con el azúcar, y hemos explicado en el capítulo 3, la mayor parte de nuestra ingesta de sal es oculta y forma parte de alimentos preparados y ultraprocesados, donde no solo se añade este ingrediente para intensificar su sabor sino también para prolongar su vida útil.

Por otro lado, hay quien intenta atribuir a las sales propiedades nutricionales completamente exageradas, que no se corresponden con la realidad. Por ejemplo, se suele decir que la sal contiene una cantidad importante de micronutrientes si no es completamente refinada y es cierto, pero son micronutrientes que obtenemos, y en mucha mayor cantidad, de otros alimentos que no tienen efectos negativos sobre nuestra salud.

Los principales contribuidores a nuestro consumo oculto de sal son los siguientes:

- El pan.
- Los embutidos y las carnes procesadas.
- Los platos preparados y la comida rápida.
- Los *snacks* salados.
- El queso.

Además, hay que puntualizar que, aunque en nuestro contexto se recomienda siempre emplear sal yodada en la cocina, para aumentar el aporte de yodo en la dieta, la que se utiliza en industria alimentaria no suele serlo, de modo que no nos aporta este beneficio.

ADITIVOS: SEGUROS PERO NO SIEMPRE INOCUOS AL CIEN POR CIEN

Los aditivos son sustancias que se añaden a los alimentos para que tengan propiedades tecnológicas interesantes. Se trata de una familia de sustancias muy diversa que incluye colorantes, conservantes, antioxidantes, correctores de acidez, espesantes, estabilizantes, emulgentes, potenciadores de sabor, edulcorantes, etcétera.

Como ves, algunos buscan mejorar la seguridad de los alimentos, por ejemplo, los conservantes, pero otros solo tienen finalidades hedonistas y, por tanto, prescindibles, como los edulcorantes, los potenciadores del sabor o los colorantes.

La Autoridad Europea de Seguridad Alimentaria (EFSA) es la responsable de su regulación y evalúa de forma continua la seguridad de los aditivos a la luz de los nuevos estudios científicos. Este es el motivo de que, en ocasiones, se modifiquen los niveles permitidos de determinadas sustancias o se retiren del mercado otras. Se trata de un proceso comprensible y normal. Además, el margen de seguridad de los aditivos es muy alto, de forma que consumimos cantidades ínfimas con respecto a las que podrían causar problemas de salud.

Afortunadamente parece que han pasado a mejor vida los mensajes alarmantes que aseguraban que los edulcorantes, sobre todo la sacarina o el aspartamo, producían cáncer. En la actualidad, los datos científicos nos dicen que los edulcorantes no causan cáncer per se. Han hecho falta años de divulgación científica y nutricional para acabar con este mito, alimentado por un discurso quimiofóbico que prefería añadir azúcar «natural» al café en lugar de un producto «químico» como la sacarina.

Sin embargo, que un aditivo sea seguro no significa que se pueda abusar de él ni que sea necesariamente inocuo, es decir, que no tenga ningún efecto. Parece una contradicción, pero no lo es. ¿Cómo va a hacerme daño algo que es seguro? Muy fácil: haciendo un mal uso, confundiendo seguro con saludable o asumiendo que el hecho de que sea seguro permite consumirlo de forma libre.

Por ejemplo, que una bebida gaseosa no lleve azúcar no la convierte en saludable: la carbonatación excesiva afecta negativamente a nuestros huesos y dientes, y un consumo excesivo de edulcorantes, sobre todo de polioles, puede producir trastornos en la microbiota. Además, en la actualidad sabemos que estos edulcorantes pueden también incrementar nuestro apetito, resultar adictivos y crear dependencia, como el azúcar, y que no resultan tan útiles como creíamos a la hora de perder peso. De hecho, el consumo elevado de edulcorantes se vincula con la obesidad.

Los nitratos y nitritos son otro ejemplo de aditivos no inocuos. Bien empleados, cumplen una función muy útil en los alimentos: combaten de forma muy eficaz el crecimiento de diferentes agentes patógenos. Sin embargo, en mayores concentraciones y junto con una mala técnica culinaria, en este caso altas temperaturas con presencia de aminas, pueden desencadenar la formación de nitrosaminas, un compuesto tóxico y cancerígeno para nuestro organismo.

Frases como «hay que consumir alimentos sin etiquetado», «es mejor que no lleve envasado», «si ves ingredientes que no sabes lo que son en la etiqueta, no lo compres» o «no compres nada que no compraría tu abuela», son recomendaciones bienintencionadas pero que pueden dar lugar a malentendidos. Y es cierto, como estamos viendo, que los productos ultraprocesados no son saludables, pero eso no se debe a la presencia en sí de aditivos, sino a un mal uso y abuso de ellos.

LOS ULTRAPROCESADOS, UN NEGOCIO REDONDO

En la mayoría de los casos, las transformaciones a las que se someten los ingredientes para convertirse en ultraprocesados hacen que el producto final sea hiperpalatable. Es decir, que genera estímulos de sabor y sensaciones muy intensos que, a su vez, activan los mecanismos de recompensa de nuestro cerebro que pueden causarnos dependencia de la comida. Además, este exceso de sensaciones en el paladar hace que las materias primas nos parezcan insípidas en comparación, lo que nos lleva a consumir más ultraprocesados, porque nos resultan más sabrosos y reconfortantes. Si, además, estos ultraprocesados contienen sustancias estimulantes y adictivas, como la cafeína, este círculo vicioso se acentúa aún más.

Sin embargo, este no es el único factor que convierte a los ultraprocesados en un negocio redondo. Se dan también otras circunstancias:

- Están presentes prácticamente en todas partes, desde tiendas de alimentación grandes y pequeñas a máquinas de vending, hostelería, medios de transporte, etcétera.
- Son muy baratos y accesibles desde edades tempranas.
- Sus costes de producción son bajos, lo que genera grandes márgenes de beneficio para la industria alimentaria.
- Son poco perecederos, por lo que hay poca merma de producto.

- Son productos muy publicitados y su consumo está muy extendido.

Por otro lado, como ya explicamos en el libro *Tu dieta puede salvar el planeta*, los ingredientes que se emplean para elaborar los productos ultraprocesados suelen proceder de cultivos que tienen un impacto muy negativo tanto en el medio ambiente como en las personas que los producen. Al final, esa bolsa llena de cruasanes que te ha costado menos de 2 euros tiene un coste añadido que pagan nuestra salud, los productores y el medio ambiente.

REDUCIR EL CONSUMO DE ULTRAPROCESADOS: UNA PRIORIDAD DE SALUD PÚBLICA

Ahora que ya conocemos los terribles efectos para la salud que tienen los productos ultraprocesados, resulta lógico que reducir al máximo su consumo se haya convertido en una prioridad de salud pública y que se insista en este objetivo en muchas guías alimentarias de todo el mundo.

Sin embargo, algunas tendencias dietéticas, como la de la «Comida Real» (de la que hablaremos a fondo en el siguiente capítulo), se basan en prioridades poco pertinentes en el contexto español, han sembrado mucha confusión, han criticado los ultraprocesados de forma simplista para crear un «gran villano» y han cometido tres graves errores comunicativos.

Error n.º 1: centrar el discurso en el procesamiento de los alimentos

Centrar el discurso en el procesamiento de los alimentos ha generado una gran confusión entre alimentos procesados y ultraprocesados lo que, a su vez, ha hecho que muchas personas recelen de todos los productos envasados, sin distinción. Sin embargo, procesar un alimento no es necesariamente malo ni perjudicial. La calidad del producto dependerá del tipo de procesado en cuestión. En líneas generales, cuanto más se transforma un alimento, es decir, más se aleja de su carácter de materia prima, más tiende a perder calidad nutricional. Veamos dos ejemplos:

Materia prima	Alimento mínimamente procesado	Alimento procesado	Producto ultraprocesado
Tomate	Zumo / puré de tomate	Tomate frito	Kétchup
Animal vivo	Carne fresca	Embutido	Salchichas

Como vimos en el libro *Mi dieta ya no cojea*, la tecnología aplicada a los alimentos nos permite disponer de una gran oferta de productos y, de hecho, procesar los alimentos en nuestro contexto, lejos de ser un capricho, constituye prácticamente una necesidad.

La gran aportación del procesamiento de los alimentos está íntimamente ligada a la seguridad alimentaria, ya que garantiza, por ejemplo, la higiene de los productos destinados al consumo y evita las toxiinfecciones. Por otro lado, también alarga la vida útil de los alimentos y nos permite disponer de ellos durante mucho más tiempo, además de hacerlos en muchos casos más accesibles, más nutritivos e incluso más interesantes a nivel nutricional.

Hay muchos ejemplos de procesamientos que contribuyen a mejorar los productos:

- Las legumbres mejoran nutricionalmente cuando se cocinan, se germinan o se ponen en remojo.
- Los lácteos y muchas verduras mejoran con la fermentación.
- La carne y el pescado se hacen más digeribles cuando se cocinan.
- Las verduras alargan su vida útil, manteniendo todas sus propiedades, cuando se ultracongelan.

Por eso, cuando la crítica se centra en el procesamiento de los alimentos, se desvía de lo realmente importante, y es que hay procesamientos que sí perjudican a los alimentos y otros que no. Por ejemplo, hay procesamientos mínimos que afectan muy negativamente a la calidad del producto, entre ellos, salar, azucarar, exprimir y curar. Todos son procesos que podríamos considerar, incluso, tradicionales, pero que generan alimentos que no son sanos.

Por el contrario, hay procesamientos muy avanzados que no solo no afectan negativamente al producto, sino que lo mejoran, como la fermentación avanzada, el cuajado con sales cálcicas, el extrusionado, la vaporización o la pasteurización a altas presiones. Estos procesos se usan para producir alimentos como el kéfir, el tofu, la soja texturizada, el arroz listo para comer o el gazpacho, todos ellos perfectamente saludables, pero que en muchas clasificaciones aparecen como «muy procesados».

A la vista de esto, quizá te preguntes, entonces: ¿existen los ultraprocesados saludables? Siguiendo la definición que he usado en este libro, que incluye el uso de ingredientes de poca calidad, no, no existen alimentos ultraprocesados saludables. Sin embargo, cuando se usan otros criterios de definición sí se pueden encontrar excepciones.

Por ejemplo, hay clasificaciones que se encuentran en internet, en aplicaciones móviles o incluso en estándares de clasificación semioficiales como el NOVA, que solo contemplan en su definición el nivel de procesamiento del producto, no el tipo de procesamiento ni la calidad de los ingredientes. Según estos criterios, el tofu, el tempeh, el seitán y la soja texturizada son productos ultraprocesados. Entonces, ¿se pueden consumir regularmente en una dieta sana o hay que tratar de evitarlos igual que el resto de ultraprocesados?

En este caso, lo importante es que el procesamiento al que han sido sometidas las materias primas no ha perjudicado la calidad nutricional del producto. Vamos a verlo:

- El tofu se obtiene cuajando bebida de soja. Se trata de un procesamiento similar al que se emplea para obtener queso.
- El tempeh se obtiene fermentando pasta de soja. Se trata de un procesamiento parecido al que se emplea para hacer yogur o requesón.
- El seitán no es más que el gluten del trigo aislado.
- La soja texturizada es harina de soja que se extrusiona para obtener su textura característica.

Como ves, estos procesos no implican la adición de harinas refinadas, azúcares, grasas de mala calidad ni aditivos innecesarios, que constituyen las claves de por qué los alimentos ultraprocesados no son saludables. De hecho, podrían consumirse de manera regular dentro de una alimentación saludable y son fuentes de proteínas de origen vegetal muy interesantes, a excepción del seitán que no es una proteína de mucho interés nutricional, pero tampoco es en absoluto perjudicial.

Otro ejemplo de productos muy procesados que no son necesariamente perjudiciales y, en todo caso, habría que analizar uno a uno, son los aislados proteicos e, incluso, los alimentos funcionales o fortificados.

En resumen, a pesar de que durante los últimos años se ha criminalizado de manera injusta ciertos procesamientos de alimentos, sobre todo desde algunas cuentas en redes sociales que han hablado de forma poco rigurosa de los alimentos procesados y ultraprocesados, tiene mucho más sentido hablar de qué alimentos y procesamientos son convenientes y cuáles no. Más que criminalizar de forma general e inespecífica el procesamiento, lo que deberíamos hacer es preguntarnos si los alimentos son saludables o no.

Error n.º 2: equiparar malsano y ultraprocesado

Los mensajes y las informaciones imprecisas que se han compartido desde algunos canales han provocado que muchas personas entiendan que los términos malsano y ultraprocesado son sinónimos e intercambiables. Y, aunque es cierto que el 99 por ciento de los ultraprocesados son malsanos, no todos los productos malsanos son necesariamente ultraprocesados.

Con ejemplos lo vamos a ver más claro. Por definición:

- Las bebidas alcohólicas no son ultraprocesadas.
- Los embutidos no son ultraprocesados.
- La carne roja no es ultraprocesada.
- Los alimentos altos en sal no tienen por qué ser ultraprocesados.
- Los zumos de fruta exprimidos no son ultraprocesados.
- La miel no es ultraprocesada.

Y estos son solo algunos ejemplos.

Esta confusión ha hecho que durante los últimos años a muchas personas les preocupe más saber si el producto que tienen delante es ultraprocesado que si es o no saludable.

Está claro que, como hemos visto en este mismo capítulo, los ultraprocesados son productos desaconsejables y que no deberían recomendarse. Pero lo que tiene sentido de verdad es plantearse si los alimentos que vamos a comprar son o no saludables o si sirven para nuestros objetivos.

Error n.º 3: los productos ultraprocesados ni siquiera son nuestro mayor problema

Aunque es innegable que el movimiento en torno a la comida real ha sido un fenómeno en España estos últimos años, lo cierto es que se trata de una tendencia importada desde el mundo anglosajón de forma un tanto burda, sin adaptarla lo bastante a nuestro contexto dietético.

Así, se ha implantado la idea, no solo entre la población general, sino también entre el personal sanitario y los medios de comunicación, de que el gran problema de nuestra dieta son los ultraprocesados y que, por tanto, es ahí donde hay que centrar el discurso y los esfuerzos.

Pero ¿cómo reaccionarías si te dijera que España es uno de los países de Europa que menos ultraprocesados consume?

Las estadísticas de consumo indican que los países con más influencia mediterránea en Europa son los que consumen menos ultraprocesados. En orden ascendente: Grecia, Israel, Italia, Portugal, Francia, Austria y España.

Sin embargo, este menor consumo de ultraprocesados no se traduce, en el caso español, en menores tasas de sobrepeso, obesidad y otros problemas relacionados con la alimentación. El motivo es que nuestro problema no son los ultraprocesados, sino una tipología de dieta ligeramente diferente dentro del contexto mediterráneo, con un alto consumo diario de alimentos superfluos.

El estudio Anibes halló que los alimentos que más contribuyen a las calorías de nuestra dieta son el pan, las carnes, la bollería y pastelería, los embutidos y los lácteos. La única excepción de alimento saludable e interesante nutricionalmente hablando que se cuela en lo alto de la tabla es el aceite de oliva.

Así, los principales problemas dietéticos de España son estos:

- La ausencia de un consumo regular de verduras.
- Un consumo de fruta inferior al recomendado.
- La presencia anecdótica de legumbres en nuestra alimentación.
- Un exceso de carne, sobre todo carne roja y procesada.
- El consumo regular de alcohol.

Quizás, antes de centrarnos en los ultraprocesados, lo que tendríamos que corregir en nuestra alimentación es la pasta con tomate, el arroz con tomate frito, el bocadillo de embutido o los yogures azucarados. Preparaciones que, además, pasan tremendamente desapercibidas, porque la gente las identifica como comida.

Fuentes de energía diarias aportadas por los grupos y subgrupos de alimentos y bebidas

General (9-75 años)
(En % de kcal/día/persona)
Muestra: 2.009 individuos
Ingesta media de energía 1.810 ± 504 kcal/día

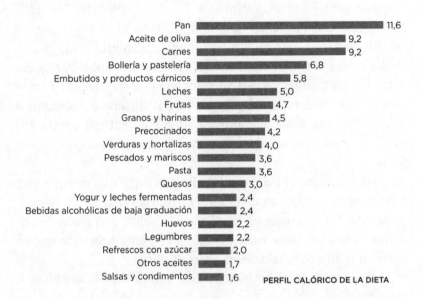

Alimento	%
Pan	11,6
Aceite de oliva	9,2
Carnes	9,2
Bollería y pastelería	6,8
Embutidos y productos cárnicos	5,8
Leches	5,0
Frutas	4,7
Granos y harinas	4,5
Precocinados	4,2
Verduras y hortalizas	4,0
Pescados y mariscos	3,6
Pasta	3,6
Quesos	3,0
Yogur y leches fermentadas	2,4
Bebidas alcohólicas de baja graduación	2,4
Huevos	2,2
Legumbres	2,2
Refrescos con azúcar	2,0
Otros aceites	1,7
Salsas y condimentos	1,6

PERFIL CALÓRICO DE LA DIETA

Sí que es cierto, en cambio, que los ultraprocesados tienen un protagonismo enorme dentro de la dieta infanto-juvenil, con un impacto mucho mayor. En esa población en concreto, productos como las papillas, las leches de continuación, los *snacks* para peques, los postres o derivados lácteos y las comidas preparadas infantiles son un absoluto despropósito. Para profundizar en esto, te recomiendo el libro *¿Qué le doy de comer?*, que escribí con mi compañera Lucía Martínez.

ENTONCES, ¿QUÉ HACEMOS CON LOS ULTRAPROCESADOS? ¿TOMARLOS CON MODERACIÓN?

No. Este mensaje es precisamente uno de los que más ha perpetuado la presencia de alimentos malsanos en nuestra alimentación. Quizás uno de los peores mensajes que se ha comunicado en relación con los ultraprocesados es esto de que «hay que tomarlos con moderación». Porque ese «hay que» suena a obligatorio, y esa supuesta obligación, en este caso, no solo es falsa, sino que también es contraproducente, porque los ultraprocesados no «hay que» comerlos, puedes hacerlo o no.

Y fíjate que, de esas dos opciones, solo una sería tildada de extremista. Si alguien dijese «no hay que comer dulces», seguramente acabaríamos considerando su postura radical y poco constructiva. En cambio, estamos muy acostumbrados a oír lo de que «hay que comer dulces con moderación», una afirmación que podría ser tan radicalmente falsa como la anterior, porque los dulces, como cualquier otro alimento, no son obligatorios, por lo que no hay que tomarlos ni con moderación ni de ninguna otra manera.

El problema de esta frase es ese matiz peligroso: la «moderación». Una advertencia que suele acompañar a alimentos que son factor de riesgo de diferentes enfermedades, como dulces, bollería, galletas, embutido, bebidas alcohólicas, refrescos, etcétera. De hecho, en la actualidad, hay muchos anuncios de estos productos que nos invitan a consumirlos «dentro del contexto de una vida activa y una dieta saludable». Esto ya es de por sí un mal presagio: si un alimento hay que tomarlo con tantas precauciones: cantidad, contexto y acompañado, a lo mejor es que simplemente no es saludable.

Nunca ha hecho falta llamar a la moderación en el consumo de verduras ni hortalizas. En primer lugar, porque son alimentos completamente saludables, y, en segundo, porque es muy improbable excederse con ellos (debido a su baja densidad energética). Además, sus repercusiones en nuestra salud son muy diferentes: un abuso continuado de dulces puede ser motivo de aparición de enfermedades metabólicas; uno de judías verdes, no.

Aun así, también hemos vivido la desgracia de llamar a una moderación injustificada con alimentos saludables. Así, la gente ha identificado durante muchos años los frutos secos como un peligro, porque supuestamente engordaban, y no es raro encontrar todavía pautas desactualizadas de alimentación que alertan sobre ellos matizando «¡solo un puñado!», como si fuese una desgracia comerse el doble de almendras para merendar. Ojalá hubiéramos tenido a más personal sanitario mostrando esas delicadas precauciones con las galletas o los cereales de desayuno que colman la mañana de la familia media española.

¿Qué significa «con moderación»? Ese es un buen debate comunicativo, porque en realidad la gente ni lo tiene claro ni lo interpreta correctamente. Resulta complicado identificar cuántas galletas son un exceso o qué es pasarse con el embutido, porque algo tan inespecífico como la moderación tiene muchas lecturas.

Tal vez ya vaya siendo hora de asumir que los alimentos que recomendamos consumir moderadamente son directamente poco saludables. Quizá es hora de cambiar el mensaje y el «hay que tomarlo con moderación» por un «cuanto menos, mejor». O directamente no contemplar esos alimentos en las recomendaciones de salud, porque indicar una frecuencia recomendada puede inducir a error. Es algo que ya se ha hecho en otros lugares. Guías alimentarias como el plato de Harvard o pirámides alimentarias como la australiana han eliminado directamente de sus directrices los alimentos malsanos. Aquí en España tenemos las guías de «Pequeños cambios para comer mejor» de la Generalitat de Catalunya o las recomendaciones de alimentación saludable y sostenible del Ministerio de Consumo, que directamente eliminan o no contemplan los alimentos malsanos y ultraprocesados dentro de sus recomendaciones, porque a lo mejor tiene sentido que en una guía sobre alimentación saludable encontremos precisamente eso: alimentos saludables.

AUNQUE LA GALLETA SE VISTA DE SEDA, GALLETA SE QUEDA

Una de las estrategias de marketing que se han llevado a cabo para lavar la imagen de los ultraprocesados ha sido sacar al mercado versiones menos perjudiciales del mismo producto.

Un ejemplo de esto que vale la pena analizar son las galletas, un producto que durante años fue el desayuno indiscutible en muchos hogares y que aún hoy sigue siéndolo en los más humildes, pero que ha sufrido cambios drásticos durante los últimos años.

Hace muchos años, solo existían las galletas convencionales. Galletas sin más. Sin embargo, hace ya tiempo, empezó este lavado de imagen que comentábamos y llegaron las galletas con supuestos efectos beneficiosos para la salud: integrales, con esteroles vegetales, con aceite de girasol alto oleico, con salvado, multicereales, saciantes, galletas infantiles, e incluso productos tan inespecíficos, e innecesarios, como «mi primera galleta». Desgraciadamente, los supuestos efectos beneficiosos de estos productos corresponden más al ámbito de las promesas que al de la realidad. Con las galletas pasó como con tantas otras cosas: se cambió todo para que nada cambiara.

En los supermercados se pasó de estanterías llenas de galletas clásicas, tipo maría, acompañadas de alguna que otra versión exótica, a encontrar muchas propuestas distintas que nos hacían creer que las galletas podían ser, incluso, un alimento funcional. Como decíamos al principio, esto no es más que una estrategia publicitaria y de marketing que busca maquillar o mejorar ciertos alimentos ultraprocesados, no solo las galletas, para presentarlos como más saludables, y consiste en «añadir cosas» para hacernos creer que el resultado es una absoluta innovación de I+D.

El problema es que, teniendo en cuenta su formulación nutricional, que una galleta pueda contener unas motas de salvado, un esterol vegetal, unos gramos de fibra o semillas incrustadas es simplemente irrelevante. Y es que para mejorar nuestra alimentación no necesitamos mejores galletas, pizzas o yogures. Lo que necesitamos es comer más alimentos saludables y estos ejemplos disfrazados no suelen serlo.

Por mucho que se cambie su formulación y sus ingredientes, las galletas no son saludables, porque no lo son en esencia. Entre los intentos de la industria de reinventar las galletas hemos visto sustituciones de parte de su azúcar por fibra y edulcorante en grandes cantidades. La misma estrategia que ya se había empleado con las tabletas de chocolate con polialcoholes, que pueden llegar a contener un 40 % de edulcorante en su formulación, lo que les confiere, eso sí, notables efectos laxantes.

Vamos a decirlo claramente, por si quedan dudas: no hay ninguna galleta en el súper que sea saludable, por el sencillo motivo de que su formulación no lo es. Y es que para deducir si un alimento procesado es saludable no hay que dejarse llevar por reclamos publicitarios, sino leer los ingredientes de la etiqueta. Y si consultamos de qué está hecha una galleta, en la mayoría de los casos la respuesta es unánime:

- Harina refinada.
- Azúcar.
- Aceite de no muy buena calidad (girasol o palma).

Vale, ha quedado claro que las galletas ultraprocesadas del supermercado no son saludables. Pero, ¿qué pasa con todas las recetas de galletas saludables que hay en Instagram?

Bueno, es cierto que cada vez encontramos más alternativas saludables y recetas caseras bastante interesantes como alternativas a muchos alimentos ultraprocesados. El problema radica en entender que estas alternativas no pueden dejar de ser preparaciones para un consumo excepcional. Por supuesto que son más saludables que las versiones convencionales que encontramos en el súper, eso queda fuera de todo debate. Pero eso no significa que vayan a ser de consumo preferente. De hecho, aunque usásemos las mejores opciones de cada una de las categorías de ingredientes, por ejemplo: harinas integrales, puré de fruta para endulzar naturalmente o incluso aceites más saludables, como frutos secos triturados o aceite de oliva, las galletas seguirían siendo una preparación excesivamente densa en energía, lo que haría que no la pudiéramos recomendar ni a todo el mundo ni con una frecuencia de consumo muy alta.

Por supuesto, hay otro tipo de recetas alternativas, como cuando hacemos hamburguesas de lentejas o bases de pizza de brócoli o coliflor, cuya composición es tan distinta que lo único que tienen en común con el producto original es su forma y presentación y, en este caso, su frecuencia de consumo sí puede llegar a ser preferente.

En el siguiente capítulo analizaremos cómo una mala comunicación de estas informaciones puede hacernos infraestimar la cantidad de energía que conforma nuestra alimentación.

REFORMULAR PARA QUE TODO SE QUEDE IGUAL

Otra estrategia de lavado de imagen de los ultraprocesados son las reformulaciones que, a veces, llegan impulsadas por decisiones políticas, como, por ejemplo, el Plan para la Mejora de la Composición de los Alimentos, lanzado en España en 2018. La medida estrella de este plan era implantar una reducción del 10 por ciento de la cantidad de sal, azúcar o grasa de los alimentos ultraprocesados de cara al año 2020.

Como era de esperar, los efectos de esta medida fueron prácticamente imperceptibles. Al fin y al cabo, ¿de qué sirve tener galletas menos dañinas, mejores bollos o refrescos menos azucarados? A la práctica, esta reducción del 10 % hacía que unas galletas pasaran de contener 30 g de azúcar a 27. En el caso de los refrescos la reducción fue de 13 g a 11. En un contexto como el español, donde, en 2018, se cuatriplicaba el consumo máximo de azúcar diario recomendable y con un perfil de dieta nefasto, es obvio que esta reducción iba a suponer un cambio mínimo.

Queda claro que no necesitamos mejores bollos, sino mejorar nuestro perfil de dieta, es decir, consumir menos ultraprocesados y más materias primas.

¿ESTAMOS ENFRENTÁNDONOS ADECUADAMENTE A LOS ALIMENTOS MALSANOS?

Haciendo una valoración objetiva, España ha tardado mucho en empezar a aplicar medidas eficaces frente a la presencia de alimentos ultraprocesados.

Durante las últimas dos décadas, la política ha sido la de no incomodar a la industria alimentaria. Por ejemplo, la Estrategia para la Nutrición, Actividad Física y Prevención de la Obesidad (NAOS) lleva prácticamente quince años sin nada que celebrar, iniciativas como el Plan Havisa (hábitos de vida saludables) cuentan en sus filas, precisamente, con la industria de alimentos malsanos y otras acciones, como el impuesto a las bebidas azucaradas, se han acabado cancelando (solo se ha aplicado con éxito en Cataluña).

Por otro lado, aunque se tiende a pensar que las acciones políticas para mejorar la alimentación se limitan a prohibir o establecer impuestos sobre determinados alimentos, lo cierto es que las medidas a disposición son mucho más variadas. Si observamos a otros países de nuestro entorno encontramos propuestas como capacitar a la población escolar con clases de cocina, hacer más accesible el agua en la restauración, limitar la proliferación de máquinas de *vending* poco saludables, restringir la publicidad de determinados alimentos, prohibir que se regalen juguetes con alimentos malsanos, etcétera.

Afortunadamente, a partir de 2019 se empezaron a tomar algunas medidas interesantes en nuestro país:

- Regulación de la publicidad de alimentos destinados al público infantil.

- Recomendaciones alimentarias para reducir el consumo de ultraprocesados y carne en la población general.
- Nuevas guías de alimentación saludable y sostenible.
- Campañas de sensibilización sobre alimentación saludable en tiempos de crisis.
- Abordaje saludable y sostenible en los comedores.
- Etiquetado frontal de los alimentos (que incluye la decisión de mostrar el índice Nutriscore, una solución que a mí no me convence).

No son medidas perfectas ni suficientes, pero sí son un claro avance tras décadas de inactividad en el terreno de la evidencia científica.

Sin duda, es mucho más cómodo dejar que la industria se autorregule y no intervenir en las campañas que lanzan los alimentos malsanos, pero si queremos velar por la salud pública no podemos quedarnos de brazos cruzados. El simple hecho de no intervenir en materia de alimentación implica dejar las reglas del juego en manos de un sistema salvaje de consumo, donde quien gana es quien más se publicita y visibiliza.

Por eso, quizás haya llegado el momento de emprender acciones políticas que hagan más accesibles los alimentos más saludables en lugar de maquillar burdamente los ultraprocesados o poner parches a los contextos obesogénicos que nos rodean.

El tiempo nos dirá si estas medidas logran mejorar nuestro entorno y transformarlo en uno verdaderamente saludable.

CLAVES DEL CAPÍTULO

- La dieta occidentalizada se caracteriza por una presencia muy baja de alimentos de interés y una predominancia de productos superfluos. Entre ellos, hay una familia que es la que tiene un mayor impacto negativo en la salud: los ultraprocesados.

- Lo que define a los ultraprocesados no es solo su procesamiento sino también su alto contenido en ingredientes de mala calidad como el azúcar, las harinas refinadas, las grasas poco interesantes, la sal o los aditivos, que son los que explican que sean productos malsanos.

- Procesar alimentos no siempre es perjudicial. En muchos casos es interesante y hasta necesario.

- Todos los alimentos ultraprocesados son malsanos, pero no todos los alimentos malsanos son ultraprocesados, por ejemplo, el alcohol, el embutido, los zumos, los refinados, la carne roja, etcétera.

- En España, la dieta superflua es un problema más grave que el consumo de ultraprocesados. Solo en el sector de población infantil son estos productos el principal problema.

- El mensaje de «consumir con moderación» productos malsanos es confuso y malinterpretable, tiene más sentido proponer un consumo «cuanto menos, mejor».

- La reformulación y el maquillaje de los ultraprocesados no son una solución. Para combatir su consumo, hay que actuar de forma más contundente desde las instituciones y compensar su gran implantación en nuestra sociedad.

ESTRATEGIAS PARA MEJORAR TU DIETA

- Basa tu alimentación en materias primas y productos mínimamente procesados.

- No confundas el grado de procesamiento de un alimento con si es saludable o no.

- Fíjate en si los alimentos son o no factor de riesgo o de protección frente a enfermedades basándote en estudios, no en tendencias ni en declaraciones de marketing.

- Analiza la presencia de los alimentos malsanos en tu alimentación, independientemente de si son ultraprocesados o no.

- No caigas en las trampas del etiquetado ni te creas las campañas publicitarias que prometen mejores ultraprocesados

- Restringe al máximo la presencia de productos ultraprocesados y con bajo interés nutricional, es decir, superfluos, en tu alimentación.

Capítulo 6
COMIDA REAL O CUANDO EL MARKETING LLEGÓ A LA COMIDA SALUDABLE

En los capítulos anteriores ya hemos ido avanzando uno de los pocos consensos científicos que existen en nutrición: que nuestra alimentación debería basarse en materias primas, es decir, en productos frescos mínimamente procesados.

Y aunque esto nos parezca ahora mismo una obviedad, hace muy poco que empezamos a centrar en los alimentos los mensajes sobre nutrición. Antes, lo habitual era hablar de nutrientes. Durante años se promovió una aproximación cuantitativa a la alimentación, hasta el punto de que la gente contaba gramos de alimentos, microgramos de nutrientes o incluso media raciones exactas. Y mientras nos esforzábamos en contar mg de hierro, se nos olvidaba poner un buen puñado de verdura en nuestros platos.

Antes del año 2000 existían muy pocas guías alimentarias que se centraran en los alimentos, lo que se conoce con el anglicismo de guías *food based*. Solo países como Grecia, Malta, Tailandia o Venezuela seguían esa línea. Sin embargo, con la llegada del nuevo milenio, y en especial a partir de 2004, fueron muchos los países que reformularon sus guías y, hoy en día, casi todos los materiales pensados para la población general basan su mensaje en los alimentos. Lo importante ya no es únicamente tomar los nutrientes que necesita nuestro organismo, sino que estos procedan, además, de alimentos saludables. De hecho, importa mucho más la calidad que la cantidad.

EL PELIGRO DE HABLAR DE NUTRIENTES Y NO DE ALIMENTOS

Durante décadas, los objetivos nutricionales en salud pública giraron en torno a cantidades concretas de nutrientes, por eso era habitual oír mensajes del estilo hay que...

- aumentar la ingesta de fibra,
- reducir la ingesta de grasa,
- garantizar un mínimo de proteína,
- aumentar la ingesta de hierro.

¿Qué limitación tiene este abordaje? Que en realidad no contribuye a la mejora de la alimentación, ya que lo que de verdad determina si comemos o no de forma saludable no son los nutrientes que ingerimos, sino los alimentos que los contienen. Además, eran mensajes que había que corregir y matizar constantemente, porque eran poco precisos. Por ejemplo:

- Al principio, se comunicó a la población que debía consumir menos cantidad de grasa, en general, sin tener en cuenta que la calidad de la grasa depende de su origen.
- A continuación, el mensaje evolucionó: hay que consumir más grasa vegetal y menos animal. Sin embargo, este mensaje tampoco era lo bastante preciso, ya que hay grasas vegetales saludables (aceites de oliva, lino o sésamo), pero también perjudiciales (aceites de girasol o palma). Y lo mismo sucede con las grasas de origen animal. Por ejemplo, la grasa de la carne es menos saludable que la del pescado azul.
- Esto conllevó un nuevo cambio de mensaje, en el que se hablaba de las grasas según su clasificación bioquímica: hay que consumir más insaturadas y menos saturadas, decían. Pero, una vez más, era un mensaje impreciso, porque no es lo mismo la grasa saturada que hay en la carne que la del aceite de oliva y tampoco son iguales los ácidos grasos poliinsaturados del aceite de girasol que los de las nueces o el pescado.

Con el tiempo, el mensaje fue cambiando y evolucionando para intentar ganar concreción. Se habló del estado de la grasa, de si estaba enranciada o no, de si estaba refinada, de su composición química e, incluso, del procesamiento para obtenerla. Un laberinto argumentativo en busca del «motivo» que convertía a una grasa en más saludable que otra. Y, mientras librábamos esa batalla, perdimos la oportunidad de trasladar un mensaje correcto y sencillo a la población: **consuma usted aceite de oliva virgen como grasa culinaria e incorpore otras fuentes saludables como los frutos secos o el pescado azul de vez en cuando. Evite consumir bollería o dulces e intente no cocinar con otras grasas de forma habitual.** Este sería un ejemplo de recomendación basada en alimentos. Tiene mucho menos margen de malinterpretación y, por fin, centra el discurso en lo que la gente tiene en el plato, que son alimentos, no números ni nutrientes.

¿A que no era tan difícil?

LA PRUEBA DE QUE LOS NÚMEROS NO SON GARANTÍA DE NADA: LOS MENÚS ESCOLARES Y DE RESTAURANTES

Una de las herencias negativas de las recomendaciones basadas en macronutrientes la encontramos en los menús de los comedores escolares. Día tras día, las familias reciben menús escolares que cumplen con las recomendaciones de macronutrientes y micronutrientes pero que no son saludables. ¿Por qué sucede esto?

- Porque se puede cubrir la ingesta recomendada de hidratos de carbono a base de pasta blanca, pan, patatas fritas o arroz con tomate.
- Porque se puede cubrir la ingesta recomendada de proteínas a base de salchichas, hamburguesas o albóndigas.
- Porque se puede cubrir la ingesta recomendada de grasa a base de aceite de girasol o aceite de oliva.

¡Hasta los micronutrientes se pueden adquirir de alimentos malsanos! Por ejemplo, el hierro puede proceder del embutido y el calcio de postres lácteos. Por eso, que un menú contenga una cantidad determinada de nutrientes no es garantía de que sea saludable.

Afortunadamente, el discurso está cambiando y tanto las guías alimentarias como los pliegos de condiciones y consejos de salud se orientan hacia los alimentos. Gracias a esto, empezamos a encontrar textos más precisos que indican cosas como las siguientes:

- Tiene que haber una ración de verdura en la comida y otra en la cena.
- Hay que incluir una ración de proteína de calidad en las ingestas principales.
- Hay que incluir fruta de postre.
- Habría que priorizar las legumbres frente a la carne.
- Las fuentes de hidratos de carbono deberían ser preferiblemente integrales.

Una vez más, es innegable que seguir las recomendaciones basadas en alimentos minimiza el margen de error y evita que industrias involucradas en el proceso puedan explotar las lagunas legales, como sucede con algunas empresas de catering o producción de alimentos, que buscan ganar márgenes de beneficio a costa de la calidad de sus productos.

¿POR QUÉ SON SALUDABLES LAS MATERIAS PRIMAS?

Ya vimos en el capítulo anterior que procesar alimentos no tiene que ser perjudicial, pero ahora ha llegado el momento de entender por qué es importante que los alimentos que consumimos estén mínimamente transformados o, al menos, que los procesamientos a los que se sometan los traten de forma amable sin alterar sus propiedades interesantes.

La importancia de la matriz: cinética de absorción de diferentes nutrientes

Consumir alimentos enteros es una garantía de que los nutrientes se absorban a velocidades más convenientes para nuestro organismo, pero también de que los productos serán más saciantes, porque la masticación ejerce un papel fundamental en este aspecto.

Los alimentos enteros conservan su matriz y esta, además de aportarnos sus nutrientes, por ejemplo, fibra, también hace que la liberación de todos los nutrientes sea mucho más progresiva y no haya picos que gestionar en la absorción y la digestión. Entender el papel que tiene la matriz en la digestión y la asimilación de los alimentos es fundamental para ir más allá de los nutrientes.

Por ejemplo, unas verduras hervidas o un puré hecho con estas mismas verduras tienen exactamente los mismos nutrientes. La diferencia es que, al hacer el puré, trituramos el alimento. Déjame decirte que, aunque quizá hayas oído alguna vez que las cuchillas a altas revoluciones pueden destruir algunas vitaminas, esta cantidad es insignificante en comparación con los efectos que tiene el cocinado. Así que no te preocupes por eso. En cambio, lo que sí que se pierde al triturar un alimento es el efecto de la masticación. No olvidemos que masticar alimentos es muy importante para saciarnos correctamente y tener buenas digestiones, porque la saliva contiene también encimas digestivas. Así, hacer un puré no es una técnica culinaria demasiado agresiva para los micronutrientes, pero, en cambio, sí afecta en gran medida al efecto que tiene la comida en el organismo. Y fijaos qué paradoja, porque mucha gente asocia los purés y cremas con preparaciones saludables, y lo son, pero en la mayoría de los casos sería incluso preferible tomar los alimentos enteros, para preservar esta matriz y su masticación.

Compuestos fitoquímicos y bioactivos más presentes

La mayoría de las materias primas contiene una mayor concentración de compuestos bioactivos que ejercen efectos beneficiosos en nuestro organismo. No hablamos solo de las famosas vitaminas y los famosos minerales, sino de toda una serie de elementos con funciones antiinflamatorias o antioxidantes, entre otras.

Los más destacables son los compuestos fitoquímicos, que proceden de las plantas y constituyen una familia muy amplia en la que encontramos polifenoles, esteroles, carotenoides, sulfuros o pigmentos, entre otros. La mayoría de estos compuestos están presentes en los alimentos en crudo y su número desciende a medida que estos se transforman y cocinan, porque suelen ser muy sensibles al calor, a la oxidación o a la luz. Por eso, si las materias primas no se conservan adecuadamente o se procesan de forma muy agresiva, la concentración de estos nutrientes se reduce drásticamente.

Este es uno de los motivos por los que en las recomendaciones generales de alimentación se hace hincapié, no solo en intentar incluir frutas y verduras en nuestra alimentación, sino en que estas sean frescas y, a poder ser, en que tomemos hortalizas crudas al menos una vez al día. Esto es algo que hacemos en general y sin pensar con la fruta, pero no así con la verdura y por eso hay que insistir en el consumo de ensaladas o gazpachos, por ejemplo.

Menos elementos malsanos en un contexto de dieta occidentalizada

Como hemos destacado en el capítulo anterior al hablar de los ultraprocesados, los alimentos acostumbran a perder su valor nutricional mediante la adición de elementos menos interesantes. A veces ni siquiera es necesario convertir un alimento en ultraprocesado para que empiece a perder valor nutricional. Algunas técnicas como el triturado, el exprimido o el curado dan como resultado alimentos no tan saludables como sus versiones enteras y crudas.

Por eso, basar nuestra alimentación en materias primas o «comida» tiene efectos beneficiosos en nuestra salud. De hecho, las dietas tradicionales o milenarias que se relacionan con una buena salud en distintas zonas del mundo basan su oferta alimentaria en lo que denominaríamos «comida real».

También en la mayoría de los enfoques de dietoterapia vemos que los pacientes obtienen beneficios al incorporar más alimentos mínimamente procesados en su alimentación. Algo que también se observa en diferentes revisiones de estudios científicos, que vinculan la ingesta de dietas con más presencia de materias primas con menor sobrepeso y obesidad y menor riesgo de cáncer, enfermedades cardiovasculares o diabetes.

COMIDA REAL INJUSTAMENTE CRITICADA: FRUTA, FRUTOS SECOS Y LEGUMBRES

La cultura popular ha conservado durante bastante tiempo refranes y creencias alimentarias no siempre justificadas. Entre ellas, la más llamativa es el estigma que todavía hoy sufren muchos alimentos saludables que son, precisamente, materias primas. La mala prensa de frutos secos, legumbres, frutas, verduras o semillas son ejemplos de cómo se ha extendido información contradictoria sobre sus efectos sobre la salud. ¿A qué se debe esta injusta obsesión con ellos?

Los frutos secos han recibido tradicionalmente críticas por su presunta relación con el sobrepeso y la obesidad. Una relación que es inexistente, entre otras cosas, porque los frutos secos tienen una gran capacidad saciante y, además, su energía no es muy aprovechable. Es decir: tranquilidad, porque añadir frutos secos a la dieta no produce un aumento de peso. No hay que obsesionarse con llamar a la prevención máxima y recomendar «¡solo un puñado de frutos secos!», sino que quizás deberíamos centrarnos en limitar otros alimentos más perjudiciales.

Lo mismo sucede con las legumbres, alimento que durante mucho tiempo ha estado en el punto de mira por «pesado», de difícil digestión o incluso hipercalórico. Muchas personas siguen creyendo actualmente que las legumbres engordan, cuando lo que sucede en realidad es lo contrario: ayudan a controlar el peso y son, además, una herramienta dietética muy versátil. El falso mito de que cenar legumbres no es recomendable también sigue muy extendido, a pesar de no tener razón de ser.

Otro alimento también muy perjudicado por estas falsas creencias es la fruta. Es habitual y sencillo encontrar mensajes de desinformación que dicen cosas como que: «La fruta causa diabetes», «La fruta engorda», «La fruta no se puede tomar de postre», «No hay que tomar fruta por la tarde», «No hay que comer nunca la fruta sola» y un largo etcétera. Todas estas afirmaciones son falsas y, aun así, sigue existiendo un amplio número de sanitarios que, por ejemplo, «alertan» sobre el peligro de comer fruta en exceso, algo que también se menciona en sesiones de educación diabetológica. Los avisos sobre «no tomar dos piezas de fruta, porque pueden alterar tu glucemia» son desgraciadamente más frecuentes que advertencias más pertinentes como no pasarse con las galletas o el pan blanco.

¿Por qué no circulan informaciones y titulares de este estilo señalando si cenar un kebab es o no saludable? ¿O si lo es tomar gin-tonic por la tarde? ¿O que sería recomendable vigilar nuestra ingesta de bebidas alcohólicas?

Una anécdota reciente, pero paradigmática de este señalamiento indiscriminado, son las reacciones al mensaje publicado por mí en la red social Twitter, que podéis ver en la página siguiente.

Como era de esperar, no faltaron las reacciones al respecto de la potencial interacción que podían tener los fresones con algunos fármacos, su contenido en pesticidas o avisos sobre los peligros de un consumo excesivo de esta fruta. ¡Incluso me llegaron a decir que podrían no ser sostenibles! Todo esto ante la propuesta de sustituir una caja de bombones por una caja de fresones. ¿Por qué nadie reacciona de esta manera cuando la gente regala bombones a sus amigos? ¿Por qué no se menciona su poca conveniencia para la salud ni que son un factor de riesgo de enfermedades no transmisibles? Da qué pensar.

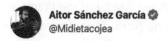

Aitor Sánchez García ✓
@Midietacojea

Estos son los bombones caja roja que le podéis llevar a vuestros familiares si están en un hospital, y no los otros

Tradueix el tuit

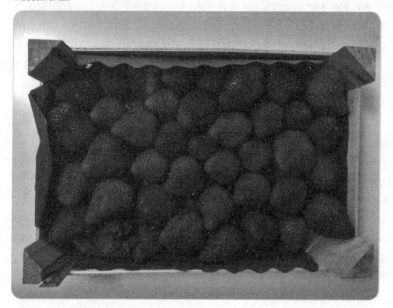

8:09 p. m. · 24 d'abr. de 2018

RETORCER EL MENSAJE PARA HACERLO MÁS «CIENTÍFICO» NO FUNCIONÓ BIEN

Hace mucho que sabemos qué alimentos previenen enfermedades y se relacionan con una mejor salud. Así, lo más sencillo habría sido recomendarlos directamente, en lugar de intentar justificar esta recomendación basándola en nutrientes concretos. Sobre todo porque, en muchas ocasiones, los alimentos no son saludables solo por uno de sus nutrientes aislados.

- Un tomate no es saludable solo porque contiene licopeno, sino porque es saciante, contiene fibra, fitoquímicos, vitaminas y minerales, y desplaza otros productos.
- Las nueces no son saludables solo por su omega 3, sino porque son saciantes y antiinflamatorias, contienen antioxidantes, fibra y proteína, y desplazan otros alimentos malsanos.
- Las legumbres no son solo saludables por sus hidratos de carbono de absorción lenta, sino también porque son fuente de proteínas, contienen fibra y oligosacáridos que alimentan a nuestra microbiota, son saciantes, previenen diferentes tipos de cáncer y ayudan a manejar la diabetes.

Entonces, ¿por qué durante muchos años se hicieron recomendaciones basadas en nutrientes y no en alimentos? Pues por una combinación de mala comunicación, guías mal planteadas e intereses económicos en los que profundizaremos a continuación.

Pero, antes de seguir, permitidme que atribuya también parte de este problema al esnobismo de un sector del personal sanitario, sobre todo antes de la llegada de las dietistas-nutricionistas. Porque sí, nosotras a veces nos equivocamos, pero no se nos caen los anillos por recomendar a la gente que coma espárragos a la plancha. Y es que recomendar mandarinas o ensaladas suena muy poco técnico y depurado, ¿verdad? Tantos años de facultad para acabar recomendando verdura. ¡Qué poco refinado! Viste mucho más y suena mucho más rimbombante recomendar a los pacientes que consuman más grasas poliinsaturadas, tomen más fibra soluble o incrementen su ingesta de omega-3.

De hecho, en un contexto en el que nadie hablaba específicamente de alimentos, y en el que la atención sanitaria estaba muy medicalizada, era normal que los mensajes girasen en torno a los nutrientes. Lo que se sabía entonces era que lanzar esos mensajes, en lugar de hablar de alimentos, no iba a ser nada eficaz. De hecho, el tiro salió directamente por la culata, porque lo que sucedió fue que la gente:

- Empezó a echarle salvado al yogur azucarado o a tomar galletas integrales para comer más fibra.
- Se puso a tomar leches enriquecidas con omega-3 en lugar de nueces.
- Se puso a tomar patés o embutidos para ingerir más hierro, en lugar de bivalvos, legumbres o pescado.
- Se pasó a los refrescos *light* para ingerir menos azúcar, en lugar de beber más agua o infusiones.

El mensaje de los nutrientes dejó una ventana abierta a la malinterpretación, que fue muy aprovechada por el marketing alimentario y su maquillaje de productos malsanos del que hemos hablado en el capítulo anterior.

Por fortuna, la perspectiva de los medios de comunicación sobre este tema ha cambiado en los últimos tiempos. En España, hace menos de veinte años, todos los mensajes sobre nutrición que se retransmitían por radio y televisión giraban en torno a un nutriente, por ejemplo, programas especiales sobre el hierro o el yodo, o en torno a una enfermedad o condición, programas sobre le hipertensión o el colesterol.

Pero gracias al trabajo de muchas personas, entre las que me incluyo, se ha logrado transformar el enfoque de estos mensajes para hablar más de alimentos y, sobre todo, hacer recomendaciones centradas en la prevención de enfermedades y la promoción de la salud, que buena falta nos hace. Por eso, quienes nos dedicamos a estos temas tenemos una gran responsabilidad cada vez que se nos presta un altavoz, ya sea en medios tradicionales, internet o cualquier otro tipo de foro. Y por eso es tan importante la comida real, una tendencia que no solo nos acerca a una alimentación más saludable sino también más fácil de entender y aplicar. Porque en un contexto en el que los mensajes sobre nutrición eran áridos y difíciles de entender, muchas nutricionistas, sobre todo a partir del año 2010, empezamos a hacer divulgación centrándonos en los alimentos.

«NOS HABÍAN SECUESTRADO LAS PALABRAS EN NUTRICIÓN»

Es innegable que la publicidad, con su terminología, su ingenio y sus formas de presentar la información, influye de manera muy importante en nuestros hábitos de consumo, también cuando hablamos de alimentación. Si a esto sumamos una legislación muy laxa sobre el etiquetado, tenemos como resultado la indefensión del consumidor. Porque las etiquetas tienen muchas formas de maquillar la información y mostrarla de la manera más conveniente para la industria.

Además, los productos frescos, que son los que deberían abundar en nuestra alimentación, ni siquiera cuentan con ese escaparate donde anunciar sus bondades, porque se venden sin etiqueta ni envase. ¿Dónde dice una berenjena que es saludable? ¿Dónde nos pueden señalar los fresones sus beneficios para el sistema inmunitario o digestivo? ¿Dónde indican los tomates su contribución a la buena salud?

Y no solo no cuentan con ese espacio donde explicar sus propiedades, sino que la normativa, en cualquier caso, les impide hacerlo. Así, un lácteo enriquecido con fibra o esteroles vegetales puede usar declaraciones de salud, pero las frutas y hortalizas no. Una injusticia manifiesta y un grave error comunicativo.

Por si todo esto fuera poco, hace años que supermercados y publicidades se han llenado de reclamos tan llamativos como «sin aditivos», «100 % natural», «solo con ingredientes naturales», «receta única» o «casero», todos ellos términos que evocan connotaciones positivas en el consumidor. Son términos que la legislación regula con mucha laxitud y que, en última instancia, no significan nada, por lo que podemos encontrarlos en productos como un caldo con mucha sal, un pan de molde o una crema de champiñones.

Los publicistas y la industria alimentaria han secuestrado palabras como «natural», lo que obliga a nutricionistas y otros profesionales a recurrir a denominaciones más incómodas y complejas como «materia prima» o «producto sin procesar». De lo contrario, corremos el riesgo de que la próxima vez que indiquemos a un paciente que coma «productos naturales», acabe comprando un caldo industrial, un pan refinado o un zumo, alimentos que se han adueñado del término «natural», pero no de las propiedades de la comida sin procesar.

En este contexto, el término *real food*, acuñado y popularizado en 2008 por Michael Poland en su libro *En defensa de la comida*, vino a ayudarnos en la batalla dialéctica. Su eslogan era contundente: «*Eat food, not too much, mostly plants*», es decir, «Come comida, no demasiada, en su mayoría de origen vegetal». Una recomendación que dio el pistoletazo de salida a un nuevo discurso.

LA DIETA MEDITERRÁNEA, NUESTRA COMIDA REAL

De un tiempo a esta parte, parece que la dieta mediterránea, que protagonizó durante años las recomendaciones nutricionales, ha quedado relegada al pasado. Sin embargo, este abandono no responde a un cambio de criterio, la dieta mediterránea sigue siendo tan saludable como creíamos, sino a un cambio generacional en nuestro país.

De hecho, esta dieta es el patrón dietético más estudiado en nuestra historia, lo que sucede es que en las conversaciones sobre dietética, en especial en redes sociales, ha sido sustituida progresivamente por otros patrones de alimentación que sí se pueden calificar como modas. Así, el sector de población más joven empezó a relacionar la dieta mediterránea con algo antiguo y un poco clasista, y empezaron a sumarse a dietas más «modernas» como la paleo, la keto o el movimiento de la comida real. Lo que sucede es que la dieta mediterránea no ha sabido comunicarse a las nuevas generaciones, un error de marketing que la ha relegado a ser la favorita de los *boomers*, pero no de los *millennials* y la generación Z, más sensibles a los mensajes sobre la comida real. Mientras la televisión promocionaba el aceite de oliva, en Instagram triunfaba el aguacate.

Tampoco hay que infravalorar el hecho de que el adjetivo «mediterráneo» dejara de significar alguna cosa allá por el año 2000. La ubicuidad de su uso (y abuso) en la promoción de alimentos sembró la desconfianza. Después de ver patatas fritas «mediterráneas», pizzas «mediterráneas» y todo tipo de *snacks* y ultraprocesados «mediterráneos», por no hablar de las campañas publicitarias de la industria del alcohol, tanto de vino como de cerveza, que siguen intentando vincular su producto con este adjetivo, es normal que la dieta mediterránea dejara de parecer saludable. De hecho, con el adjetivo «mediterráneo» pasó un poco lo mismo que con «ibérico» o «casero», que, fuera de determinados contextos, ya no quieren decir absolutamente nada.

Al final, dio la sensación de que cualquier alimento podía formar parte de este patrón de alimentación y que, aunque no fuera saludable, se podía justificar su consumo en el marco de un estilo de vida social y gastronómico o afirmando directamente que «hay que darse un capricho de vez en cuando»:

- ¿Que te haces un bocadillo de medio metro para almorzar?: dieta mediterránea.
- ¿Que te tomas dos copas de vino al día?: dieta mediterránea.
- ¿Que te tomas unas tapas de berenjenas fritas con miel?: dieta mediterránea.
- ¿Que te tomas catorce raciones de jamón y chorizo a la semana?: dieta mediterránea.

Además, las recomendaciones oficiales de hace unos quince o veinte años sobre dieta mediterránea incluían cantidades elevadas de cereales, harinas refinadas e incluso alcohol. Y es cierto que, si hablamos de cultura mediterránea, se puede defender el consumo de determinadas bebidas alcohólicas con argumentos gastronómicos relacionados con el paladar, el turismo o, incluso, la economía, pero nunca por motivos de salud.

Mientras tanto, alimentos que sí contribuyen a que la dieta

mediterránea sea un patrón saludable pasaban demasiado desapercibidos. Como los frutos secos, un alimento muy interesante para la prevención de enfermedades cardiovasculares y complicaciones neurológicas, del que existe, además, una gran producción nacional –pistachos, almendras, nueces o avellanas– que muchas veces se desaprovecha. Y lo mismo sucede con las legumbres, que fueron durante siglos el motor de la dieta tradicional y aseguraron, junto con los cereales, el aporte de energía y proteína vegetal en tiempos de escasez y humildad, pero que ahora cuentan con un consumo anual per cápita inferior a los 4 kilos, es decir, ni una ración de media a la semana.

Afortunadamente, hay alimentos saludables de la dieta mediterránea que sí se convirtieron en estandarte de ella, como el tomate o el aceite de oliva, dos ejemplos que recibieron la suficiente y merecida atención mediática. Aun así, no deja de ser curioso que el tomate, originario de América y que se consume en Europa desde hace solo unos pocos siglos, se haya convertido en símbolo de una dieta milenaria gracias a preparaciones como gazpachos, salmorejos, tostadas con tomate o, incluso, el típico sofrito, una de las preparaciones más propias de la dieta mediterránea. Recuerdo que durante mi estancia de investigación en la Universidad de Bristol, un grupo de allí que trabajaba en formas de trasladar la dieta mediterránea a la población de Reino Unido estaba teniendo muchas dificultades para explicar esta preparación en concreto y una de las primeras cosas que me preguntaron nada más incorporarme fue esta: «Aitor, What is exactly a sofrito from Spain?», es decir, «Aitor, ¿qué es exactamente un sofrito español?». Y es que de verdad, ha sido una preparación y una técnica muy importante para incorporar verdura a nuestra alimentación y no depender únicamente de las verduras de hoja. El sofrito ha vehiculado el consumo de berenjenas, calabacines, tomate, cebolla, ajo, etcétera y ha sido una forma de acompañar platos completos.

Desgraciadamente, parte de la cultura del sofrito se va perdiendo a medida que se occidentalizan algunas recetas. En la actualidad, el arroz con verduras o garbanzos se ha convertido en arroz con tomate o se ha sustituido la pasta con verduras por pasta con tomate. La pérdida del sofrito comporta inevitablemente un empobrecimiento nutricional y culinario de los platos. Así de importante es para la dieta mediterránea.

Sin embargo, lo llamemos dieta mediterránea, como antes, o comida real, como ahora, el fondo de la recomendación nutricional es el mismo. Es cierto que la dieta mediterránea hacía más hincapié en el consumo local y de temporada, así como en el arraigo a lo regional y a las tradiciones culturales, mientras que el discurso sobre la comida real se distancia de la tradición y el origen de los alimentos y se centra mucho más en la salud y en instaurar patrones cotidianos de alimentación.

Ahora bien, ¿se han comunicado correctamente los principios de la comida real en España?

COMIDA REAL EN ESPAÑA: ANÁLISIS DEL DISCURSO

Igual que en el capítulo 3 he nombrado a Jessie Inchauspé como la promotora de las dietas basadas en el control de la glucosa, el movimiento de la comida real en España también se asocia a un nombre propio: Carlos Ríos. Porque aunque ha habido muchas compañeras nutricionistas que se han dedicado a la divulgación de estas pautas de alimentación, Carlos Ríos ha sido el más conocido y el creador de un término-marca para hacerlas aterrizar en el contexto español: el *Realfooding*. Esta corriente ha conseguido algo que resultaba impensable hace solo unos años: transmitir de una forma atractiva para la gente joven la necesidad de llevar una alimentación sana. Esto se hizo mediante técnicas comunicativas muy interesantes, que incorporaron el humor y los memes y la aplicación de estrategias de marketing para crear una comunidad.

Por el camino, se crearon pautas concretas que fueron muy bien recibidas, pero que, desgraciadamente, no se comunicaron con todo el rigor que merecen. Por eso, vale la pena matizar algunas de ellas.

Comer en proporción 90/10

La pauta general del *Realfooding* indica que hay que consumir un 90 por ciento de comida real o buenos procesados en la dieta, frente a un 10 por ciento permisible de ultraprocesados.

Como sucedía con los macronutrientes, esta proporción tan concreta no cuenta con ningún respaldo científico. Sí que es positivo que la dieta tenga cierta flexibilidad para dar margen a los alimentos que no son tan saludables, pero estos números no son más que un mensaje de marketing.

En la actualidad sabemos que incluir cantidades o proporciones concretas en los mensajes sobre nutrición no es una estrategia adecuada porque lo que pretendemos, sobre todo entre adolescentes, no es establecer normas rígidas sin sentido sino promover un acercamiento amable a la comida.

Hay que comer como nuestras abuelas

Esta frase tan manida en nutrición, que se usa con frecuencia para hacer hincapié en las bondades de la cocina tradicional y los platos de cuchara, cosa que está muy bien, se basa más en una idealización del pasado que en una realidad. Porque la verdad es que la alimentación de nuestros mayores era humilde, basada en el reaprovechamiento y, en ocasiones, de subsistencia, lo que a la práctica significa una presencia muy baja de alimentos proteicos, así como de productos vegetales frescos y un gran protagonismo de las harinas, ya que eran los alimentos que podían conservarse más tiempo. Sí es cierto que en la comida de nuestras abuelas no había ultraprocesados, porque no existían, pero eso no convertía su dieta en saludable.

Al final, se trata de una simplificación absoluta del mensaje, que solo busca combatir el consumo de ultraprocesados mientras borra de la historia un periodo marcado por la escasez de alimentos, la precariedad y la ausencia de seguridad alimentaria.

Y sí, es cierto que hoy en día los supermercados están infestados de alimentos malsanos y poco interesantes y que la mayoría de los productos de nueva creación, a excepción de algunos seudocereales, algunos nuevos fermentados y algunas alternativas vegetales, apenas ha tenido un impacto positivo, pero eso no significa en ningún caso que debamos comer como nuestras abuelas. Nosotros, a diferencia de ellas, tenemos acceso a frutas y verduras frescas, así como a abundantes fuentes proteicas en todos los rincones del país.

No comer nada que tenga más de cinco ingredientes

Otro mensaje bienintencionado, pero muy impreciso. Es cierto que los productos que tienen un gran listado de ingredientes en su etiqueta suelen ser ultraprocesados, insisto: suelen. Pero también existen referencias interesantes con listados largos: platos preparados interesantes, productos procesados, productos especiados o marinados, etcétera.

Además, como consejo aplicado a la población general, estamos perdiendo una gran oportunidad. Ya que estamos pidiendo a la gente que, al hacer la compra, coja el producto, mire la lista de ingredientes de la etiqueta y los cuente, ¿por qué no vamos un poco más allá y educamos a la población para que sepa identificar un buen producto leyendo la etiqueta? Personalmente me parece incomprensible dar una pauta imprecisa que requiere tanto tiempo y esfuerzo, pudiendo añadir una pequeña pauta mucho más concreta y eficaz al proceso. En mi opinión, tiene mucho más sentido:

- Enseñar qué aceites hay que buscar en una conserva.
- Enseñar a identificar qué cantidad de sal o azúcar es excesiva.

- Identificar cuándo un aditivo es necesario para la elaboración (en las conservas, por ejemplo) frente a cuando se usa para intentar maquillar un producto (por ejemplo, edulcorantes o potenciadores del sabor).
- Explicar cuándo un producto tiene un buen porcentaje de materia prima (cárnicos, derivados del pescado o materias primas vegetales).
- Explicar cómo debería ser un plato preparado.

Personalmente, creo que, puestos a darle la vuelta a un producto para ver la etiqueta, que al menos sea para identificar si es de verdad o no saludable, y no para contar el número de ingredientes, que no es garantía de que el producto sea o no saludable.

La deriva de las recetas

A las cuentas de redes sociales que tratan sobre comida real les ha sucedido algo parecido a las que se dedican al mundo del *fitness*: han acabado sucumbiendo ante quienes buscan y consumen en internet contenido relacionado con recetas muy palatables y sabrosas.

Mientras las cuentas de *fitness* nos explican cómo hacer batidos y tortitas proteicas y *muffins* de chocolate bajos en hidratos, las cuentas de «comida real» actuales nos explican cómo hacer recetas supuestamente saludables, pero que son bombas calóricas de alimentos superfluos.

Eso sí, todo siguiendo las pautas del movimiento: con alimentos reales y menos de cinco ingredientes. El resultado es más que conocido. Si echamos un vistazo a las propuestas de los últimos años, estas cuentas comparten recetas de tortitas, pizzas, flanes, pastas, barritas, pasteles, panes, fideos, bizcochos, quiches, *muffins*, etcétera, todo de «comida real». El problema y el malentendido de esto es que mucha gente cree que son recetas saludables y adecuadas a su realidad, cuando lo que son es recetas muy densas y de poco interés nutricional. ¡Precisamente el principal problema nutricional de España!

Así, cuando el mensaje que se comunica no sigue las directrices de salud pública, lo que puede acabar pasando es que dicho mensaje solo sirva para acallar las conciencias de quienes quieren comer saludable, pero no quieren renunciar a determinadas cosas. Cambiar nuestra pasta con tomate por un pan de patata y queso o por una pasta al horno no supone una gran transformación de la dieta. Estas propuestas serían, en todo caso, las que usaríamos las nutricionistas para dietas de nutrición clínica diseñadas para evitar la desnutrición de pacientes o, incluso, para deportistas que necesitan grandes cantidades de energía. Recordemos que las medidas prioritarias para mejorar nuestro patrón alimentario es incluir más verduras, legumbres y hortalizas, no más patata, queso, cremas de frutos secos, pastas blancas o huevos.

La población española no necesita más recetas de ñoquis con queso, patatas con huevo o tartas de harina integral, sino adquirir un modelo de alimentación más frugal, con vegetales frescos. Recordemos a Michael Poland: «Come comida, no demasiada, en su mayoría de origen vegetal».

Durante los últimos años, la verdura ha desaparecido bastante de las recetas de comida real que se han convertido más bien en apología de la patata, el queso y la repostería casera. ¿Será que las ensaladas y las verduras despiertan mucho menos interés y entusiasmo en redes sociales?

El gran villano: los ultraprocesados

Que la comunidad en torno a la comida real sea tan permeable y acepte tan bien los alimentos superfluos se debe en parte a que el gran villano del *Realfooding* no ha sido el patrón dietético actual, sino la presencia de ultraprocesados.

Se ha vendido una narrativa con un villano, un enemigo a batir, ¡y por supuesto que los ultraprocesados son un lastre en nuestra alimentación!, lo hemos explicado en el capítulo anterior, pero no son el mayor de nuestros problemas. Este discurso ha pasado por alto las verdaderas prioridades de salud pública, que ha llegado incluso a falsear, pero esta simplificación de las cosas le ha permitido penetrar muy bien en el segmento de población más joven. Parece probable que si las pautas se hubieran centrado en sustituir el consumo de pastas o embutido por verduras y legumbres, la propuesta no habría calado tanto.

Pero igual que en el inicio de este capítulo decíamos que un solo ingrediente no puede convertir en saludable un alimento, sino que la clave es el conjunto, sucede lo mismo con los ultraprocesados. Lo que los hace poco saludables no es solo que contengan azúcar o aceite de palma, sino el hecho de ser hiperpalatables e hipercalóricos.

Incomprensiblemente, el movimiento *Realfooding* ha acabado lanzando su propia gama de alimentos ultraprocesados y, hoy en día, se encuentran en el mercado galletas, *muffins*, helados, cremas de cacao y hasta cruasanes *Realfooding*.

COMIDA REAL, UN MOVIMIENTO CON LUCES Y SOMBRAS

La llegada de la comida real a España fue un rayo de esperanza, y consiguió un hito histórico al sumar e involucrar a mucha gente joven. Sin embargo, en los últimos años, su discurso ha mutado progresivamente hacia uno de confrontación y polarización. Sin embargo, a pesar de la deriva reciente en redes sociales del movimiento de la comida real en España, hay que reconocer sus grandes conquistas y contribuciones, así como el trabajo llevado a cabo por su impulsor, Carlos Ríos, que, en un inicio, consiguió que mucha gente se sintiera parte de este movimiento y empezara a preocuparse de verdad por seguir una alimentación saludable con una motivación muy alta. Por desgracia, la aplicación de técnicas de *marketing* digital para aumentar el alcance del movimiento ha contribuido a desvirtuar parte del mensaje y a la priorización de las estadísticas de seguimiento y crecimiento en redes sociales en lugar de la transmisión de un mensaje riguroso de salud pública.

De hecho, el movimiento ha acabado autofagocintando sus mensajes y defendiendo pautas indefendibles. Igual que la doctrina paleo es capaz de defender el consumo de beicon y la corriente keto, el de mantequilla o aceite de coco, el movimiento *realfooding* ha sido capaz de crear ultraprocesados que contradicen sus propias normas

Algunas de sus acciones han suscitado críticas por parte de personal sanitario y comunicadores de salud, que han aclarado en medios y redes sociales que dichos productos no son saludables y que se estaban promocionando con estrategias poco honestas.

La realidad mientras escribo estas líneas, a finales de 2022, es que el movimiento *Realfooding* hace oídos sordos a estas críticas, se ha convertido en una comunidad mucho más opaca que en sus inicios y sigue determinado a sacar más referencias de ultraprocesados maquillados al mercado.

CLAVES DEL CAPÍTULO

- Los discursos basados en nutrientes y no en alimentos han suscitado muchos malentendidos a lo largo de las últimas décadas.

- En la actualidad, la tendencia ya no es centrarse en cantidades sino en la calidad de los nutrientes.

- Las materias primas deberían ser la base de nuestra alimentación, tanto por la cinética de los nutrientes, como por su disponibilidad de fitoquímicos y por la ausencia de ingredientes malsanos.

- Para que la población se acerque a la comida saludable hay que comunicar los temas de nutrición de forma sencilla y cercana, sobre todo porque la industria alimentaria ha explotado mediante sus etiquetas las lagunas de la legislación, una estrategia con la que las materias primas no pueden competir, porque carecen de etiquetado.

- La comida real ha supuesto un soplo de aire fresco frente a discursos que estaban quedando desactualizados, como el de la dieta mediterránea.

- La irrupción del movimiento en torno a la comida real en España tuvo unos inicios muy positivos, pero su discurso se ha ido desdibujando y entrando en contradicciones.

- La comida real debería basarse en productos vegetales frescos, no en preparaciones densas e hipercalóricas. No basta con eliminar los ultraprocesados.

¿QUÉ HACE BIEN EL MOVIMIENTO EN TORNO A LA COMIDA REAL?

- Basa la alimentación en materias primas y productos mínimamente procesados.

- Reivindica las materias primas y sus propiedades beneficiosas para la salud.

- Aplica fórmulas comunicativas sencillas que han calado mucho en la población, especialmente entre los más jóvenes, aunque esta voluntad de comunicar no debería ir nunca en detrimento del rigor y la veracidad del mensaje.

Capítulo 7

¿ES SALUDABLE LA DIETA VEGANA Y CIEN POR CIEN VEGETAL? ¿SALVARÁ AL PLANETA Y A LOS ANIMALES?

A lo largo del libro hemos recomendado en más de una ocasión basar la dieta en materias primas, preferentemente de origen vegetal. No somos los únicos. En los últimos años, las guías alimentarias de muchos países incluyen cada vez más productos vegetales mínimamente procesados, y hasta el consumo de proteínas, tradicionalmente ligado a los productos animales, se recomienda ahora que proceda prioritariamente de las legumbres. Además, las dietas vegetales o *plant-based* han ganado terreno en el mundo de la dietoterapia, junto a otros abordajes más clásicos.

Este giro en las costumbres y recomendaciones es consecuencia, principalmente, de dos fenómenos:

- Por un lado, los movimientos en defensa de los animales hacen llegar su mensaje cada vez con más energía, lo que ha hecho que la población general sea más consciente de las condiciones de vida a las que se someten los animales en las explotaciones ganaderas.
- Por otro, vivimos una crisis climática que supone un punto de inflexión sin precedentes en la historia de la humanidad, y la producción de alimentos es uno de sus factores, ya que la ganadería es la gran responsable, tanto directa como indirectamente, de la pérdida de biodiversidad, acidificación del suelo, eutrofización de terrenos y ocupación del espacio destinado a producción alimentaria.

La dieta cien por cien vegetal despierta opiniones muy distintas en función de a quién le preguntes. De lo que no cabe duda es de que es el único modelo de alimentación que lleva décadas en crecimiento constante. Cada año más personas se suman al estilo de vida ligado a la dieta cien por cien vegetal y sus motivaciones no suelen basarse en arrebatos ni tendencias comerciales, sino en principios éticos relacionados con la salud propia y del medio ambiente y los animales.

Así las cosas, ¿será esta la dieta del futuro?

ACLARAR CONCEPTOS: VEGANISMO Y DIETA CIEN POR CIEN VEGETAL

Antes de seguir adelante en este capítulo, es importante definir algunos conceptos.

- **Dieta vegetariana/ovolactovegetariana**: modelo de alimentación en el que se excluye el consumo de animales, pero no el de productos de origen animal, habitualmente huevos, leche o miel. En general, actualmente se asume que cuando una persona dice comer de forma vegetariana se refiere a ovolactovegetariana.
- **Dieta cien por cien vegetal/vegana**: modelo de alimentación en el que se excluye el consumo de todos los productos de origen animal. Coloquialmente, se entienden ambas denominaciones cómo sinónimas. Sin embargo, esto no es necesariamente así, ya que el veganismo va más allá de la dieta y constituye una postura ética. Es decir, que todas las personas veganas siguen una dieta cien por cien vegetal, pero no todas las personas que siguen este tipo de dieta son veganas. A efectos de este libro, dado que solo vamos a hablar en términos de nutrición, usaremos los dos términos como sinónimos.

Una última aclaración, hay que recordar que, aunque se denomine dieta cien por cien vegetal esta no solo está compuesta por productos vegetal, o plantas, sino que también se incluyen productos de los otros reinos clásicos de la taxonomía biológica como fungi, mónera o protista. Es decir, que se incluyen hongos, setas, levaduras, algas, bacterias y otros seres vivos que no son estrictamente animales.

- **Antiespecismo**: postura política que rechaza las diferencias de trato y discriminación entre animales atendiendo a su especie. El antiespecismo es uno de los pilares del veganismo, que rechaza cualquier explotación animal, ya se realice sobre una cerda, un pato, un perro o una oveja.

¿VEGANO POR EL MEDIO AMBIENTE O POR SALUD?

Como veremos a lo largo de este capítulo, la dieta cien por cien vegetal puede tener efectos positivos tanto en nuestra salud como en la del planeta. Sin embargo, es importante aclarar que la motivación para llevar un estilo de vida vegano nunca está relacionada únicamente con la salud, sino que también contiene una serie de ideas y posicionamientos políticos relacionados con la negativa a participar en la explotación animal. Por supuesto que las ideas de mejorar la salud pública y contribuir a la protección del medio ambiente también influyen en el deseo de llevar este tipo de dieta, pero la comunidad vegana pone la no explotación animal en el centro de su discurso.

Así, aunque a veces se emplee el término «veganas» para definir las dietas cien por cien vegetales, si quienes las siguen no lo hacen por motivos relacionados con los derechos de los animales, estas personas no pueden definirse como veganas.

LOS ANIMALES NO ESTABAN FELICES EN LA GRANJA

La producción animal es una de las áreas de producción de alimentos más opacas. De hecho, hay muy poca transparencia sobre lo que sucede en el interior de las granjas y los mataderos, apenas tenemos vídeos y otras informaciones, una situación que conviene a la industria cárnica y a su estrategia de comunicación. Porque si bien es cierto que la población general disfruta con el consumo de carne, también lo es que la mayoría de las personas no quieren causar daño a los animales. Y es esta contradicción, sostenida por el desconocimiento de lo que en realidad sucede, lo que perpetúa el modelo.

Y esto no solo es aplicable al sector cárnico. Seguramente no conocemos a nadie que apoye que miles de mujeres vivan en condiciones laborales miserables, pero aun así compramos camisetas a 3 euros. Igual que tampoco conocemos a nadie que apoye la explotación infantil que se lleva a cabo en determinadas explotaciones de cacao, café o aceite de palma, y sin embargo compramos chocolatinas que se benefician de ese sistema.

No hay duda de que si fuésemos conscientes de las condiciones reales de vida de los animales y trabajadores de algunos sectores, no querríamos contribuir a esos modelos, pero en la actualidad estamos muy distanciados de las consecuencias materiales de nuestros actos de consumo.

Así, la industria de los alimentos de origen animal se perpetúa gracias a distintas estrategias:

- Romantización de las explotaciones ganaderas.
- Normalización de los productos animales en nuestra cultura.
- Introducción de estos productos en nuestra dieta desde las primeras etapas.
- Control de las imágenes de granjas y mataderos que se comparten.

Este último punto es el que hace que los recursos audiovisuales a nuestra disposición sobre esta industria sean muy escasos. Lo que, si lo analizamos, supone una excepción en el sector alimentario. Todos hemos visto vídeos de, o incluso hemos visitado, otras industrias alimentarias: una almazara de aceites, una planta de procesamiento de frutos secos, una fábrica de pasta o una envasadora de verduras. Una situación que es perfectamente compatible con la seguridad y la higiene de dichas explotaciones alimentarias. En cambio, esto no sucede con la industria de la explotación animal, a la que solo se accede siguiendo normas muy estrictas y únicamente en las fases del proceso más convenientes, lo que hace que la población general ni siquiera sea conocedora de la legalidad de algunas prácticas que podrían resultarnos chocantes. Y, ¡ojo!, que nos referimos a prácticas legales según normativas europeas, no de excepciones en explotaciones ganaderas.

En España, la industria que explota a animales defiende su modelo amparándose en la legislación de bienestar animal vigente. Y es completamente cierto que dicha legislación existe, pero debemos ser lo suficientemente maduros como para saber que el nombre de una determinada ley no garantiza nada. Lo que de verdad importa son sus medidas. Es decir, que igual que una ley de calidad educativa puede no garantizar la buena educación del alumnado o una ley de transparencia puede no garantizar el acceso real a determinada información, una ley de bienestar animal puede no garantizar siempre el buen trato de los animales.

Además, y dejando de lado que nos gusta pensar que nuestra legislación es mucho más garantista de lo que es en realidad, nunca hay que confundir «legal» con «ético» ni «permitido» con «moralmente aceptable».

Así, la mayoría de la población desconoce que:

- En la industria del huevo se pueden triturar pollitos macho recién nacidos.

- Se pueden matar lechones mediante impactos en la cabeza con barras metálicas.

- Las cerdas pasan la mayor parte de su vida en jaulas de gestación donde no se pueden dar la vuelta.

- Los terneros son destetados de sus madres con una gran carga traumática para que podamos extraer la leche que les correspondería.

¿Qué pensarían la sociedad y la propia legislación si los protagonistas de alguna de estas prácticas fueran perros o gatos? ¿Por qué estas prácticas, que no se permiten en otras especies domésticas, se enmarcan en una ley denominada de «bienestar animal»? ¿Por qué tendemos a normalizar auténticas barbaridades y maltratos cuando estos están «permitidos» por una ley?

Y es cierto que la producción de carne en Europa es segura y cuenta con garantías de calidad y trazabilidad que ya quisieran muchos otros países. Pero lo que debería preocupar a nuestras conciencias no es únicamente si lo que comemos es seguro o si hay prácticas que se saltan la normativa y hasta qué punto. Lo que deberíamos es plantearnos si queremos perpetuar un modelo de producción animal que, por el camino, genera sufrimiento de forma innecesaria.

Y no hace falta ser sensacionalista ni mostrar una granja de animales con malformaciones o con un trato deplorable e ilegal para denunciar esta situación. La producción y la explotación animal legal y acorde con las normativas ya es lo suficientemente cruel como para sensibilizar a la población sobre la barbarie que se comete todos los días en los mataderos.

¿POR QUÉ NOS COMEMOS A ALGUNOS ANIMALES?

Gran parte de la población consume productos animales porque no establece una relación directa entre el animal de origen y sus condiciones de vida y el trozo de animal o producto que tiene en el plato. Esta disociación y normalización del consumo de animales y productos derivados viene promovida por el carnismo, la ideología mayoritaria en la sociedad actual acuñada por la socióloga Melanie Joy, que nos condiciona a consumir determinados animales. Este sistema invisible de creencias justifica la explotación de animales mediante tres argumentos:

- Es normal.
- Es natural.
- Es necesario.

Sin embargo, en la actualidad, es fácil encontrar textos y obras que desmontan los argumentos para defender el consumo de carne, ya sea porque ahora sea mayoritario (normal) o porque haya estado ligado a nuestra historia y valores (natural). Igual que sucede con otras costumbres y creencias arraigadas en otras épocas, pero impensables o reprochables en la actualidad, como la esclavitud o la discriminación por sexo, género, orientación sexual o religión, el hecho de que llevemos siglos consumiendo carne no justifica que debamos seguir haciéndolo.

Por eso, a continuación, vamos a centrarnos en el tercer argumento, el más ligado a la nutrición, y a profundizar sobre si es o no necesario consumir productos de origen animal, es decir, si es imprescindible para nuestra existencia y si es compatible con una buena salud.

¿POR QUÉ NOS PREGUNTAMOS SI LA DIETA VEGANA ES SALUDABLE?

Aunque plantearse si la dieta vegana es saludable puede ser clínicamente relevante, este tipo de alimentación comporta una mentalidad activista que resta importancia a este factor en concreto. Y es que, al igual que quien más quien menos toma a diario decisiones que afectan negativamente a su salud como fumar, beber alcohol o ser sedentario, una persona vegana estaría en su derecho de llegar a perjudicar su salud con el fin de no participar en la explotación animal si así lo decide. Al fin y al cabo:

- Las personas sedentarias reducen siete años su esperanza de vida.
- Los fumadores reducen seis años su esperanza de vida.
- Quienes comen mal reducen cuatro años su esperanza de vida.
- Quienes beben alcohol reducen dos años su esperanza de vida.
- Quienes viven en una condición de obesidad severa reducen cinco años su esperanza de vida.

Y eso por no hablar de otras complicaciones o riesgos que pueden aparecer por el camino, como el cáncer, las enfermedades cardiovasculares o una menor calidad de vida.

En este contexto es interesante plantearse preguntas como ¿qué precio estaría dispuesta a pagar una persona para no participar en la explotación animal? ¿Renunciaría alguien a un año de vida por que todos los seres humanos vivieran de forma digna conforme a los derechos humanos? Estas dudas son pertinentes, dado que el veganismo no persigue ni una mayor longevidad ni una mayor salud, y, de hecho, sería posible que una persona vegana siguiera siéndolo por motivos éticos, incluso a pesar de que esta elección dietética tuviera un impacto negativo en su salud.

Es más, puede que la pregunta que deberíamos hacernos sea esta: ¿tiene sentido perpetuar un modelo de explotación animal que es cruel y contaminante solo por el disfrute gastronómico?

Con todo esto quiero ilustrar que, si lo pensamos, cuando alguien expresa que quiere cambiar su alimentación por motivos estéticos, de rendimiento deportivo u otros, no solemos cuestionar tanto ni solemos mostrarnos tan paternalistas con esa decisión como cuando alguien nos dice que quiere pasarse a la dieta vegana por motivos éticos.

Vamos a ver un último ejemplo de lo interiorizados que están estos prejuicios.

Imagina una reunión de madres y padres para hablar sobre las actividades extraescolares deportivas de sus hijas e hijos. Lo más seguro es que un gran número de las familias hayan optado por la práctica de deportes mayoritarios, como el fútbol o el baloncesto, y que solo una minoría hayan elegido el judo o el atletismo. Esta situación se acepta sin problemas socialmente porque:

- Existe un consenso sobre la importancia de practicar cualquier deporte durante la infancia y la adolescencia.
- Existe un consenso sobre que el judo y el atletismo aportan los mismos beneficios en el desarrollo infanto-juvenil que el fútbol o el baloncesto.

Vale. Ahora imagina que la reunión no es para tratar el tema de los deportes extraescolares sino el menú del comedor. Una vez más, lo más seguro es que la mayoría de las familias siga una alimentación omnívora más o menos típica, pero también habrá una minoría que opte por una dieta cien por cien vegetal formada «solo» por cereales, legumbres, semillas, frutas, verduras, hortalizas y frutos secos. Sabemos que esta situación no se aceptaría con la misma normalidad que la anterior a pesar de que:

- Existe un consenso sobre la importancia de llevar una dieta saludable y completa durante la infancia y la adolescencia.
- La ciencia y la práctica nos demuestran que los alimentos de origen vegetal aportan los mismos beneficios que cualquier otro alimento y son suficientes para el desarrollo infanto-juvenil.

Resumiendo: existen muchos prejuicios sobre las dietas cien por cien vegetales, que son mucho más cuestionadas, sobre todo con argumentos relacionados con la salud, que el resto de las dietas y practicas relacionadas con la alimentación y el bienestar. Dejando a un lado que cada cual es libre de tomar las decisiones que quiera por los motivos que le parezcan más adecuados, ¿tienen sentido tantas precauciones?

¿Es compatible con la vida, y saludable, la dieta cien por cien vegetal?

La respuesta corta es: sí, totalmente compatible.

La respuesta larga es: sí, de hecho las dietas cien por cien vegetales correctamente diseñadas no solo no causan problemas de salud, sino que se relacionan con la prevención de diferentes patologías.

VALE, ¿PERO PODRÍA EXISTIR ALGUNA CONDICIÓN O PATOLOGÍA QUE HICIESE INVIABLE UNA DIETA CIEN POR CIEN VEGETAL?

No, en la actualidad no existe ninguna condición ni patología de este tipo. Esto se debe, básicamente, a que no hay ningún nutriente esencial que sea de origen exclusivamente animal y, por el contrario, sí que existen nutrientes esenciales que solo tienen origen vegetal. De hecho, mientras que es totalmente posible llevar una dieta saludable cien por cien vegetal, no lo es llevar una dieta saludable que sea cien por cien animal.

Aun así, es posible que hayas oído decir a alguien de tu entorno o hayas leído en algún medio o red social que determinada persona tuvo que dejar la dieta vegetariana o vegana por motivos de salud o porque le era imposible llevarla a cabo por su condición. En estos casos es importante distinguir entre idoneidad e imposibilidad.

En función de las condiciones fisiológicas de una persona, o incluso atendiendo a su estado anímico o mental, el personal sanitario debemos valorar la idoneidad de ciertos planes o restricciones dietéticas. Por ejemplo, si se sospecha que una persona puede estar enmascarando un trastorno de la conducta alimentaria con la excusa de llevar una dieta vegetal, deberíamos actuar con precaución para identificar si necesita ayuda psicológica. O si una persona no está acostumbrada a consumir legumbres, es posible que necesite una transición más progresiva hacia una dieta cien por cien vegetal que alguien que sí lo hace.

Lo que debe quedar claro es que la dieta cien por cien vegetal es viable en todos los casos y que tenemos las herramientas dietéticas para hacerlo, desde suplementos nutricionales a aislados de proteínas, vitaminas y minerales.

A continuación, vamos a analizar los aspectos nutricionales que hay que tener en cuenta en las dietas cien por cien vegetales y vamos a ver cuáles suponen un hándicap real y cuáles son, por el contrario, un mito popular.

¿PROTEÍNAS INCOMPLETAS?

Seguro que has oído más de una vez la recomendación de mezclar arroz con las lentejas, porque estos dos alimentos tienen proteína incompleta y, al juntarlos, se obtiene una comida con una proteína de buena calidad.

Y, aunque esta afirmación es cierta, también es simplista e imprecisa, ya que, en nuestra cultura gastronómica, las fuentes de proteínas tanto completas como incompletas, rara vez se consumen solas y siempre se complementan. Es decir, que esas mismas lentejas, acompañadas de pan, carne, pescado, de otra legumbre o incluso de un lácteo o un derivado vegetal de postre también serían una fuente de proteína completa. Es verdad que existen determinadas comunidades de India, la China rural o el sudeste asiático, que basan su alimentación en un único cereal, donde esta advertencia es totalmente pertinente, pero no es nuestro caso.

Así, podemos concluir que se ha comunicado de manera exagerada la necesidad de combinar proteínas, ya que, en la práctica, esto no supone ningún peligro en nuestro contexto de abundancia alimentaria. Aún más cuando sabemos desde la década de 1980 que ni siquiera es necesario complementar la proteína dentro de la misma ingesta y que basta con hacerlo a lo largo del mismo día.

Por otro lado, también hay legumbres que tienen el aminograma completo, es decir, todos los aminoácidos esenciales dentro de su composición, por ejemplo, los garbanzos o la soja. Además, cuando decimos que estas dos legumbres son buenas fuentes de proteínas, no solo estamos teniendo en cuenta la calidad de estas, sino también su cantidad, que hace que las podamos usar en nuestras comidas principales de forma tan versátil o interesante como si estuviésemos añadiendo carne, pescado o huevo. Por si esto fuera poco, se trata de proteínas biodisponibles y que se digieren de manera correcta, solo hay que remojarlas y cocinarlas correctamente.

Su versatilidad también reside en sus derivados, cada vez más presentes en los supermercados. La soja, por ejemplo, la encontramos en bebidas vegetales, pero también en forma de tofu, tempeh, nattō, edamame o en la soja texturizada. El garbanzo, por su parte, además de ser una de nuestras legumbres más tradicionales, también se ha abierto paso en preparaciones tan populares en la actualidad como el humus o el falafel, que encontramos también en muchos restaurantes internacionales.

Desgraciadamente, como ya hemos comentado, el consumo medio anual per cápita de legumbre en España es inferior a 4 kilos, por lo que hay mucho margen de mejora, lo que tendría múltiples consecuencias beneficiosas para nuestra salud, la del planeta y la de los animales.

¿Debo tomar suplementos de proteínas si dejo de comer productos de origen animal?

No necesariamente, aunque podría ser una opción. Y no porque la alimentación cien por cien vegetal sea deficitaria en proteínas, sino porque nuestra gastronomía está tan basada en la carne y el pescado que, al dejar de consumirlos, no siempre se hacen las sustituciones dietéticas adecuadas, por desconocimiento.

Lo lógico al empezar una dieta vegana sería aumentar el consumo y las raciones de legumbres y de sus derivados. Sin embargo, hay muchas personas que se limitan a comer lo mismo que antes, pero sin los productos de origen animal. Por ejemplo, la misma ensalada, pero sin atún; la misma pasta, pero sin carne picada, o el mismo arroz, pero sin pollo. Al hacer esto, lo que sucede a la práctica es que se reduce de forma importante el consumo de proteínas cuando lo que habría que hacer es sustituir esos alimentos que «eliminamos» del plato por fuentes proteicas vegetales. Si, después de hacer esto, nuestra ingesta de proteínas fuera aún insuficiente podríamos incluir más raciones proteicas a lo largo del día, por ejemplo, tofu revuelto para desayunar, meriendas y almuerzos a media mañana en las que haya hummus, incorporar yogur de soja como postre, etcétera.

Si aun así no lo logramos y, por comodidad, preferimos optar por un suplemento de proteína vegetal, los más recomendables son los aislados de proteína de soja o de guisante, que son los que tienen un precio más económico y proteínas de buena calidad.

Y, si no es necesario, ¿por qué se sigue promocionando el consumo de carne?

Básicamente, por motivos económicos, no de salud pública.

Hace unos años, Lucía Martínez y yo escribimos un artículo para el suplemento del diario *El País*, en el que reflexionábamos sobre por qué las sociedades de pediatría seguían recomendando incrementar el consumo de carne en niños.

Lo primero que hay que hacer antes de lanzar cualquier campaña o estrategia sobre nutrición es plantearse dos preguntas:

- ¿Qué patrón alimentario sigue la población a la que va dirigido el consejo?
- ¿Va a mejorar este consejo el perfil nutricional de esa población?

En el caso que nos ocupa, el estudio Anibes de 2015 señalaba que los alimentos que aportaban más calorías al sector de población de adolescentes (de entre trece y diecisiete años) eran el pan, en primera posición, seguido en este orden de: la carne, la bollería y las carnes procesadas. Llama la atención que la carne y los embutidos estén tan arriba en una clasificación por calorías, ya que son alimentos cuya función no es puramente energética.

Con estos datos en la mano, parece sensato afirmar que no debemos preocuparnos por el consumo de cereales ni de cárnicos en esta población y, de hecho, lo adecuado sería hacer una campaña para promover la buena elección de alimentos de estos grupos, es decir, insistir en que se prioricen los cereales integrales y las carnes no procesadas. Por otro lado, resulta obvio que es mucho más imperioso promover el consumo de verduras, hortalizas, frutas y legumbres, que ni siquiera aparecen en los primeros puestos de esa lista.

Entonces, ¿por qué se decide anteponer la recomendación de la carne a la de otros alimentos más necesarios en la dieta infanto-juvenil? No lo sabemos, aunque es posible que los graves conflictos de intereses que existen entre algunas de las sociedades médicas que lanzan estos mensajes y la industria cárnica lo expliquen.

De lo que no hay duda es de que estos mensajes que recomiendan aumentar el consumo de carne actual están fuera del marco de la evidencia científica, son poco prioritarios y tienen además un alto margen de malinterpretación.

Un último dato que demuestra lo innecesarias que son las campañas que promueven el consumo de carne son unas cifras que compartí hace poco en redes sociales y que muestran la desproporción actual de la dieta española en cuanto a sus fuentes de proteína principales. Eran estas:

Consumo medio anual de proteína per cápita en España en el periodo 2019-2021:

- 49 kg de carne.
- 22 kg de pescado y marisco.

- 88 l de leche y yogur.
- 22 kg de queso y derivados.
- 8 kg de huevos.
- 4 kg de legumbre.

Queda clara la desproporción de fuentes de proteína animal, un 98 %, frente a vegetal, solo un 2 % (en esta comparativa he obviado los cereales por ser principalmente fuente de hidratos de carbono, y a los frutos secos por ser fuente de grasa.).

¿QUÉ PASA CON EL HIERRO?

El hierro suele ser una de las mayores preocupaciones en los planes cien por cien vegetales y esto se debe a que, a nivel popular, las fuentes de hierro más conocidas son alimentos de origen animal: carne, pescado, yema de huevo, vísceras, moluscos, etcétera. Además, el hierro de estos productos, conocido como hierro hemo, es un tipo de hierro que se absorbe de forma más directa, por eso, lo que se ha comunicado durante décadas es que el hierro animal es preferible al hierro vegetal.

Sin embargo, este paradigma está cada vez más en entredicho, dado que las últimas investigaciones sobre el hierro hemo indican que el hecho de que se absorba en mayor cantidad no tiene por qué ser necesariamente positivo y que, en realidad, este hierro hemo podría ser precisamente uno de los elementos que convierten la carne roja en un factor de riesgo de diabetes tipo 2 y cáncer colorrectal. En el primer caso, ahora sabemos que la ferritina alta es una de las precursoras de los procesos inflamatorios que dan pie a este tipo de diabetes y, en el segundo, que el hierro hemo puede ser demasiado antioxidante para nuestro intestino, lo que favorece los procesos de proliferación de células cancerosas en él.

A lo mejor te sorprende oír que en contextos de dieta saludable y en países occidentalizados, donde hay una buena alimentación, la prevalencia de anemia es igual en las personas veganas que en las no veganas.

De hecho, aunque las ingestas medias de hierro de las personas veganas tienden a ser ligeramente inferiores a la media, se ha hallado que, a largo plazo, se genera una adaptación intestinal en este grupo de población que hace que su tasa de absorción sea mayor y la de pérdidas, menor. Así, si aportamos a la dieta una ingesta suficiente de hierro a partir de alimentos como legumbres, frutos secos, cereales integrales y semillas, todo ello acompañado con fuentes de vitamina C para potenciar su absorción, el hecho de que sea cien por cien vegetal no debería conllevar ningún problema para la salud.

Sí que es cierto que quienes llevan una dieta cien por cien vegetal tienen unas reservas más bajas de hierro, es decir, que su nivel de ferritina es inferior a la media, pero esto no se traduce en anemia ni en ningún otro problema clínico. De hecho, aunque este dato podría hacer que esta población sea más vulnerable en momentos concretos como, por ejemplo, ante una hemorragia, también puede ser una ventaja en un contexto de abundancia, donde un exceso de ferritina puede generar estrés oxidativo y ser un factor de riesgo de las enfermedades que hemos nombrado.

En resumen, que no consumir hierro de origen animal no es problema en una sociedad desarrollada y en un contexto de abundancia. De hecho, las recomendaciones de salud pública actuales van en la línea de reducir la ingesta de alimentos de origen animal en general y de carne roja y procesada en concreto.

¿Y EL CALCIO?

Como sucede con el binomio hierro-carne, es innegable que el grupo de alimentos que más se ha relacionado tradicionalmente con la ingesta de calcio es el de los lácteos. De hecho, se trata de una relación tan importante que le he dedicado todo un capítulo más adelante. Por ahora, vale la pena avanzar que, aunque los lácteos sean una excelente fuente de calcio, no son ni la única opción ni la mejor necesariamente.

Aun así, a muchas personas les preocupa padecer déficit de calcio al iniciar una dieta cien por cien vegetal, ya que hay estudios científicos que han establecido una correlación entre veganismo y menor densidad ósea.

Sin embargo, hay dos motivos que explican esta menor densidad ósea. Por un lado, y en muchos casos, lo que sucede es que esta es proporcional al índice de masa corporal (IMC) de esta población, que también es inferior, por lo que el dato no tiene ninguna relevancia clínica. Es decir, que como la población vegana tiende a pesar menos que la población general, su menor densidad ósea va acorde a su peso y no implica ningún riesgo. Por otro, al analizar los datos de estos estudios, vemos que en los casos más graves el problema no es la dieta, sino que quienes la siguen no lo hacen correctamente.

A la vista de esto, podemos afirmar que las personas que toman una alimentación cien por cien vegetal con una ingesta correcta de calcio no tienen mayor riesgo de osteoporosis. Es decir, que como sucede siempre, el secreto está en hacer las cosas bien a nivel dietético, exactamente igual que si el motivo para no consumir lácteos fuera una alergia o una intolerancia.

Por otro lado, el consejo que hay que dar a quienes dejan de consumir lácteos es que mantengan una ingesta adecuada de otras fuentes de este mineral: legumbres, frutos secos, verduras de hoja verde, tofu, bebidas vegetales, etcétera, y que no descuiden otras claves para la buena salud ósea: suficiente ingesta de proteínas, aporte de vitaminas D y K y una buena proporción entre las ingestas de calcio, potasio y magnesio, minerales que, por cierto, se encuentran con más facilidad en los productos vegetales frescos.

LA VITAMINA D EN LAS DIETAS
CIEN POR CIEN VEGETALES

Otro nutriente asociado a productos de origen animal es la vitamina D, cuyas fuentes alimentarias más ricas son, efectivamente, los pescados grasos, los huevos, las vísceras y los lácteos. De hecho, fuera de estos grupos de alimentos de origen animal, solo las setas tendrían una cantidad reseñable de este nutriente.

Sin embargo, debemos tener en cuenta que la vitamina D no es una vitamina esencial, lo que significa que nuestro cuerpo no necesita ingerirla, ya que es capaz de sintetizarla y activarla mediante una exposición saludable y suficiente a la luz solar.

No obstante, es innegable que el estilo de vida actual, sedentario, no facilita nuestra exposición a los rayos solares. Por un lado, pasamos mucho tiempo en interiores y, por otro, la prevención del cáncer de piel implica, precisamente, protegerse de la radiación. Esto sin mencionar que, en función de la época del año y la latitud en la que nos encontremos, la exposición recomendada para sintetizar vitamina D oscila entre los diez minutos y las dos horas diarias. No es de mi competencia profesional ni me siento capacitado para valorar los pros y contras que supone este estilo de vida, lo que sí que sabemos es que en muchos países del norte de Europa y también en Estados Unidos la suplementación y fortificación de vitamina D está bastante extendida para la población general.

Esto demuestra que el problema del déficit de vitamina D no es algo propio de la población vegana, sino un hándicap que afecta a toda la población, ligado al estilo de vida, y que debe estudiarse caso a caso.

Las personas que llevan una alimentación cien por cien vegetal pueden tomar suplementos de vitamina D si los necesitan y, en cualquier caso, tienen a su disposición, además de las setas, alimentos fortificados con ella, sobre todo, bebidas vegetales.

¿SE PUEDE TOMAR OMEGA-3 SIN COMER PESCADO?

Todo el mundo asocia inmediatamente los ácidos grasos omega-3 con el pescado. Y sí, es cierto que el pescado azul es una buenísima fuente de ellos, sobre todo de los de cadena más larga, como el EicosaPentanoico y DocosaHexanoico, los famosos EPA y DHA, que se asocian con buenos marcadores de salud. Sin embargo, estos ácidos grasos no son esenciales y nuestro cuerpo los puede obtener a partir de otros ácidos grasos omega-3 que se encuentran en fuentes vegetales, como el famoso, y el más frecuente en nuestra alimentación, ácido alfa-linolénico o ALA. El ALA se encuentra en frutos secos, semillas y aceites vegetales, y su presencia en productos vegetales es tan alta que prácticamente nos debería hacer descartar problemas de salud ligados al omega-3 entre quienes consumen únicamente alimentos cien por cien vegetales.

Esta afirmación ha sido analizada por estudios, que muestran que la población no consumidora de pescado tiene los mismos niveles sanguíneos de DHA que la población general. Y aunque es cierto que las comunidades y sociedades que consumen pescado (especialmente crudo) de manera frecuente tienen niveles superiores, eso no se traduce en ninguna ventaja clínica ni en ningún inconveniente para quienes no lo hacen. Eran datos esperables, teniendo en cuenta que no existe ninguna alerta de salud ni precaución especial para la población que es alérgica al pescado, por ejemplo.

La recomendación general actual para quienes no consumen pescado es incorporar con frecuencia a su alimentación semillas y frutos secos. Entre las fuentes dietéticas más ricas encontramos las semillas de lino, las semillas de chía y las nueces. Bastan un par de raciones semanales de frutos secos para cubrir los requerimientos.

UN PEQUEÑO PARÉNTESIS
SOBRE LA VITAMINA B12

Las dietas cien por cien vegetales pueden aportar todos los nutrientes que necesita nuestro cuerpo, excepto uno, la vitamina B12, que en este caso debe ser suplementada o ingerida a través de alimentos fortificados. Las personas que siguen una dieta tradicional obtienen una ingesta suficiente de esta vitamina mediante productos de origen animal, a pesar de que la B12 no es de origen animal propiamente, sino bacteriano.

De hecho, como muchos animales destinados a la industria alimentaria no se crían en contacto con el medio natural y, por tanto, no tienen acceso a su riqueza microbiológica y de micronutrientes, a menudo estos también reciben la vitamina B12 o uno de sus precursores, el cobalto, en forma de suplementos con el pienso.

Sea como fuere, que la alimentación vegana precise actualmente una suplementación concreta no la convierte ni en peligrosa ni en poco deseable. Hoy en día los suplementos son una realidad normalizada para distintas necesidades tanto generales como puntuales. Ejemplos de esto son el ácido fólico durante el embarazo, el yodo en la sal para la población general, la vitamina D en países con baja exposición solar o incluso el hierro, que se añade a las harinas en países en vías de desarrollo. En estos casos, el mensaje que se transmite no es que «la dieta convencional es deficitaria», sino que se comunica cuál es la necesidad concreta y se cubre con las herramientas a nuestra disposición. En base a esto podemos afirmar que, hoy en día, seguir una dieta cien por cien vegetal con suplementación de vitamina B12 es seguro, barato, accesible y constituye una opción muy bien estudiada.

De hecho, la seguridad de este modelo de alimentación es un tema sobre el que no existe controversia. Se trata de un tipo de dieta muy estudiado, sobre todo por sus posibilidades en abordajes de dietoterapia, y, lejos de posibles riesgos, se asocia con la prevención de la mortalidad por todas las causas, y también con la de enfermedades concretas como el cáncer y las cardiovasculares.

La postura de la Academia de Nutrición y Dietética Estadounidense, organismo de referencia en nutrición, es que las dietas vegetarianas, incluida la vegana, aplicadas de forma adecuada son saludables, nutricionalmente adecuadas y proporcionan beneficios para la salud en la prevención y el tratamiento de ciertas enfermedades. Además, son apropiadas para todas las etapas del ciclo vital, incluidos el embarazo, la lactancia, la infancia, la niñez, la adolescencia y la edad adulta, así como para la práctica deportiva.

Por otro lado, hoy en día sabemos que los supuestos déficits de proteínas, calcio, zinc, omega-3 y otros en estas dietas, esgrimidos por sus detractores, se basan en mitos y en el desconocimiento dietético.

ESO SÍ, TIENE QUE ESTAR BIEN DISEÑADA

El escepticismo extremo que existe en torno a la seguridad y la idoneidad de las dietas vegetarianas y veganas ha obligado a los divulgadores a añadir la coletilla «si están bien planificadas» cada vez que las nombran. Una objeción, aplicable a todas las dietas y que debería ser de sentido común, que se usa en parte para explicar las polémicas aisladas que surgen cíclicamente al respecto de este modelo de alimentación. Y es que, en las escasas ocasiones en las que se publican noticias relacionadas con problemas de salud derivados de llevar una dieta vegana o vegetariana, el motivo real acaba siendo otro: o bien un mal diseño, con falta de suplementación, por ejemplo, o bien otras conductas irresponsables, como la no vacunación, que nada tienen que ver con la dieta.

Por desgracia, esta recomendación de «planificar bien» puede despertar recelos entre quienes desconocen que las principales sociedades de nutrición consideran las dietas vegetarianas y veganas opciones saludables sin más, que no precisan de un diseño «extremadamente meticuloso» ni de supervisión médica adicional.

La dieta vegana, igual que la omnívora, puede ser un desastre o un patrón nutricional fantástico: todo depende de lo que elijas poner en el plato. ¿O es que acaso la dieta omnívora no precisa una buena planificación? ¿O es que las cifras de enfermedades no transmisibles o de obesidad infantil no se deben a una dieta omnívora mal planificada?

 Con la evidencia científica existente y en un contexto de abundancia de alimentos, no se puede afirmar que la dieta vegetariana o vegana sea peligrosa, más bien todo lo contrario. A poco que siga una distribución de sentido común, se obtienen, con mucha probabilidad, beneficios para la salud.

Piénsalo un momento: ¿por qué nos planteamos tanto si dejar de comer animales es seguro pero no nos preguntamos por las consecuencias de que nuestros menores coman galletas o bollería a diario? ¿Por qué una familia que decide no comer carne es más criticada que quienes desayunan a diario 70 g de azúcar? ¿Cómo se establecen estas prioridades y preocupaciones dietéticas? Aquí lo realmente peligroso es la desinformación, la ignorancia y las actitudes irresponsables.

¿POR QUÉ LA DIETA CIEN POR CIEN VEGETAL SUELE TENER TAN BUENOS RESULTADOS EN EL ÁMBITO DE LA SALUD?

Cuando hablamos de grupos alimentarios y salud, la mayoría de los alimentos que tienen mejores relaciones ingesta-salud son de origen vegetal: frutas, verduras, hortalizas, legumbres, semillas, frutos secos, etcétera.

En cambio, hoy en día, el pescado es el único alimento de origen animal que cuenta con una relación consumo-salud positiva rotundamente evidente, y eso teniendo en cuenta que son necesarias algunas limitaciones para determinadas poblaciones vulnerables, debido a que algunas especies están muy contaminadas por metales pesados o dioxinas, lo que no supone un problema para la población general, pero sí nos da pistas sobre cómo estamos tratando nuestros medios acuáticos. El consumo de carne, huevos o lácteos, por su parte, resulta mucho más conflictivo, con estudios que relacionan un mayor consumo de proteínas pertenecientes a estos grupos, en comparación con las legumbres o el pescado, con una mayor mortalidad por cualquier causa.

Así, por una mera cuestión de probabilidad, al incorporar más alimentos saludables en una dieta bien diseñada, es lógico obtener mejores resultados de salud. Incluso las dietas flexitarianas o las emergentes *plant-based diets* (dietas basadas en vegetales) obtienen mejores resultados de salud global que las omnívoras. Y esto no solo se debe a la alimentación, sino también a que las personas veganas tienen, en general, un estilo de vida más saludable.

Una opción cada vez más usada en la práctica clínica

Basándonos en los estudios científicos disponibles, las dietas cien por cien vegetales deberían ser uno de los abordajes prioritarios a la hora de enfrentarnos a diversas patologías.

Los casos más estudiados y que han arrojado mejores resultados son los siguientes:

- Prevención y manejo del sobrepeso y la obesidad.
- Prevención y manejo de la diabetes tipo 2.
- Prevención y manejo de diferentes enfermedades cardiovasculares.
- Prevención de diferentes tipos de cáncer.
- Prevención de complicaciones y mejor pronóstico en enfermedades renales crónicas.
- Prevención de algunos problemas digestivos como la diverticulitis.

Por desgracia, la aplicación de estas estrategias se encuentra a menudo con grandes barreras sociales y muchos prejuicios. A diferencia de lo que sucede con otras enfermedades como la hipertensión, para la que uno de los tratamientos de preferencia es la dieta baja en sodio, algo que no se discute ni en las consultas médicas ni en la sociedad en general, la recomendación de seguir una dieta cien por cien vegetal para el tratamiento de determinadas patologías se sigue recibiendo con mucho recelo. Un ejemplo claro es el de la diabetes tipo 2, ante la cual se sabe que la proteína de origen animal no es la más idónea, que el hierro hemo en exceso puede ser contraproducente y que las legumbres podrían contribuir muy beneficiosamente a su manejo. Y, sin embargo, gran parte del personal sanitario no se atreve a proponer un abordaje de dietoterapia basado en una dieta cien por cien vegetal.

Y eso no es todo. Actualización del personal sanitario aparte, habría que ver cómo respondería el perfil general de paciente con diabetes tipo 2, que en España es un varón blanco, de setenta años y acostumbrado a una dieta occidentalizada, que se ha criado en una sociedad carnista donde los productos animales son los más valorados tanto a nivel gastronómico como social, a la propuesta de gestionar su enfermedad mediante una dieta cien por cien vegetal. Podemos suponer que no muy bien.

Por eso es importante hacer un ejercicio de racionalidad y ser conscientes de nuestros prejuicios y de que no aplicamos los mismos criterios en todos los casos.

CLAVES DEL CAPÍTULO

- El veganismo es una postura política que busca minimizar la explotación animal y que se traduce, entre otras cosas, en una dieta cien por cien vegetal. En este caso, las cuestiones relacionadas con la salud o el medioambiente pasan a un segundo plano.

- En nuestra sociedad, el consumo de animales está normalizado y justificado por argumentos que no son ciertos desde el punto de vista nutricional.

- Una dieta cien por cien vegetal es perfectamente saludable y viable en cualquier momento del ciclo vital y contexto clínico. Disponemos de herramientas suficientes para construirla.

- Existen falsas creencias en torno a que las dietas cien por cien vegetales tienen carencias y problemas relacionados con nutrientes claves como las proteínas, el hierro, el calcio, la vitamina D o el omega-3. Nada de esto es cierto.

- La única vitamina que hay que suplementar en una dieta cien por cien vegetal es la vitamina B12, que es de origen bacteriano.

- Todas las dietas, no solo la vegana, deben estar correctamente diseñadas para evitar problemas derivados de su mala ejecución. Que una dieta sea vegana no la convierte automáticamente en saludable.

- Una dieta vegana bien diseñada supone beneficios para la salud y es un abordaje en auge en el ámbito de la dietoterapia.

- Las nuevas tendencias de alimentos veganos en el mercado amenazan los buenos resultados en salud pública que tiene la dieta cien por cien vegetal. Lo que hace saludable a la dieta vegana es la abundancia de productos frescos. Un ultraprocesado vegano sigue siendo un ultraprocesado.

- Este modelo de alimentación recibe duras críticas y tiene muchos prejuicios asociados debido a la incomodidad que genera y porque supone un desafío al modelo de consumo actual.

¿QUÉ HACE BIEN LA DIETA CIEN POR CIEN VEGETAL?

- Integra la perspectiva política y entiende la dieta también como un hábito de consumo que tiene consecuencias importantes sobre otros seres vivos y nuestro planeta. Así, la dieta vegana es una herramienta que no solo actúa sobre nuestra salud sino también sobre el modelo de sociedad que queremos construir.

- Desmiente el mito de que los alimentos de origen animal son imprescindibles en nuestra alimentación.

- En línea con los conocimientos y recomendaciones de salud pública actuales, considera las legumbres como la fuente proteica de referencia.

Capítulo 8

LA PROTEÍNA, EL MACRONU-TRIENTE DE MODA

En estos momentos, podemos afirmar sin lugar a duda que nos encontramos en la era de la proteína. Es el macronutriente de moda: todo el mundo lo busca, aparece en todas las recetas que se comparten en redes sociales, los planes se construyen en base y a menudo giran en torno a ellas, la industria alimentaria fortifica sus productos con proteínas y, ahora más que nunca, los consumidores buscan suplementos o alimentos funcionales que las contengan.

Prácticas y preocupaciones que antes eran de nicho, asociadas a los deportistas, han saltado ahora a la población general y han situado a las proteínas en el centro de la conversación sobre nutrición. ¿Tiene todo esto algún sentido?

LA TERCERA ERA: TODO RICO EN PROTEÍNA

Las proteínas no han sido siempre tan valoradas en el ámbito nutricional. De hecho, hubo una época en la que su consumo se perseguía. Por aquel entonces, las normas dietéticas dictaban que debíamos comer según porcentajes concretos de macronutrientes, a saber: 55% de hidratos de carbono, 15% de proteínas y 30% de grasas. Como ves, según estas pautas anticuadas, las proteínas estaban en tercer plano e incluso existía un discurso bastante alarmista sobre los potenciales peligros de un consumo excesivo de estas.

Hoy en día aún es frecuente encontrar personal sanitario que cree que incrementar el consumo de proteínas puede ser perjudicial para los riñones o el hígado y dar pie a problemas graves de salud. Estos miedos fueron promovidos por las primeras guías alimentarias creadas por el Departamento de Agricultura de Estados Unidos, que fomentaban de forma desmesurada el consumo de hidratos de carbono, algo que, como hemos visto en el capítulo 3, no estaba justificado.

Desde entonces, las tendencias nutricionales han pasado por tres épocas:

- Durante las décadas de 1980 y 1990, el nutriente más perseguido y conflictivo fue la grasa, de ahí que aparecieran en el mercado multitud de productos *light* y bajos en grasa.
- A continuación, llegó la era del todo bajo en hidratos de carbono, sobre todo en azúcar, una tendencia que sigue vigente en la actualidad.
- Sin embargo, desde hace unos tres o cuatro años, asistimos a una nueva era en la que el nutriente de referencia está siendo la proteína.

Al margen de esta secuencia de acontecimientos, hubo un breve periodo, durante los meses más duros de la pandemia de COVID-19, en el que algunos micronutrientes relacionados con la salud del sistema inmunitario, como las vitaminas D y C, protagonizaron un repunte en ventas e interés.

Sin embargo, superado ese periodo de alarma, las proteínas han vuelto a ponerse de moda, ya que se consideran útiles, y como tales se publicitan, para distintos perfiles y objetivos. Por ejemplo:

- Para las personas que buscan alcanzar un peso saludable, la proteína se vende como un nutriente que ayuda a saciar y, por tanto, a no pasar hambre.
- Para las personas que quieren ganar masa muscular, las proteínas pueden ser de utilidad si existen demandas muy altas causadas por la actividad física.
- En el ámbito de la salud, se sabe que pueden ayudar tanto a las personas mayores como en algunas patologías a evitar

la pérdida de masa muscular y a tener mejores recuperaciones.

Con el paso de los años, el ámbito clínico ha ido superando el miedo a un supuesto daño renal y hepático causado por un exceso de proteínas. En la actualidad, el aporte de proteína es una de las grandes prioridades clínicas para prevenir la desnutrición la sarcopenia (pérdida de fuerza y masa muscular), o la caquexia, alteración metabólica que, entre otras cosas, destruye el tejido muscular.

¿TOMAMOS POCA PROTEÍNA?

Todas las afirmaciones que dicen que como sociedad tomamos poca proteína son falsas. De hecho, la ingesta proteica mundial se ha incrementado ininterrumpidamente desde que se tienen registros:

- Entre 61 y 64 g diarios en la década de 1960.
- Entre 64 y 66 g diarios en la década de 1970.
- Entre 66 y 70 g diarios en la década de 1980.
- Entre 70 y 75 g diarios en la década de 1990.
- Entre 75 y 80 g diarios en la década de 2000.

Y ha seguido aumentando desde entonces.

En cuanto a la población española, un estudio específico halló que cubrimos sobradamente las recomendaciones de ingesta de este macronutriente. Sin embargo, en términos de salud pública, más que la cantidad, lo que debería preocuparnos es la calidad de nuestras fuentes que, desde luego, no son las mejores. Por ejemplo: el 21,83 % de nuestra ingesta proteica procede de carne, el 10,95 % de embutidos y el 11,44 % de pan y pasta. Además, los porcentajes de las alternativas más saludables a estos alimentos está muy por debajo de lo deseable: un 10,63 % de nuestra ingesta de proteínas corresponde al pescado, un 4,68 % a los huevos y un 3,32 % a las legumbres.

Por otro lado, hay que tener en cuenta que la recomendación

de ingesta de proteínas con la que trabajamos en la actualidad, que es de 0,8 g de proteína por kilo de peso, se remonta más de un siglo, a cálculos obtenidos en la década de 1920, y es de mínimos, pensada para mantener un balance de nitrógeno y de reposición muscular y de órganos básica.

En la actualidad, los últimos estudios científicos nos dicen con casi total seguridad que cubrir los requerimientos básicos de proteína no es lo óptimo y que, en el contexto actual, este macronutriente puede contribuir positivamente al mantenimiento de la masa muscular, la prevención de enfermedades e, incluso, a mejorar notablemente la saciedad.

Así las cosas, ¿puede ser interesante aumentar la ingesta de proteínas más allá de los requerimientos básicos? Sin duda. ¿Debe la población general aumentar su ingesta de proteínas actual? Ni mucho menos. De lo que se trata es de valorar cada caso de forma individual, teniendo en cuenta las necesidades y los objetivos, sin generalizar.

INCREMENTAR LA INGESTA DE PROTEÍNAS, ¿CUÁNDO SÍ Y CUÁNDO NO?

Hay tres circunstancias o momentos vitales donde está justificado plantearse un incremento del consumo de proteínas:

- La etapa infanto-juvenil, para apoyar el crecimiento.
- La tercera edad, porque ayuda a prevenir la pérdida de masa muscular, lo que, entre otras cosas, mejora la calidad de vida y reduce el riesgo de caídas.
- La recuperación de procesos clínicos como cirugías, quemaduras, fracturas, etcétera, porque contribuye a la formación de nuevos tejidos.

En cambio, a pesar de que las empresas de alimentación y suplementos y su publicidad hacen mucho hincapié en la necesidad de incrementar la ingesta de proteínas entre quienes practican actividad física, esto depende muchísimo del tipo de actividad, la frecuencia y la intensidad con la que se practique.

Teniendo en cuenta que ni siquiera es necesario que todos los deportistas incrementen mucho su ingesta de proteínas, mucho menos tendrá que hacerlo la población general que hace algo de deporte. ¿Para qué incrementar tu ingesta de proteínas si ya tomas suficiente y, además, lo que haces es jugar al pádel o salir a correr? De hecho, las personas que practican tres o cuatro horas de actividad física a la semana ni siquiera se consideran deportistas, sino población general activa.

Sé que a todos nos gusta pensar otra cosa, pero salir en bici con los amigos o jugar unos partidos de pádel los fines de semana, jugar una pachanga de vez en cuando o hacer pilates o yoga tres veces por semana no nos convierte en deportistas.

En esta tabla podremos comprobar las recomendaciones orientativas para cada nivel de actividad física:

Nivel de actividad	Cantidad de proteína necesaria para un balance positivo
Sedentario	0,8 g/kg de peso
Físicamente activo	1 - 1,4 g/kg de peso
Entrenamiento de fuerza (mantenimiento)*	1,2 - 1,4 g/kg de peso
Entrenamiento de fuerza	1,6 – 1,8 g/kg de peso
Ganancia de masa muscular*	1,7 – 1,8 g/kg de peso
Entrenamiento de resistencia	1,2 – 1,4 g/kg de peso
Reducción de peso**	1,4 – 1,8 g/kg de peso

*En este caso es necesario, además, tener depósitos de glucógeno elevados.
**En estos casos, hay que tener en cuenta que, aunque la cantidad de proteína puede parecer alta, solo lo es en proporción.

FUENTES DE PROTEÍNA SALUDABLES

Los elementos proteicos son los que tienen que vertebrar nuestras comidas principales y, de hecho, en nuestra gastronomía, la proteína está más que presente tanto en la comida como en la cena. Eso lo hacemos bastante bien, donde no siempre acertamos es a la hora de elegir fuentes de proteína saludables.

Vamos a ver qué opciones tenemos:

- **Carne.** La carne es la fuente de proteína menos recomendable que tenemos a nuestra disposición. Si optamos por ella, es preferible decantarse por carnes blancas, en especial pollo y pavo, por delante del cerdo, el cordero o la ternera. Por otro lado, es aún más importante evitar las carnes procesadas, entre ellas los embutidos y la charcutería y, por supuesto, evitar al máximo los ultraprocesados cárnicos, como las salchichas, las hamburguesas o los *nuggets*.

- **Pescado.** El pescado es una fuente de proteína más saludable que la carne. A la hora de elegirlo, la premisa es similar: elegir cortes al natural tanto de pescado fresco como congelado, ya que ambos son igual de saludables. Lo que deberíamos evitar es el consumo de derivados de pescado como el surimi o las preparaciones fritas, como las varitas de merluza. Recordemos que los palitos de cangrejo no son una ración de pescado, igual que las salchichas no lo son de carne.

  También hay que dejar claro que tanto el pescado blanco como el azul son opciones saludables, solo hay que tener en cuenta que si compramos pescado azul para que lo consuman niños es importante que sean peces pequeños. Mejor sardinas, boquerones, anchoas o salmón, que emperador, pez espada o tiburones como el cazón o la tintorera, ya que estos últimos contienen más metales pesados.

- **Huevo.** A diferencia de lo que se creía hace años, se pueden tomar enteros, y no tiene sentido separar yema y clara. Es importante recordar que el hecho de que una elaboración lleve huevo no la convierte en una fuente proteica de calidad. Las pastas al huevo o los flanes de huevo son fuentes de hidratos de carbono, no de proteína.

- **Legumbre.** Es la fuente de proteína más saludable que tenemos a nuestra disposición. Lo mejor es priorizar la legumbre entera, pero también son saludables sus derivados, como las pastas de legumbres, el tofu o la soja texturizada. En cambio, es importante no consumir con mucha recurrencia carnes vegetales ni ultraprocesados a partir de legumbre. La charcutería cien por cien vegetal no es recomendable, igual que no lo es la convencional.

En líneas generales, lo ideal sería conseguir alternar las distintas fuentes de proteína y, sobre todo, dar más espacio a la proteína vegetal para invertir la tendencia de las últimas décadas, que ha ido arrinconándola en favor de la animal.

En los últimos años, el consumo mundial de proteína vegetal se ha reducido del 69 al 61%, mientras que el de carne ha aumentado del 13 al 18%. En el caso de España, esta reducción ha sido mucho más pronunciada, del 68 al 37%, mientras que el consumo de carne casi se cuadruplicaba, al pasar de un 9,7 en la década de 1960, al 33% actual.

¿DEBO TOMAR SUPLEMENTOS DE PROTEÍNA?

Como hemos visto, la decisión de incrementar o no el consumo de proteínas va muy ligada a nuestros objetivos y a nuestro nivel de actividad física. Y, en caso de decidir hacerlo, la mayoría de las veces bastará con recurrir a las fuentes proteicas ya mencionadas para alcanzar nuestras necesidades nutricionales.

Sin embargo, los suplementos de proteína pueden ser una herramienta útil cuando estamos ante ingestas calóricas muy altas o planes de entrenamiento muy exigentes. Lo que es importante entender es que ni es indispensable ni aporta nada extra tomar este nutriente mediante suplementos. Al contrario, cuando ingerimos alimentos con toda su matriz, estamos aportando otros nutrientes de interés.

Si por conveniencia o comodidad optamos por los suplementos, los más extendidos y recomendables son las proteínas en polvo, tanto en forma de concentrado como de aislado de proteína. Estas proteínas en polvo no solo pueden usarse para hacer batidos, sino que también se pueden incluir en recetas de masas o en cremas, para aumentar su aporte proteico. La ubicuidad de los batidos se debe a que son cómodos y fáciles de transportar y consumir.

Por otro lado, los batidos ya preparados suelen ser mucho más caros e ineficientes, así como los alimentos fortificados en proteína que tienen un precio de venta demasiado elevado teniendo en cuenta sus características.

BENEFICIOS SIN FUNDAMENTO: EL COLÁGENO

Llegados a este punto, vale la pena dedicar un momento a hablar de esta proteína y de la desinformación que la ha rodeado los últimos años.

El colágeno se ha puesto muy de moda durante la última década, e incluso se ha llegado a prescribir en consultas médicas para tratar dolores articulares o mejorar el rendimiento deportivo.

Se trata de una proteína que se encuentra normalmente en el cartílago y el tejido conectivo de animales y que tiene una calidad y un interés nutricional muy bajos, porque ni siquiera contiene todos los aminoácidos esenciales. Su auge se debe sobre todo a cuestiones comerciales, ya que, al ponerlo de moda, la industria cárnica ha logrado dar valor a un subproducto que apenas generaba algún beneficio.

Sin embargo, nuestro organismo ignora el origen de la proteína que consumimos y el hecho de que sea colágeno no hará que el cuerpo envíe esas proteínas en concreto a regenerar nuestra lesión de rodilla. Igual que cuando tomamos alitas de pollo sus proteínas no van a nuestras «alas», ni cuando tomamos huevo sus proteínas van a nuestros óvulos, ni cuando tomamos legumbres esas proteínas van a... ¡¿a dónde van a ir si no somos plantas?! Cuando nuestro organismo consume proteínas, usa sus aminoácidos para distribuirlos según sus necesidades y no atendiendo a su función original en el animal o la planta de origen.

Pero hay estudios que dicen que tomar colágeno funciona, ¿verdad? Así es. Hay muchos estudios que muestran que el colágeno tiene buenos resultados en algunos marcadores de salud, el problema es que esos estudios comparan tomar colágeno con no hacer absolutamente nada. Es normal que las personas que pasan a tomar 20 o 30 g de colágeno al día, frente a otras que no hacen ninguna intervención, tengan mejoras en distintas características, pero esas mejoras se deben solo a que están consumiendo una mayor cantidad de proteína, no a que esta proteína sea colágeno.

Los estudios bien diseñados, que comparan tomar colágeno con tomar cualquier otra proteína de referencia, muestran que el colágeno no da mejores resultados. Como mucho, los resultados son iguales o, incluso, peores, si los comparamos con los obtenidos por una proteína de interés.

El ejemplo del colágeno vale para cualquier suplemento. Antes de tomarlos o prescribirlos, no hay que preguntarse solamente si generan mejoras sino ¿en qué son mejores que la otra opción?

En este caso concreto del colágeno, este no es mejor que ninguna otra proteína, de modo que recomendar cualquier otra fuente proteica como suplemento sería mucho mejor para la salud y tendría mayores resultados.

CAMBIO DE PARADIGMA EN EL EJERCICIO: EL ENTRENAMIENTO DE FUERZA

Uno de los motivos que ha hecho aumentar la ingesta de proteína en los últimos años ha sido el cambio de tendencia en la prescripción de ejercicio físico. Antes solo se hablaba del ejercicio cardiovascular, en cambio, hoy en día, el ejercicio de fuerza es el nuevo protagonista.

Los estudios científicos de las últimas dos décadas han llegado a una conclusión contundente: el entrenamiento de fuerza debería estar presente en todas las situaciones, siempre adaptado a las circunstancias, pero es sin duda algo de lo que todas las personas se pueden beneficiar en cuanto a mejora de la composición corporal, fisiología y adaptaciones físicas.

De hecho, la combinación de ejercicio cardiovascular y de fuerza es el mejor abordaje para la mejora de la composición corporal y, en consecuencia, de la salud, porque no solo quema calorías o reduce grasa, sino que también mejora el tejido muscular y provoca una recomposición óptima de nuestro cuerpo.

Entre otras cosas, sabemos que el entrenamiento de fuerza:

- Conserva mejor la masa muscular durante pérdidas de peso.
- Reduce la grasa visceral, independientemente de que haya o no pérdida de peso.
- Tiene efecto antiinflamatorio.
- Reduce el riesgo de padecer enfermedades cardiovasculares, porque reduce algunos de sus factores de riesgo, como la alteración de colesterol y triglicéridos en sangre, la glucemia en ayunas o la hemoglobina glicosilada.
- Resulta muy útil para vaciar y recargar los depósitos de glucógeno en el músculo (¿recuerdas lo que decíamos en el capítulo 2?) y esto hace que nuestro cuerpo capte mejor la glucosa y contribuye a la labor de la insulina.

- Además, después de hacer ejercicio de fuerza, se propicia una mayor utilización de nuestras reservas de grasa.
- Promueve la autofagia, combate el estrés oxidativo e incluso previene el riesgo de mortalidad por toda causa.
- Aumenta y conserva la masa muscular, lo que contribuye a una mayor movilidad, funcionalidad e independencia, sobre todo a medida que se cumplen años, lo que mejora nuestra calidad de vida.

Eso sí, para obtener todos los beneficios del entrenamiento de fuerza, relacionados con la mejora de la composición corporal, es necesario ingerir una cantidad suficiente de proteína.

¿POR QUÉ NO GANO MASA MUSCULAR?

Muchas personas toman suplementos de proteínas con la esperanza de mejorar su composición corporal y ganar masa muscular. Sin embargo, para que tenga lugar esa ganancia de masa muscular es necesario que se cumplan tres condiciones:

1. Que la dieta contenga una cantidad suficiente de proteína, que constituye el material a partir del cual se construye el músculo.
2. Que exista un superávit de energía en la dieta, necesaria para que el organismo active el modo síntesis o almacenamiento.
3. Que exista un estímulo en forma de actividad física con entrenamientos de fuerza o hipertrofia, para que el organismo almacene dicha energía en forma de músculo.

Las personas que acuden a consulta preguntando por qué no están ganando masa muscular suelen tener uno de estos dos problemas: no están entrenando lo suficiente o su dieta no es hipercalórica. Esto acostumbra a pasar porque muchas personas hacen planes de mejora de su composición corporal sin la guía de dietistas-nutricionistas y se ponen a perseguir todos los objetivos a la vez (ganar masa muscular y perder peso al mismo tiempo), cuando es mucho más eficiente hacerlo de uno en uno. Porque, aunque es cierto que son procesos que pueden suceder de manera simultánea en sujetos poco entrenados o personas con obesidad muy severa, no es la situación deseable ni óptima a la hora de hacer un plan nutricional.

Solo en los casos en los que sí se esté entrenando bien y haya suficiente energía, pero no proteína, a disposición, podría haber un estancamiento en el aumento de masa muscular por carencia de esta. Pero, ¡ojo!, quiero hacer hincapié en que tiene que haber una cantidad **suficiente** de proteína. Incrementar su ingesta por encima de la cantidad necesaria no acelera el proceso de síntesis de masa muscular, igual que tener más ladrillos en una obra no acelera la construcción.

¿ES PELIGROSO TOMAR MUCHA PROTEÍNA?

Como ya hemos comentado, los riesgos que conllevaría una supuesta ingesta excesiva de proteínas se han exagerado durante décadas. Hay cosas mucho más importantes que comunicar en torno a la alimentación que «tomar muchas proteínas es peligroso». Afirmación que, por otro lado, ni siquiera es rigurosa. Porque la cantidad necesaria de proteína para causar daño es tan desorbitada, que no es un escenario plausible en la población general. Además, si una persona alcanzara un nivel problemático de ingesta de proteínas, seguramente su dieta estaría cojeando también por otros aspectos. Hablamos de consumos tan desmedidos que, no solo incumplen las recomendaciones de una dieta saludable, sino que son difíciles de lograr únicamente con alimentos.

Como hemos explicado al hablar de los aditivos, las proteínas son seguras, pero no necesariamente inocuas si se hace un mal uso, así que podemos empezar a tener problemas con cantidades superiores a 3 g/kg de peso.

Por otro lado, teniendo en cuenta las tendencias de consumo que hemos comentado anteriormente, hay que valorar siempre tanto el origen como la calidad de la proteína que ingerimos.

Aparte de los hallazgos recientes sobre las posibles contraindicaciones del hierro hemo, presente en la proteína animal, de los que hemos hablado en el capítulo anterior, durante el último lustro se han llevado a cabo investigaciones muy interesantes en el campo de la gastroenterología que relacionan el PRAL, es decir, la carga ácida potencial de los alimentos, con distintas enfermedades. Y ojo que esta carga ácida no tiene absolutamente nada que ver con terminología y conceptos propios de dietas seudocientíficas como la «dieta alcalina».

De lo que estamos hablando aquí es de la composición química de los aminoácidos, que es distinta en función de si su origen es animal o vegetal. Las proteínas y los aminoácidos de origen animal contienen en su mayoría azufre, lo que obliga al organismo a eliminar por vía renal, es decir, a través de los riñones, los compuestos sulfurosos que se crean al procesarlas. Así, los alimentos muy ricos en aminoácidos azufrados, como los quesos muy curados, las yemas de huevo o la carne, incrementan el PRAL. Los alimentos ricos en otros compuestos químicos, como el potasio, el magnesio o el calcio, ayudarían a reducirlo, y coinciden mayoritariamente con productos de origen vegetal.

Este hecho ha dado pie a la primera hipótesis que explica de una manera fisiológica bastante plausible por qué el consumo de carnes y lácteos procesados da malos resultados en el manejo de enfermedades crónicas, mientras que el consumo de vegetales frescos y hortalizas es uno de los factores que más ayuda en su manejo. La relación entre PRAL elevado y enfermedades renales, diabetes tipo 2, hígado graso no alcohólico, hipertensión o resistencia a la insulina parece indicar que vamos por buen camino al recomendar más proteína vegetal frente a la de origen animal. Estamos hablando de investigaciones punteras muy recientes en las que no puedo profundizar en un libro de estas características. Quienes estéis interesados en saber más sobre este tema encontraréis fuentes y publicaciones especializadas al respecto en la bibliografía.

En cualquier caso, estas hipótesis unidas al hecho de que no existen estudios de seguridad sobre grandes consumos de proteína a largo plazo, deberían invitarnos a ser al menos prudentes frente a las tendencias que recomiendan incrementar a la ligera el consumo de proteínas, sin analizar el estado de la persona, ni el origen o incluso el tipo de productos que se emplean como fuente de estas.

Por ejemplo, en el contexto español actual, si el mensaje es únicamente que se aumente el consumo de proteínas, es casi seguro que la gente lo haga en las proporciones dietéticas actuales, es decir, comiendo más carne, embutidos y lácteos. Es por este motivo que las recomendaciones de salud pública deben ser muy concretas. Por ejemplo, en el caso de la proteína, habría que recomendar que, si se incrementa su consumo, se haga a partir de fuentes de origen vegetal o, al menos, que no se haga mediante carne.

Otro ejemplo de esta necesidad de concreción es el huevo, un alimento antiguamente demonizado, pero que ahora se ha llegado a recomendar muy por encima de las cantidades que serían recomendables para la población general. Una cosa es que una alimentación saludable pueda incluir carne o huevos de manera eventual y otra muy diferente que se lancen mensajes irresponsables que invitan a tomarlos sin control, cuando sabemos que en ciertos grupos poblacionales y a partir de ciertas cantidades sí constituyen un factor de riesgo reseñable.

MITOS SOBRE EL ORIGEN DE LAS PROTEÍNAS

1. Solo se encuentran buenas cantidades de proteína en los alimentos de origen animal

Aunque ya hemos desmentido este mito en el capítulo sobre la dieta cien por cien vegetal, es importante analizar de dónde procede. La base de esta idea es que la mayoría de los alimentos de origen animal, carne, pescado, huevos y lácteos, son fuente de proteínas.

Esto se debe a que lo que ingerimos es el cuerpo de otro animal o secreciones de estos que son ricas en proteína.

Sin embargo, cuando hablamos de los alimentos de origen vegetal, nos encontramos con algunos que sí son muy ricos en proteínas, como las legumbres y sus derivados, y otros que no lo son en absoluto, como las verduras y las frutas. Por otro lado, los frutos secos, los cereales y los pseudocereales (quinoa, trigo sarraceno, amaranto...) también tienen un aporte de proteína interesante, pero como aportan mayor cantidad de otros macronutrientes, los consideramos fuentes de proteína secundarias.

Así, de media, es cierto que los alimentos animales tienen más cantidad de proteína, porque todos son fuentes de este nutriente, mientras que en el mundo vegetal solo destaca el grupo de las leguminosas, pero eso no las hace menos interesantes que las fuentes animales.

2. Las proteínas completas son las de origen animal o la proteína de origen vegetal es incompleta y siempre hay que complementarla

Estos dos mitos son, en el fondo, el mismo y para poder desmentirlos debemos empezar definiendo qué se entiende por proteína completa.

Las proteínas completas son las que cumplen con dos requisitos fundamentales:

- Tienen una cantidad suficiente de todos los aminoácidos esenciales.
- Se pueden digerir fácilmente.

Así, todos los libros de dietética clásica indican que la proteína animal es completa, mientras que la vegetal, no. Es un mito que arrastramos desde la década de 1980 y que no es cierto, ya que encontramos proteínas completas e incompletas en ambos orígenes.

Por ejemplo, las salchichas, el colágeno o el surimi no son precisamente fuentes de proteína envidiables. A pesar de ser de origen animal son, por definición, incompletas, porque no tienen todos los aminoácidos en suficiente cantidad y tampoco son fáciles de digerir.

En cuanto al mundo vegetal, es cierto que los cereales y algunas legumbres son fuentes de proteína incompletas, a las que les falta algún aminoácido que tendría que ser completado con otros alimentos de la dieta. Es cierto que en el caso del arroz y las lentejas, el ejemplo más citado al invocar este mito, sí es bueno combinar ambos alimentos, ya que el arroz no tiene suficiente lisina y las lentejas no tienen metionina, pero también hay alimentos de origen vegetal como los garbanzos, algunas alubias y la soja, así como algunos de sus derivados, que aportan proteínas completas. En cambio, en cuanto a digestión, la proteína vegetal se digerirá y absorberá correctamente siempre que se cocine de forma adecuada.

3. Siempre hay que tomar legumbres y cereales en la misma comida

Este es un mito que, como es obvio, deriva del anterior. Sin embargo, no es solo que desde la década de 1980 se sepa que no es imprescindible que dicha complementación, cuando es necesaria, tenga que hacerse dentro de la misma comida, es que ni tan siquiera tiene que ser entre este par de categorías de alimentos.

Es decir, que la proteína del arroz no solo se puede completar con lentejas, también puede hacerse con carne, pescado, mariscos, frutos secos, otras legumbres, etcétera. Cualquier proteína de cualquier origen puede complementar a otra. No hay limitaciones.

En cuanto a los tiempos, no hay que preocuparse: el organismo deja los aminoácidos circulando en sangre y guarda reservas para poder hacer esta complementación más adelante, así que basta con tomar diversas fuentes proteicas a lo largo del día.

En la vida real, esta circunstancia no supone ningún problema dietético. Puedes tomar un bocadillo o una tostada con aceite a media mañana y unas lentejas con verduras a la hora de comer y sus proteínas se completan.

4. Si solo tomas proteína vegetal, debes consumir más cantidad de la que necesitas, porque no se absorbe toda

Algunas guías dietéticas desactualizadas siguen afirmando que quienes basan su alimentación en proteína vegetal deberían tomar cantidades superiores de proteína, entre un 10 y un 20 % más, porque se trata de una proteína incompleta y poco digerible. Sin embargo, como acabamos de explicar, ninguna de estas dos afirmaciones es cierta.

Solo en países en vías de desarrollo, muy dependientes de un único cereal o legumbre, podría llegar a ser necesario aumentar la ingesta de proteína, aunque lo realmente útil es intentar complementar las fuentes proteicas. Por ejemplo, tiene más sentido decirle a una población de Centroamérica que tome arroz con frijoles, que instarla a que coma más arroz. Al igual que tiene mucho más sentido en India o Pakistán complementar el naan con lentejas que decir a la población que coma más naan.

La realidad es que en todo el planeta hay cientos de millones de personas, muchas de ellas muy pobres, que no consumen proteína animal, bien porque no tienen acceso a ella, bien por decisión personal, y en ningún caso esto deriva en un déficit relacionado con las proteínas. La malnutrición, si la hay, se debe a otras causas: anemia, falta de vitaminas del grupo B, sobrepeso u obesidad, etcétera.

¿ESTÁ ENTONCES JUSTIFICADA LA MODA DE LA PROTEÍNA?

La situación actual es consecuencia de décadas de miedo injustificado a las proteínas, que han tenido un efecto rebote en forma de prescripción excesiva de estas.

Ya hemos visto que, fuera del ámbito de la nutrición deportiva y otros casos concretos, no tiene sentido recomendar un aumento del consumo de proteína, porque este ya se ha disparado durante los últimos años y, además, la mayoría de las fuentes que consumimos en España no son del todo saludables.

Por todo esto, ha llegado el momento de abandonar los mitos en torno a la proteína vegetal, que constituye una posible solución de futuro para satisfacer nuestros objetivos de salud, nutricionales y medioambientales.

CLAVES DEL CAPÍTULO

- Después de las eras del «bajo en grasa» y «bajo en azúcar», ha llegado la era del «alto en proteínas».

- Nuestra ingesta de proteínas no es baja. Al contrario, durante los últimos sesenta años no ha hecho más que aumentar.

- Es cierto que algunas personas pueden beneficiarse de un incremento de la ingesta de proteínas, ya sea por motivos clínicos, de salud o por composición corporal, pero no puede hacerse una recomendación de salud a la población general, debe estudiarse caso a caso.

- Incrementar la ingesta de proteínas puede ser una estrategia útil para alcanzar determinados requerimientos exigentes, pero esta debería ser siempre a partir de buenas fuentes dietéticas o suplementos.

- El aumento de popularidad que ha experimentado el entrenamiento de fuerza va muy de la mano de la ingesta de proteína, ya que ambas cosas son necesarias para lograr un incremento de masa muscular.

- Los estancamientos en la ganancia de masa muscular no se deben, en general, a una ingesta insuficiente de proteína, sino a un mal entrenamiento o una dieta insuficiente.

- El exceso de proteína no es peligroso en los términos en que se definía este exceso en la década de 1980. Sin embargo, la evidencia actual nos hace ser prudentes en relación con las cantidades y las fuentes proteicas que se recomiendan a la población general.

- Existen numerosos mitos en torno a la proteína vegetal que dificultan su uso como la herramienta óptima que es en la situación alimentaria actual.

¿QUÉ PODEMOS APRENDER DE LA MODA DE LAS PROTEÍNAS?

- Como cualquier tendencia, la moda de prescribir proteínas de forma genérica pasará.

- Cualquier recomendación sobre la ingesta o suplementación de un macronutriente debe hacerse de forma personalizada; de lo contrario, se corre el riesgo de caer en el uso de productos milagro o en pautas que pueden no ser ni siquiera saludables.

- Antes de suplementar tu ingesta de proteína, analiza cuáles son tus objetivos y necesidades. Quizá no lo necesites.

- Si estás intentando aumentar tu masa muscular o mejorar tu composición corporal, analiza si tu entrenamiento y las cantidades de tu dieta van en la misma dirección.

- Que un alimento o un producto sea seguro a corto plazo no significa que pueda consumirse sin control ni medida. Hay que ser prudentes con los cambios de tendencias y no pasar de un extremo a otro, como sucede a veces, por ejemplo, con la carne o el huevo.

- Si necesitas incrementar la proteína en tu alimentación, hazlo preferiblemente a partir de proteína vegetal.

Capítulo 9

LÁCTEOS: ¿POR QUÉ ES EL GRUPO DE ALIMENTOS MÁS POLÉMICO?

Los lácteos siempre han sido controvertidos. El debate en torno a ellos tiene dos vertientes: la nutricional, donde los datos científicos sobre sus efectos en la salud han provocado un cambio importante en las recomendaciones de consumo, que han pasado de considerarlos un alimento prácticamente imprescindible a limitarlos para que no desplacen otros, y la ética, que se centra en el impacto ambiental y el sufrimiento animal que conlleva la producción de estos alimentos.

A lo largo del capítulo nos acercaremos a estos dos debates y hablaremos también a fondo sobre sus grasas, lo que nos permitirá completar los argumentos sobre la relación entre grasas saturadas y salud.

CONSUMO DE LÁCTEOS Y SALUD

Los datos científicos sobre consumo de lácteos no arrojan resultados que nos permitan hacer afirmaciones tajantes sobre sus ventajas o inconvenientes. Por un lado, se relacionan con marcadores positivos de salud, como la prevención de enfermedades cardiovasculares o del cáncer colorrectal y gástrico. Por otro, se vinculan también con algunas enfermedades autoinmunes, el cáncer de próstata, el acné o la obesidad. Revistas científicas de calidad han publicado estudios, a veces contradictorios, que tanto defensores como detractores de los productos lácteos han usado para justificar sus posturas. El terreno es pantanoso y la controversia abunda.

Lo que sí podemos afirmar con bastante seguridad es que no todos los productos lácteos tienen los mismos efectos sobre la salud y que el que mejores resultados acostumbra a obtener es el yogur y otros fermentados. Esta ventaja se debe, sobre todo, a su alto contenido en bacterias que, al fermentar, generan ácidos orgánicos y péptidos bioactivos, lo que explicaría su papel protector en los cánceres gástricos y colorrectales.

Sin embargo, los lácteos son también precursores hormonales, lo que explicaría su papel como factor de riesgo en cánceres que tienen un componente mayoritariamente endocrino, como el de próstata, el ovárico, el de mama y el de endometrio.

Con estos datos, no se pueden hacer afirmaciones concluyentes ni contundentes sobre este tema. Mi labor aquí, como siempre, es informar de la manera más rigurosa posible teniendo en cuenta nuestro contexto, donde la mayoría de los lácteos que se consumen no son las mejores versiones (muchos de ellos son azucarados o contienen ingredientes malsanos). Así, creo que mi obligación es matizar correctamente qué tipo de lácteos sería más conveniente consumir y, por supuesto, aclarar también que no son imprescindibles y que, incluso, hay casos en los que conviene restringirlos.

DIETAS SIN LÁCTEOS CON UN ENFOQUE CLÍNICO

Aparte de la dieta paleo y la vegana que, por motivos distintos, restringen el consumo de lácteos, existe un tercer tipo de dietas funcionales que también lo hace: se trata de los abordajes dietológicos más vanguardistas para tratar enfermedades autoinmunes y reducir la inflamación.

Aún no se han descrito del todo los mecanismos que explican por qué los lácteos empeoran los procesos inflamatorios y las respuestas autoinmunes, pero sí se sabe que muchos de ellos están mediados por los precursores hormonales de los lácteos o las cascadas inflamatorias que pueden desatar su consumo.

Por otro lado, la grasa saturada también ha demostrado ser un factor de riesgo en algunas enfermedades autoinmunes, como la esclerosis múltiple, y se sigue estudiando la posible relación entre la lactosa y otras patologías inflamatorias, especialmente intestinales.

Sea como fuere, lo que sí está demostrado es que las dietas exentas de lácteos dan resultados positivos en muchos pacientes con este tipo de condiciones, así que tiene sentido considerar esta opción de dietoterapia. Sin embargo, dado que la respuesta individual difiere mucho entre pacientes, hay que ser prudentes a la hora de generar expectativas y sería irresponsable y poco ético prometer mejoras en algunas patologías que son crónicas o incluso degenerativas.

A pesar de lo que intenten vender determinados gurús seudocientíficos, de lo que sí estamos seguros es de que no existe un único abordaje ni un protocolo marcado para el tratamiento de dolencias autoinmunes ni para reducir la inflamación.

LA GRASA LÁCTEA Y EL REGRESO DE LA MANTEQUILLA

Con la grasa láctea y las mantequillas sucede como con la proteína o los huevos (de los que ya hemos hablado): que se ha pasado de demonizarlas a recomendar un consumo excesivo.

Puede que las grasas saturadas no sean el demonio ni el factor de riesgo principal en las dolencias cardiovasculares, como se comunicó de forma simplista hace veinte o treinta años, pero eso no significa que haya que fomentar su consumo en nuestro contexto. Ni hay que cocinar con mantequilla, ni hay que idolatrar el aceite de coco, ni hay que subestimar los efectos de las grasas saturadas.

Uno de los argumentos más usados para restar importancia al consumo de grasas saturadas es el de «la culpa no es de las grasas saturadas, sino del alimento que las contiene». Sin embargo, la evidencia actual que las señala como un factor de riesgo en enfermedades cardiovasculares, independientemente de su origen, es muy robusta. Y aunque es cierto que un bollo con aceite de palma es mucho más perjudicial que una rodaja de coco o una tostada con mantequilla, eso no convierte la grasa saturada del coco y la mantequilla en opciones dietéticas idóneas. Las grasas saturadas incrementan el colesterol total y las partículas LDL, por lo que la recomendación general sigue siendo reducir su consumo y dar más espacio en nuestra dieta a las poliinsaturadas, sobre todo a las procedentes de frutos secos y semillas.

En cuanto a la recomendación de cocinar con mantequilla, puede tener sentido en el mundo anglosajón, donde el aceite de preferencia es muchas veces de semillas refinadas, pero en el contexto de España estaríamos desplazando el uso de aceite de oliva virgen extra, que es un alimento mucho más saludable.

Además, las revisiones que se han centrado en medir de una manera muy específica la cantidad de mantequilla ingerida por los participantes, muestran que esta sigue siendo un factor de riesgo ligero, aunque significativo, en la mortalidad, la diabetes y las enfermedades cardiovasculares.

¿LÁCTEOS DESNATADOS O ENTEROS?

¿Qué pasa cuando esa misma grasa saturada de la mantequilla se encuentra en cantidades muy inferiores en el yogur o en la leche? Porque lo cierto es que no es lo mismo cocinar con 14 g de mantequilla que ingerir dos en un vaso de leche o un yogur.

Pues que sus efectos son muy distintos.

Pero no adelantemos acontecimientos. La recomendación de sustituir los lácteos enteros por su versión desnatada se remonta treinta o cuarenta años, a la época de demonización de las grasas, de la que ya hemos hablado. La publicidad los vendía como más sanos y deseables porque, además, tenían menos calorías. Sin embargo, esta reducción es muy mínima, casi negligible. Tomemos por ejemplo la leche. La diferencia en cuanto a cantidad de grasa entre el producto entero y el desnatado es de 3 g por cada 100 ml. Si hablamos de leche semidesnatada, la diferencia es aún menor, apenas 1,5 g. Son cantidades sin incidencia en el total diario, de modo que el consumo de productos desnatados no tendría que haber sido nunca la principal estrategia que proponer a un paciente que necesita una dieta para reducir sus niveles de colesterol y triglicéridos o para manejar su obesidad.

Así, con el tiempo hemos sabido que desnatar los lácteos tiene ventajas mínimas y muchos inconvenientes inesperados. Porque la realidad es que esa menor cantidad de grasa del producto desnatado frente al entero no tiene ningún efecto real sobre la pérdida de peso ni la composición corporal pero, en cambio, lo que sí conlleva es una reducción importante en la palatabilidad y en el sabor del producto, que lo hace menos apetecible. Esto desató la necesidad de mejorar su sabor, lo que se hizo al principio mediante la adición de azúcar y, más tarde, de edulcorantes. Dos soluciones en absoluto deseables.

Aparte de esto, los lácteos desnatados también tienen una menor capacidad saciante, lo que provoca que, en un contexto de libre acceso a comida, acaben incitando a un mayor consumo de otros alimentos a lo largo del día.

En resumen, parece que la reducción calórica de quitar entre 3 y 6 g de grasa a un vaso de leche no compensa si no cambiamos otras cuestiones más importantes de nuestra alimentación. Así, no está claro en absoluto que la recomendación de sustituir lácteos enteros por desnatados sea una buena pauta ni que tenga que ser la prioritaria entre todos los consejos dietéticos que debemos dar a los pacientes.

El problema de fondo ha sido considerar los lácteos alimentos imprescindibles, que debían estar presentes sí o sí en nuestra dieta, por lo que el único margen de maniobra parecía ser prestar atención a qué tipo de lácteo se consumía en lugar de cambiar la frecuencia de consumo o buscar otros alimentos para sustituirlos.

LOS LÁCTEOS COMO PARADIGMA DEL ALIMENTO FUNCIONAL

Uno de los factores que ha contribuido a la percepción generalizada de que los lácteos son alimentos imprescindibles, e incluso vectores de salud, es el hecho de que la industria los convirtiera en la punta de lanza de los alimentos funcionales.

¿Y qué se considera un alimento funcional? Aquel que, además de tener interés nutricional, presenta funciones mucho más interesantes como, por ejemplo, la prevención de enfermedades.

El ejemplo más claro de esta aproximación en nuestro contexto es la marca Actimel, un yogur fermentado que se anunciaba en el momento de su lanzamiento con propiedades de prevención inmunológica superiores a las del yogur convencional y que, aún hoy, ha sido imposible demostrar según la Autoridad Europea de Seguridad Alimentaria (EFSA), por lo que el fabricante tuvo que cambiar su declaración.

Tras este pistoletazo de salida, los lácteos se convirtieron en una familia de productos orientada a prometer beneficios para la salud y, de repente, prácticamente cualquier grupo de edad o incluso condición parecía tener su propio yogur.

- Bebés: Mi primer yogur.
- Niños y niñas: yogures infantiles con personajes de ficción y yogures de sabores.
- Adolescentes: yogures fermentados funcionales y de sabores.
- Adultos: yogures naturales para mujeres, para personas con colesterol, con hipertensión, con problemas digestivos, etcétera.
- Mayores: yogures con extra de calcio o incluso de colágeno.

El mensaje subyacente era que tomar yogur era imprescindible, solo se trataba de escoger el adecuado. Así, la oferta de productos lácteos presente en las neveras de los supermercados no dejó de crecer en referencias y, entre tanto donde elegir, a veces es difícil no perderse y no dejarse llevar por las falsas promesas que a menudo adornan los atractivos envases.

Paradójicamente, el mejor yogur en todos los casos es el yogur natural entero. Sin más. Sobre todo porque cualquier pequeña reformulación que se pueda hacer a nivel nutricional en 125 g de producto difícilmente va a justificar la funcionalidad prometida. Por no mencionar que dichas reformulaciones a veces, lejos de ser saludables, resultan perjudiciales.

Un ejemplo de esto son los productos para niños y adolescentes. Por un lado, tenemos los «yogures de sabores» que, básicamente, son yogures con saborizantes, que no llevan ni una pizca de la fruta dibujada en su envase, y con cantidades elevadas de azúcar, entre 13 y 15 g por unidad. Son productos que no se pueden considerar un postre o merienda saludable, sino un postre azucarado, una golosina que no debería formar parte de la dieta habitual. Por otro, tenemos los postres lácteos: natillas de varios sabores, arroz con leche, copas de chocolate y nata, flanes y un largo etcétera que suelen ir acompañados de afirmaciones como «rico en leche», «rico en calcio», «alimento de campeones» o «con hierro» y que se anuncian mediante campañas protagonizadas por deportistas o figuras públicas, lo que se salta a la torera el código PAOS de autorregulación de la publicidad, que condena dichas prácticas. Sin salir de este ámbito, tenemos otros derivados lácteos muy cuestionables, que son los quesos frescos saborizados y los quesos fundidos en porciones o láminas. Los primeros son productos azucarados, como los yogures de sabores, pero que, al ser de menor tamaño (unos 50 o 55 g por unidad), suelen contener también menos azúcar, unos 7 g en las versiones de fresa o plátano, pero hasta 12 g en las versiones de chocolate o azucaradas. Además, su publicidad propuso durante décadas comerlos a pares («a mí me daban dos»). Por su parte, los quesos en porciones o «quesitos» y los quesos fundidos en láminas son quesos de pésima calidad, con grasa añadida a la que contiene la propia leche, sales fundentes y demás ingredientes que un queso no debería contener. Además, son ricos en sal. Queda claro que no hay necesidad de que un niño tome estos seudoquesos y que su contribución al perfil de la dieta no será positivo. Un requesón, una cuajada, un queso fresco o alternativas vegetales bien formuladas son opciones preferibles a cualquiera de estos ejemplos, e incluso una cuña de algunos quesos nacionales es mejor que cualquier queso fundido en porciones.

Las campañas que promueven el consumo de lácteos en la adolescencia, sobre todo entre las chicas, para prevenir la osteoporosis en la edad adulta y la menopausia son también injustificadas, ya que los estudios demuestran que el riesgo de fracturas en la adultez no está relacionado con el consumo de lácteos en la etapa de crecimiento. En este caso, lo que habría que hacer es recomendar buenos hábitos generales para tener una salud ósea correcta, como hacer actividad física y exponerse de forma responsable a la luz solar. A nivel dietético, lo importante es consumir una cantidad suficiente de calcio y de otros micronutrientes como vitaminas K y D, magnesio y proteína, así como limitar el consumo de sal.

CONFLICTOS DE INTERESES

Durante muchos años, el gobierno de España ha financiado con fondos públicos campañas con lemas como «lácteos imprescindibles» y, mientras las evidencias científicas más actuales limitaban su consumo a un máximo de dos al día, en España se promovía el mensaje de «como mínimo tres diarios». En algunas regiones también se han promovido mensajes no basados en la evidencia científica. En Cataluña, por ejemplo, la fundación privada Obra Social La Caixa impulsó en 2019 una recogida masiva de leche bajo el lema «Ningún niño sin bigote» para acercar este producto a los bancos de alimentos, que podrían haberse beneficiado de muchos otros productos más pertinentes para su población beneficiaria, tal y como recomiendan la Agencia de Salud pública de Cataluña y otras entidades como Cruz Roja catalana.

Y eso no es todo: ¿por qué en España se recomiendan catorce veces más raciones de lácteos que de legumbres? ¿Por qué se ha vendido que es la base de la salud ósea, cuando en realidad hay factores más prioritarios?

Si consultamos la página web de la Federación Nacional de Industrias Lácteas de España, la FENIL, nos encontraremos con mentiras manifiestas. Por ejemplo, en su sección de preguntas frecuentes está recogida esta:

> ¿Se puede conseguir suficiente calcio sin tomar productos lácteos?
> A través de una fuente natural no es posible. La leche y los productos lácteos aportan el 60-75 % del calcio total recomendado en la dieta.

Sin embargo, esta cuestión no admite debate: sí existen multitud de fuentes de calcio más allá de los lácteos y afirmar que no se puede llegar a las recomendaciones de consumo de calcio sin consumir leche y sus derivados es un absoluto disparate. Además, esta afirmación choca frontalmente con las estadísticas oficiales que indican que millones de personas de todo el mundo no consumen lácteos, contradice aspectos básicos del ámbito de la dietética e incluso ignora los estudios más recientes de prevalencia de intolerancia a la lactosa, que concluyen que entre el 57 y el 74 % de la población mundial tiene intolerancia parcial a la lactosa. Los miles de millones de personas que viven en África, Oriente Medio y el sudeste asiático, las personas con alergias e intolerancias a los lácteos, las personas veganas y los años de historia de la humanidad durante los cuales no hubo acceso a lácteos contradicen esta afirmación de FENIL a quien, al parecer, no le importa mentir descaradamente en su página oficial.

El mensaje de las instituciones públicas solo ha empezado a cambiar y modernizarse durante los últimos tres años. Las últimas recomendaciones de la Agencia Española de Seguridad Alimentaria y Nutrición (AESAN) incluyen por primera vez en la historia la recomendación de limitar el consumo de lácteos por motivos medioambientales junto con el mensaje de que no son imprescindibles desde la perspectiva de la salud.

LOS LÁCTEOS EN ESTADOS UNIDOS: LA GUERRA ENTRE PLATOS SALUDABLES

Los lácteos estuvieron en el centro de una gran polémica que enfrentó dos guías alimentarias que parecen similares, pero que, en realidad, guardan muchas diferencias. Me refiero a *El plato para comer saludable* de la Universidad de Harvard y a la guía *My Plate* del Departamento de Agricultura de Estados Unidos.

Ambas propuestas parten de la misma idea: un plato dividido en sectores con diferentes proporciones que nos invitan a comer saludable en nuestras comidas principales (comida y cena), pero, si nos fijamos en los detalles, sus diferencias son notables.

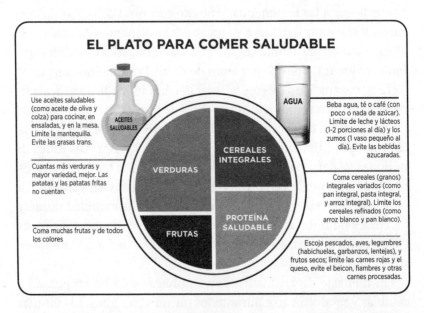

EL PLATO PARA COMER SALUDABLE

Use aceites saludables (como aceite de oliva y colza) para cocinar, en ensaladas, y en la mesa. Limite la mantequilla. Evite las grasas trans.

Cuantas más verduras y mayor variedad, mejor. Las patatas y las patatas fritas no cuentan.

Coma muchas frutas y de todos los colores

ACEITES SALUDABLES

AGUA

VERDURAS

CEREALES INTEGRALES

PROTEÍNA SALUDABLE

FRUTAS

Beba agua, té o café (con poco o nada de azúcar). Limite de leche y lácteos (1-2 porciones al día) y los zumos (1 vaso pequeño al día). Evite las bebidas azucaradas.

Coma cereales (granos) integrales variados (como pan integral, pasta integral, y arroz integral). Limite los cereales refinados (como arroz blanco y pan blanco).

Escoja pescados, aves, legumbres (habichuelas, garbanzos, lentejas), y frutos secos; limite las carnes rojas y el queso, evite el beicon, fiambres y otras carnes procesadas.

En su página web, la Universidad de Harvard dedica un apartado a desmarcarse de la propuesta gubernamental de *My Plate*. En él explica qué matices hay que comunicar correctamente:

- En cuanto a los cereales, hay que hacer hincapié en la necesidad de que sean integrales.
- En cuanto a las fuentes proteicas, es deseable matizar que sean saludables, porque hay muchos derivados cárnicos y de pescado poco sanos.
- En el apartado de las verduras, se consideró pertinente aclarar que las patatas no estaban incluidas (esto es algo muy problemático en Estados Unidos).
- El *El plato para comer saludable* no detalla las fuentes de grasa ni incluye la recomendación de hacer deporte.

Sin embargo, como decíamos al principio, la gran polémica no está en el plato, sino en el vaso que lo acompaña. Mientras que *El plato para comer saludable* de Harvard recomienda beber agua, algo lógico y poco debatible, *My Plate* recomienda el consumo de lácteos en cada comida principal. Lo hace a pesar de que no existe ninguna evidencia de que tenga efectos protectores para algún fin concreto, sino todo lo contrario, ya que una invitación al consumo diario y constante de lácteos puede ser contraproducente tanto de forma directa como mediante el desplazamiento de otras fuentes dietéticas de mucho más interés.

De hecho, Harvard limita los lácteos y nos invita a tomar como mucho dos raciones al día, mientras divulga de manera clara que «el calcio no solo se encuentra en los lácteos, sino que también está en las verduras de hoja verde, las legumbres, los frutos secos, la fruta y los tubérculos». También insiste en que los lácteos no son la fuente de la que mejor se absorbe el calcio (con una biodisponibilidad de alrededor del 30 %) y que hay productos vegetales donde se encuentran concentraciones menores, pero con una biodisponibilidad superior (en torno al 50 %).

Este es un buen ejemplo de discrepancia entre dos entidades referentes a la hora de dar recomendaciones de salud: una universidad puntera en nutrición y un departamento gubernamental.

EL MUNDO «SIN LACTOSA»

La lactosa es el azúcar que se encuentra en la leche, un disacárido compuesto de glucosa y galactosa. Su composición química no tiene un especial interés a nivel nutricional, pero sí es relevante desde el punto de vista digestivo, ya que el organismo tiene que sintetizar una enzima específica, la lactasa, para romper el enlace que une la glucosa a la galactosa. Esta síntesis se lleva a cabo en niveles suficientes en nuestra época de lactantes, pero, a medida que cumplimos años, resulta cada vez más ineficiente. Además, la producción de lactasa está muy ligada al origen étnico, lo que explica que en determinados países del mundo (sobre todo del centro y norte de Europa) se tome leche sin muchos problemas digestivos, mientras que en otros (sobre todo en el sudeste Asiático) su consumo sea residual.

Así, con cada año que pasa, nuestro sistema digestivo pierde progresivamente la tolerancia a este nutriente y por eso cada vez nos sienta peor. Mantener el consumo de leche si actualmente nos sienta bien podría retrasar la aparición de la intolerancia parcial a la lactosa, lo que, en cualquier caso, es una ventaja parcial y no una recomendación de salud pública. No es necesario mantener el consumo de leche solo para que nos siente bien la lactosa durante más años. Por otro lado, en las personas que deciden dejar de tomar leche voluntariamente, lo que se produce es una aceleración del proceso y les empieza a sentar peor la lactosa antes de tiempo, porque da inicio la deshabituación del intestino, que es el responsable de sintetizar la enzima.

El hecho de que la mayoría de la población mundial tenga algún grado de intolerancia parcial a la lactosa ha empujado al sector lácteo a lanzar propuestas como la leche «sin lactosa», para evitar perder cuota de mercado. Aunque, en realidad, la leche «sin lactosa» no es leche sin ese disacárido, sino leche con lactasa, ya que el proceso de fabricación consiste en añadir la enzima a la leche para que el azúcar se digiera en el propio tetrabrik.

Para las personas que deciden seguir tomando leche a pesar de sufrir intolerancia, la leche «sin lactosa» es una opción, igual que lo son las leches vegetales. En cuanto al resto de productos lácteos, hay que observar en qué medida ha afectado su producción y maduración al contenido de lactosa.

Por ejemplo, cuanto más se madura un queso, menos cantidad de lactosa tiene, ya que el azúcar disminuye progresivamente por la acción de los microorganismos y del paso del tiempo. Así, un queso tipo Burgos o fresco tiene mucha más lactosa que un parmesano o manchego curado. En el caso de los yogures, su contenido en lactosa es muy bajo de por sí, ya que los microorganismos que crecen durante la producción de yogur se alimentan precisamente de la lactosa para generar el ácido láctico, que es el responsable de la acidez del yogur, y propiciar que coagule. Por eso la mayoría de las personas que son intolerantes a la lactosa pueden tomar yogures.

¿QUÉ PASA CON EL QUESO?

En el conjunto de los lácteos, el queso es un producto muy palatable que destaca por su consumo hedónico, es decir, por placer. Esto hace que a muchas personas les resulte difícil prescindir de él y que se le llegue a considerar, como a veces se dice, un producto adictivo.

En términos generales, y si hablamos de propiedades nutricionales beneficiosas, el queso no es preferible a otros lácteos, simplemente tiene más concentración de nutrientes y una mayor densidad nutricional que otros lácteos, un mayor contenido en sal y conserva principalmente como fracción proteica la caseína de la leche y no el suero, que es más interesante. Además, su consumo se asocia al aumento de peso.

Sin embargo, lo más importante a la hora de valorar su lugar en nuestra dieta es tener en cuenta de qué tipo de queso hablamos, ya que se trata de un producto ligado muchas veces a platos y preparaciones pocos saludables. Así, el queso no es ni un veneno blanco ni un alimento altamente dañino. Solo es una opción más, con versiones más o menos saludables, y cuyo consumo no es imprescindible. Hay grupos alimentarios que debemos fomentar con mucha más necesidad como ejemplos de fuentes de calcio o proteicas, que sería el caso de las legumbres o los frutos secos.

ALTERNATIVAS VEGETALES, UN SECTOR EN CRECIMIENTO

Como ya apuntábamos en el capítulo 7, las alternativas vegetales a los lácteos están cada vez más implementadas y normalizadas en nuestra sociedad, por lo que vale la pena dedicar un pequeño espacio en este libro a comentar su aportación nutricional.

Lo primero que hay que aclarar es que los productos lácteos no precisan necesariamente de un «sustitutivo» en nuestra dieta, al igual que no existen los sustitutivos de la fruta o los de los frutos secos. Si existen alternativas vegetales es sobre todo por motivos prácticos y culinarios que parten de la premisa de que somos una sociedad acostumbrada a usar productos lácteos, que ha inventado productos que los imitan sin los inconvenientes que presenta la producción láctea. Es decir, que su objetivo no es necesariamente aportar los mismos nutrientes que la leche. De hecho, las primeras bebidas vegetales que se comercializaron fueron la leche de almendras y la de coco, productos que nutricionalmente tienen poco que ver con la leche que produce un animal.

Como las alternativas vegetales son una categoría muy diversa, sus propiedades se definen a partir de su ingrediente de referencia.

Alternativas vegetales de cereales

En este grupo se encuentran las bebidas vegetales de avena, arroz, espelta, etcétera, y su aportación principal desde el punto de vista nutricional son los hidratos de carbono. Su componente predominante es el almidón y nutricionalmente resultan algo pobres, porque no aportan una cantidad suficiente de proteínas.

Alternativas vegetales de frutos secos

En este grupo se encuentran las bebidas vegetales de avellana, almendra, nueces, etcétera y, aunque no sea un fruto seco, también las bebidas de coco. Estas alternativas destacan por su aporte de grasa y, por lo general, no suelen incluir gran cantidad de la materia prima de referencia, porque su objetivo se limita a aromatizar.

Alternativas vegetales de legumbres

Como ya habrás deducido a estas alturas del libro, las alternativas vegetales más similares a los lácteos son las de legumbres y la legumbre de referencia en la producción de leches vegetales es, sin duda, la soja, que ofrece un producto con cantidades muy parecidas de proteína, hidratos de carbono y grasa a las de la leche. Además, muchos fabricantes las enriquecen con vitamina D y calcio, lo que las convierte prácticamente en un homólogo vegetal de la leche de vaca.

¿Qué versión priorizar?

En este caso, la respuesta depende de la frecuencia de consumo. Si tomamos entre dos y tres raciones diarias, ya sea en forma de yogur o de leche, lo conveniente es priorizar la bebida de soja, porque nutricionalmente es mucho más completa.

Si, por el contrario, hablamos de consumos esporádicos como, por ejemplo, para cortar un café o preparar alguna receta muy de vez en cuando, podemos escoger la bebida qué más nos apetezca y nos guste, porque su presencia no es predominante en nuestra dieta.

En general, sí que recomendamos escoger bebidas vegetales enriquecidas en calcio, para facilitar cubrir los requerimientos de este mineral y, a poder ser, sin azúcar añadido, para reducir así la ingesta de azúcar libre. Si es inevitable que lo contengan, una cantidad aceptable estaría en torno a los 3 o 4 g por cada 100 ml, concentración similar a la de la lactosa que contiene la leche.

En cuanto a las alternativas vegetales a los quesos, recomendamos siempre los elaborados a base de frutos secos, tofu o soja y minimizar otras referencias en el mercado fabricadas a base de almidones, harinas o aceites de coco.

Por supuesto, el consumo de helados vegetales, postres vegetales azucarados y cualquier otro producto que sea de una familia de consumo esporádico, es tan poco recomendable como el de las versiones lácteas de estas familias. Una vez más, recuerda que los ultraprocesados vegetales no son más saludables que sus versiones convencionales.

¿QUÉ HUECO PUEDEN OCUPAR ENTONCES LOS LÁCTEOS EN MI ALIMENTACIÓN?

Una vez asumido que el consumo de lácteos no es obligatorio ni imprescindible, estas serían unas buenas pautas para seguir:

- No superar las dos raciones diarias para no desplazar otros productos de más interés.
- Priorizar versiones no azucaradas o con cantidades muy discretas de azúcar.
- Priorizar los lácteos fermentados, como yogures o kéfires, antes que leches o quesos.
- No es necesario elegir las versiones desnatadas. Si quieres tomar lácteos elige la versión que prefieras, porque no hay grandes diferencias entre la entera, la semi y la desnatada. De hecho, las versiones semi y entera son más interesantes si no tienes contraindicaciones.
- Y recuerda que existen las alternativas vegetales y, en el caso de querer tener una composición nutricional equivalente a la de la leche, escoge la de soja con calcio.

Para acabar, recuerda que el calcio no se encuentra únicamente en los productos lácteos. Estas son algunas alternativas sencillas y muy poco promocionadas:

- Una tostada de tahini en el desayuno.
- Una ensalada de col de primero para comer.
- Un puñado de almendras entre horas.
- Una guarnición de brócoli para cenar.

CLAVES DEL CAPÍTULO

- Los lácteos son uno de los alimentos más controvertidos de nuestra historia reciente. En el debate sobre su consumo se mezclan argumentos de salud, éticos y medioambientales.

- En relación con la salud, los lácteos tienen aspectos positivos y negativos. En función de la patología que se esté estudiando pueden ser un factor de riesgo o protector.

- Las dietas sin lácteos son cada vez más frecuentes y, desde el punto de vista clínico, un ejemplo de dietoterapia en crecimiento.

- La mantequilla no es una grasa recomendable ni de consumo diario. Aunque no sean tan malas como se decía hace treinta años, las grasas saturadas siguen siendo un factor de riesgo que hay que comunicar con rigor y sin tantos vaivenes.

- El marketing de los productos lácteos funcionales ha sido muy agresivo, pero casi ninguno de ellos supone una gran contribución a nuestra salud.

- Los lácteos han protagonizado conflictos de intereses muy graves en los países occidentales y sus productores han llegado a influir sobre políticas y recomendaciones de salud pública.

- La leche sin lactosa no es mejor que la convencional, simplemente es más digerible.

- El queso es un ejemplo de alimento muy palatable cuyo consumo es de los más difíciles de reducir.

- Las alternativas vegetales a los lácteos son un sector en crecimiento muy heterogéneo y debemos saber escoger las versiones más saludables entre las disponibles.

¿QUÉ PODEMOS APRENDER DE LOS LÁCTEOS Y SUS ESTRATEGIAS PROMOCIONALES?

- La promoción de los productos lácteos nos ha intentado hacer creer que son la única fuente posible de calcio, pero eso no es cierto.

- A pesar de que se publiciten como tal, no todos los productos lácteos son saludables, por lo que es importante escoger bien, aunque a veces sea complicado, y no permitir que desplacen a otros alimentos más interesantes.

- Las nuevas modas en relación con los lácteos promueven un mayor consumo de mantequilla y queso. Hay que estar alerta ante estas recomendaciones poco fundamentadas.

- Hace falta mucha información y espíritu crítico para contrarrestar los mensajes publicitarios de los alimentos funcionales.

- Hay que estar atentos ante posibles conflictos de intereses por la experiencia de lo que ha sucedido en países de nuestro alrededor.

Capítulo 10

ALCOHOL, ¿FACTOR DE RIESGO O BÁLSAMO CARDIOSALUDABLE?

Las bebidas alcohólicas son las protagonistas de uno de los episodios más dantescos en el ámbito de la nutrición. Me atrevería a decir que no existe ningún otro alimento que se haya promocionado tanto como un producto saludable cuando hay tantas pruebas que demuestran lo contrario.

El único caso comparable, y no es un alimento, sería el del tabaco y sus campañas promocionales avaladas por médicos que lo pintaban como un hábito saludable hasta bien entrado el siglo xx.

Desgraciadamente, el alcohol se ha confundido a menudo con un bálsamo medicinal y saludable de eterna juventud. Pero una cosa es que beber con moderación sea compatible con una dieta saludable, como tantas otras cosas perjudiciales que hacemos y son compatibles con nuestra vida, y otra muy distinta es pensar que beber alcohol es saludable, incluso más que el agua, o que va a mejorar nuestra salud.

A continuación, vamos a repasar los efectos que tiene el alcohol en el organismo, además de algunas de las polémicas legislativas que ha protagonizado en los últimos años.

ALGUNOS DATOS SOBRE CONSUMO DE ALCOHOL

La media de consumo de alcohol mundial per cápita es de 6,2 l de alcohol puro al año, un volumen que habría que repartir entre los distintos tipos de alcohol que se consumen, que son los siguientes:

- 45% bebidas destiladas.
- 34% cerveza.
- 12% vino.

Este consumo se ha mantenido bastante estable durante la última década, excepto en Europa, donde ha aumentado la preferencia por las bebidas fermentadas, es decir, el vino y la cerveza, en detrimento de las destiladas.

Los países más cerveceros del mundos se encuentran en Centroeuropa, República Checa, Austria, Polonia y Alemania, mientras que los del vino se encuentran en el área de influencia mediterránea, Francia, Portugal, Eslovenia, Andorra e Italia.

España ha sido históricamente una gran consumidora de vino. En la década de 1970 se bebían casi 100 l por persona y año, pero este consumo se fue reduciendo hasta alcanzar un mínimo histórico en 2014, con solo 10 l por persona y año. En la actualidad el consumo ha vuelto a repuntar hasta los 29 l anuales por persona.

Cuando hablamos de consumo de alcohol, lo primero que hay que tener en cuenta es que no todos los patrones son igual de perjudiciales. De hecho, aunque ya hemos dicho que ni siquiera el consumo moderado de alcohol es saludable, sí es cierto que tomarlo de forma progresiva permite al cuerpo metabolizarlo y reducir el impacto negativo de este tóxico.

Por el contrario, las intoxicaciones agudas o grandes ingestas de alcohol en un periodo corto de tiempo, lo que todos conocemos como borracheras, tienen un impacto mucho más grave sobre la salud, en especial a nivel neurológico y de forma más acusada en las etapas de desarrollo.

Los datos en España indican que el 37,3% de los adultos admite haber consumido alcohol en grandes cantidades al menos una vez durante el último mes. Este dato es mucho más preocupante en otros países como Angola, Gabón, Congo o Rusia, donde el porcentaje de adultos que admite este tipo de consumo supera el 60%. Además, este patrón de consumo agudo no se relaciona necesariamente con los países con un mayor consumo medio de alcohol, sino que responde a aspectos culturales y a la intención de abusar de la sustancia.

En contraste, los países más abstemios del mundo, Libia, Afganistán y Yemen, se corresponden con zonas del planeta con un fuerte arraigo de la cultura y religión musulmanas.

EFECTOS NEGATIVOS PARA LA SALUD

El alcohol es neurotóxico, adictivo, inmunosupresor y perjudicial para el sistema cardiovascular. Por mucho que se haya repetido, no es bueno para la salud, e incluso un consumo moderado predispone a distintos tipos de cáncer. El Institute for Health Metrics and Evaluation (Instituto de métricas y evaluación sanitarias, IHME) estimó que cada año mueren 2,8 millones de personas por causas atribuibles al alcohol y, además, se sabe que constituye un factor de riesgo para otras condiciones también indeseables, desde lesiones a accidentes, así como otras complicaciones de salud. En función del país del que hablemos, esta fracción suele representar entre el 2 y el 10% de las muertes, aunque hay países donde la cifra se dispara. Uno de los ejemplos más claros es Rusia, donde el alcohol está involucrado directa o indirectamente en el 21% de los fallecimientos.

Por si esto fuera poco, el consumo de alcohol puede conducir a la adicción. En España, la cifra de personas adictas o con una relación inadecuada con el alcohol es del 2%. Aunque, como sucede siempre con las adicciones, esta condición no afecta únicamente a quien la padece, sino que tiene consecuencias en todo su entorno. Por poner un ejemplo, en España, el 17% de los fallecimientos al volante se deben al uso del alcohol.

INTOXICACIONES ETÍLICAS Y CONSUMOS AGUDOS: RIESGO PARA JÓVENES

El consumo excesivo de alcohol, el que persigue la borrachera, se ha incrementado recientemente en nuestro país de forma general, pero especialmente entre los jóvenes. Podríamos decir que lo que ha cambiado es la motivación de consumo: el alcohol ya no es la excusa para mantener encuentros sociales, sino que se buscan los efectos de la intoxicación aguda. Además, los jóvenes empiezan a consumirlo y a abusar de él a edades más tempranas, una tendencia que no es exclusivamente española.

Según datos de la Organización Mundial de la Salud, el 27 % de los jóvenes de todo el mundo de entre quince y diecinueve años son bebedores. Las mayores tasas de consumo de alcohol en esa franja de edad corresponden a Europa (44 %), América (38 %) y el Pacífico occidental (38 %).

Las consecuencias del abuso de alcohol a estas edades van más allá de una resaca, algo que, por cierto, ni siquiera se percibe como problemático en el ámbito social y familiar. Por un lado, tenemos los riesgos físicos inmediatos y obvios, como las probabilidades de tener un accidente, un coma etílico o de meterse en una pelea. Por otro, dado que a una temprana edad no se desarrollan las consecuencias a largo plazo, como cirrosis o hepatitis, típicas de consumidores adultos crónicos, con los jóvenes se tendría que alertar más sobre los trastornos y las afectaciones del desarrollo, especialmente del neuronal.

Durante las borracheras, las altas dosis de alcohol pueden dañar determinadas regiones cerebrales, lo que altera los procesos cognitivos (memoria y aprendizaje) y predispone a seguir consumiendo en el futuro esta y otras sustancias adictivas. Además existe riesgo de afectación de la plasticidad neuronal, lo que puede tener consecuencias negativas para el neurodesarrollo. Por no mencionar los posibles trastornos en el desarrollo hormonal e incluso en el crecimiento. Un problema añadido es que las familias tienden a pensar que sus hijos e hijas consumen menos cantidad de alcohol y menos a menudo de lo que sucede en realidad.

De hecho, en general, la percepción de riesgo sobre el consumo de alcohol está muy desconectada de la realidad. En España, donde se estima que hay casi dos millones de personas que toman alcohol de forma excesiva con regularidad, solo se dispara la alarma social y, en consecuencia, la acción política, cuando se ve afectada la seguridad en forma de accidentes de tráfico, destrozos o comas etílicos. En este contexto, los bebedores con una tasa de consumo problemático que no muestran actitudes violentas ni protagonizan accidentes, que son la mayoría, pasan desapercibidos y no reciben la ayuda ni la atención que necesitan.

Por todo lo expuesto, desde la perspectiva de la salud pública se intenta atajar este problema mediante tres estrategias:

- Retrasar la edad de inicio del consumo de alcohol.
- Reducir el número total de consumidores.
- Minimizar el abuso, en especial a edades tempranas.

Uno de los problemas a los que se enfrentan las campañas de prevención del consumo de alcohol dirigidas a adolescentes es que la salud no funciona como motivación en este segmento de población, porque no es una de sus prioridades. Así, los mensajes del tipo «esto no es sano» tienen un impacto muy limitado, razón por la que las iniciativas más recientes se centran en las consecuencias inmediatas del consumo. Como sociedad debemos ser capaces de explicar a los jóvenes que una noche de borrachera te anula todo el fin de semana y te roba la posibilidad de hacer otras actividades como senderismo, ir al cine, jugar a juegos de mesa o participar en cualquier otra actividad deportiva o cultural. Debemos contrarrestar la idea de que los macrobotellones son lo más divertido del mundo, mientras que salir en bici con los amigos es un aburrimiento. De lo contrario, los jóvenes seguirán pidiendo que se abran botellódromos en sus ciudades en lugar de instalaciones deportivas gratuitas.

MEZCLAR ALCOHOL, ¿RIESGO AÑADIDO?

La sabiduría popular y la experiencia de muchas personas dicta que mezclar alcoholes de distinto tipo y origen es más perjudicial que no hacerlo.

Sin embargo, la ciencia ha estudiado el tema en distintas ocasiones y la conclusión siempre es la misma: mezclar distintos tipos de alcohol no es peor que tomar la misma cantidad pero de un solo tipo. Así, los factores que influyen de verdad sobre las consecuencias del consumo es la cantidad total de alcohol y la comida que lo acompaña, así como el estado nutricional en el que nos encontremos, es decir, nivel de hidratación, reservas, horas de ayuno, etcétera.

La percepción de que la mezcla nos sienta peor puede verse influida por el contexto en el que tienen lugar estos consumos, normalmente banquetes o celebraciones, donde la tendencia es beber de más, en general. Además, son situaciones en las que se acostumbra a mezclar el alcohol con azúcar que, en contra también de la creencia popular, no intensifica los efectos del alcohol, solo nos hace beber más, porque es dulce. Por otro lado, cuando mezclamos distintos tipos de bebidas alcohólicas, nos cansamos menos de ellas, por lo que también acabamos bebiendo más.

El efecto es similar al que sucede con la comida. Se sabe que las personas que comen en tandas, como sucede en los bufés libres o en los banquetes, donde los platos se presentan poco a poco, acaban consumiendo una cantidad de comida mayor de la que perciben y, sobre todo, mayor de la que habrían comido si se la hubieran puesto toda en el plato de buen principio.

Una última hipótesis para esta percepción sobre las mezclas de alcohol es que los refrescos o bebidas energéticas que las acompañan, al ser estimulantes, enmascaran en el momento los efectos depresores del alcohol. Esto, a nivel fisiológico, es como pisar el acelerador y el freno del coche a la vez. Al final, podemos estar tomando un estimulante, la bomba de cafeína que es una bebida energética, junto con un neurodepresor, que es el etanol. Así, no percibimos los efectos del alcohol hasta que se nos pasan los de la cafeína. De hecho, es un efecto que se busca de forma consciente, ya que esto nos permite consumir más alcohol y poder seguir con la fiesta lo que resulta en que en una gran proporción de comas etílicos se descubran mezclas de alcohol con bebidas estimulantes.

EL «CONSUMO RESPONSABLE»

¿Recuerdas lo que hemos dicho hace unos capítulos sobre consumir ultraprocesados «con moderación»? Pues con el alcohol sucede algo parecido.

Para empezar, recomendar un consumo responsable de una sustancia altamente adictiva resulta, en el mejor de los casos, paradójico. Es obvio que existen usos y consumos de alcohol que no acaban provocando un daño extra (más allá del inmediato) en nuestro organismo, pero no se puede considerar el consumo de alcohol una conducta sin riesgo.

Además, la llamada a la moderación da a entender que existen cantidades aceptables o libres de riesgo desde el punto de vista sanitario, algo que desmiente uno de los últimos estudios al respecto, publicado en la prestigiosa revista *The Lancet*, que afirma que no existe ninguna dosis de alcohol segura en relación con la prevención del cáncer.

ALIMENTACIÓN Y CÁNCER, UN BINOMIO COMPLICADO

Como hemos mostrado y explicado a lo largo de todo el libro, la alimentación influye directamente en nuestra salud y en nuestro bienestar. El cáncer, lejos de ser una única dolencia, es una forma de referirnos a un conjunto muy diverso de enfermedades con características comunes pero también con causas y factores de riesgo diversos. Aun así, podemos abordar la relación entre alimentación y cáncer desde tres perspectivas.

El estado nutricional

En la actualidad, sabemos que la obesidad es un factor de riesgo importante en muchos tipos de cáncer, por lo que se recomienda mantener un estado nutricional y un peso saludables.

A este respecto, es importante aclarar que, desde el punto de vista dietético, no es lo mismo prevenir el cáncer que tratarlo, ya que los objetivos nutricionales en ambos casos son muy distintos. Cuando hablamos de prevención, la recomendación general es seguir una dieta frugal, mientras que si nos tenemos que someter a un tratamiento contra el cáncer, el objetivo será aumentar la densidad nutricional, prevenir la desnutrición, contribuir a la acción de la terapia farmacológica o quirúrgica y, sobre todo, mejorar la calidad de vida.

Por eso es importante ser precavidos con las llamadas dietas «anticáncer», porque puede que nos perjudiquen más que ayudarnos.

Los grupos alimentarios

Igual que hay alimentos que sabemos que son factores de riesgo de distintos tipos de cáncer, como el alcohol, las salazones, los embutidos, los alimentos ultraprocesados y también, de forma indirecta, los refrescos y productos azucarados porque contribuyen al sobrepeso, también los hay que previenen distintos tipos de cáncer como, sobre todo, la fruta, la verdura, las hortalizas y las legumbres y, en menor grado, los alimentos integrales.

La exposición a sustancias tóxicas mediante los alimentos

Algunos alimentos contienen sustancias tóxicas que se relacionan con distintos tipos de cáncer. Ejemplos de esto son los metales pesados, como el arsénico que se encuentra en algunos tipos de arroz o el mercurio de las especies muy grandes de pescado azul; las aflatoxinas, consecuencia del crecimiento de hongos en frutos secos; las dioxinas, presentes en algunos de nuestros mares, o los subproductos del cocinado excesivo como la acrilamida, los benzopirenos o los hidrocarburos aromáticos policíclicos.

LA RELACIÓN ENTRE CÁNCER Y ALCOHOL: UNA VERDAD INCÓMODA

Sin embargo, si tuviéramos que elegir un solo grupo alimentario vinculado con el mayor número de tipos de cáncer, este sería sin duda el alcohol. No existe ningún producto similar en este aspecto, debido sobre todo a su alto impacto y su abundante consumo.

Hasta hace unos años, se asumía con normalidad que el consumo excesivo de alcohol estaba relacionado con numerosos tipos de cáncer, entre ellos el colorrectal, de mama, de faringe, de laringe, bucal, de esófago y de hígado.

Sin embargo, los estudios más recientes confirman que incluso el consumo moderado de alcohol está relacionado con el cáncer orofaríngeo, esofágico y de mama. Y sostener lo contrario, hoy en día, es simplemente un intento de ignorar los datos científicos a nuestra disposición. No estamos hablando de correlación, estamos hablando de causa. Y aunque todavía no conocemos del todo sus mecanismos bioquímicos, sí sabemos que sus consecuencias sobre el desarrollo o no de la enfermedad son cruciales.

Es cierto que el cáncer es una enfermedad multifactorial, es decir, que no tiene una única causa. Por eso, cuando hablamos de ella, resulta útil recurrir a la metáfora de la lotería y decir que cuantos menos números compremos, mucho mejor. Así, la recomendación para reducir nuestras probabilidades de contraerlo es hacer actividad física, comer sano y evitar el alcohol y el tabaco.

Por eso, cualquier mensaje que vincule el consumo de alcohol con la protección cardiovascular debe recibirse con cautela y escepticismo. Sobre todo porque suelen basarse en estudios sobre compuestos del vino analizados de forma aislada. Sin embargo, ¿qué más dará que el vino tenga potentes antioxidantes o resveratrol si en su conjunto no es un alimento saludable debido al alcohol que contiene?

Una investigación publicada en *Journal of Studies on Alcohol and Drugs* analizaba los datos obtenidos en 87 estudios y concluía que: «el consumo moderado de alcohol no presenta ningún beneficio respecto al ocasional o la abstinencia».

Sin embargo, como sociedad, tendemos a hacer oídos sordos ante los estudios que demuestran la relación directa entre consumo de alcohol y cáncer. Me pregunto qué sucedería si se publicaran estudios igual de claros y contundentes que relacionaran las redes wifi, las antenas de radio o los aditivos con la aparición de esta enfermedad. No me cabe duda de que se desataría la alarma social y, muy probablemente, se exigirían medidas inmediatas por parte de las autoridades. En cambio, en el contexto español, seguimos haciendo apología del gin-tonic, considerando más «macho» a quien más bebe y tildando de «flojas» a las personas abstemias.

En el ámbito comunicativo, las guías alimentarias publicadas por instituciones públicas siguen incluyendo el consumo de bebidas alcohólicas, exhortando a un consumo «moderado» y «responsable», e incluso hay guías de hidratación que indican que el consumo moderado ha mostrado beneficios en adultos sanos. En el ámbito privado, las marcas de bebidas alcohólicas recurren a personajes famosos y deportistas para que sean sus rostros visibles, y lo consiguen. Así las cosas, es más que comprensible que los niveles de ingesta en nuestro país no se reduzcan, a pesar de que la evidencia científica nos dice que no existe un consumo de alcohol «recomendable» y que desde el punto de vista sanitario solo hay una indicación posible: cuanto menos alcohol, mejor.

Si tan claro está, ¿por qué el mensaje no es más contundente?

ALCOHOL, CÁNCER Y *LOBBIES* EN LA UNIÓN EUROPEA

En febrero de 2022 se aprobó el Plan europeo contra el cáncer en la Eurocámara, que llegó tras un proceso bastante polémico, porque su texto es muy amplio y aborda la prevención del cáncer desde muchos puntos de vista. Uno de los aspectos que se trataron fue la relación entre cáncer y alcohol y cómo podían afectar las recomendaciones que aprobase Europa al consumo de vino o cerveza.

Tuve la oportunidad de vivir en Estrasburgo el debate previo a la aprobación y hacerle seguimiento, gracias a una acreditación por parte del Parlamento Europeo de España. En mi opinión, aquel debate tenía que ser un punto de inflexión, una oportunidad única para frenar el consumo de alcohol en Europa.

Por desgracia, la discusión acabó centrándose más en aspectos económicos que de salud pública. Un buen grupo de europarlamentarios conservadores pretendían incluso eliminar del texto la referencia al estudio de *The Lancet* donde se afirma que «no existe nivel de consumo seguro en cuanto a prevención de cáncer». Aquella imagen me resulto muy ilustrativa: políticos queriendo borrar de un documento la evidencia científica. Para compensar las cosas, Tilly Metz, eurodiputada de Luxemburgo por los Verdes, se atrevió a decir en voz alta: «Es una pena que muchos colegas eurodiputados hayan venido aquí a defender los intereses de la industria del alcohol y no la salud de la ciudadanía».

La política finalmente aprobada resultó ser muy interesante en materia de prevención en Europa, pero las bebidas alcohólicas salieron muy poco perjudicadas, ya que se rechazó que tuviesen que lucir advertencias, igual que el tabaco, sobre los perjuicios que comporta su consumo para la salud. El texto tampoco mencionó que el alcohol es perjudicial a todas las dosis, porque los eurodiputados que defendían los intereses de los productores de bebidas alcohólicas lograron rebajar el tono del texto para que solo indicara que el consumo «nocivo» tiene efectos negativos. Pero, ¿qué es un consumo nocivo? Nadie lo sabe. Igual que los términos «consumo ocasional», «con moderación» o «con responsabilidad», la palabra nocivo juega a la indeterminación.

Mi hipótesis es que, para cumplir con el marco europeo, en unos años dejaremos de recomendar un consumo responsable de alcohol y pasaremos a pedir que se evite el consumo nocivo. Aunque sigamos sin saber cuánto es eso.

SI EL ALCOHOL ES MALO, ¿POR QUÉ LO HAN RECOMENDADO TANTOS MÉDICOS?

A estas alturas del libro no creo que sea necesario hacer más hincapié en la idea de que los profesionales sanitarios no están siempre en posesión de la verdad. Al contrario, en ocasiones, como hemos ido explicando, llegan incluso a perpetuar determinados mitos relacionados con la nutrición. Y eso no es todo, como ya hemos dicho, pues, a principios y mediados del siglo xx hubo médicos que recomendaban el consumo de tabaco. Y durante mucho tiempo ha habido asociaciones de pediatría que regalaban galletas y dentistas que daban piruletas a los niños cuando salían de la consulta.

Si hablamos de alcohol, tenemos ejemplos sonrojantes:

- La Fundación Española del Corazón ha participado en diversas campañas de promoción del consumo de bebidas alcohólicas y de blanqueamiento de sus efectos para la salud. Si consultas su web, encontrarás artículos tendenciosos sobre el consumo de alcohol o sus propiedades nutricionales.
- El llamado Centro de Información Cerveza y Salud, que bien podríamos bautizar como de desinformación, es otra entidad que trabaja para generar artículos científicos y divulgativos que vinculan el consumo de bebidas alcohólicas con efectos positivos sobre la salud.

Afortunadamente, durante los últimos años, esto ha empezado a cambiar y las voces críticas con la promoción del consumo de alcohol ya no son un fenómeno aislado en el ámbito sanitario. No obstante, como observamos quienes nos dedicamos a la formación y al ejercicio profesional de la dietética y nutrición, aún hay quien se aferra a ideas anticuadas.

En 2018, compartí en Twitter una foto que me hicieron llegar de materiales para preparar el examen de acceso a Médico Interno Residente (MIR), donde se daba información contraria a la evidencia científica.

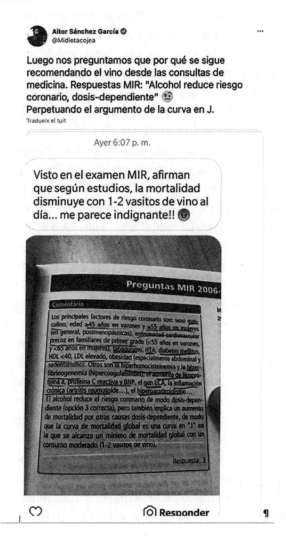

Así, en materiales de estudio de algunas academias especializadas se siguen compartiendo afirmaciones como, por ejemplo: «El alcohol reduce el riesgo coronario de un modo dosis dependiente».

Esta afirmación es falsa y se basa en una hipótesis que lleva años desmontada, la conocida como «paradoja francesa», término atribuido al cardiólogo irlandés de finales del siglo XIX, Samuel Black, que observó que la incidencia de accidentes cardiovasculares en Francia era menor que en Irlanda. Este dato resultaba sorprendente, aún más teniendo en cuenta el elevado consumo de grasa en el país galo, macronutriente que, como hemos dicho en capítulos anteriores, se relacionaba directamente en la época con este tipo de afecciones. En busca de una explicación plausible, muchos autores apuntaron al consumo de vino, solo porque su consumo medio en Francia era muy alto. Por esta misma regla de tres, podrían haber atribuido el fenómeno a comer *baguettes*, llevar boina o hablar francés, pero, por lo que fuera, eligieron el vino.

Este es un claro ejemplo de que, en estadística, correlación no es lo mismo que causalidad. Lo vamos a ver clarísimo con un ejemplo. Si yo digo que «Poseer un reloj Rolex se relaciona con ser rico», estoy estableciendo una correlación que se cumple prácticamente en todos los casos, excepto si un millonario que nos quiere mucho nos regala uno o si decidimos robarlo. En cualquier caso, queda claro que tener el reloj no es lo que te hace rico, no es la causa de tu riqueza. Por tanto, no podríamos decir: «Poseer un reloj Rolex te hace rico».

Pues lo mismo sucede con la paradoja francesa: que las personas que consumen alcohol con moderación tengan un menor riesgo cardiovascular, o incluso menor mortalidad, no convierte este consumo en la causa. Quizá también a libros con moderación, ¿y qué?

Lo que sucede en realidad es que ese grupo poblacional cuenta también con muchos otros privilegios y factores de protección. Las personas que beben con moderación tienen un nivel socioeconómico concreto, una calidad de vida mayor y relaciones sociales sanas. Además, quedan fuera de este grupo las personas enfermas que no pueden beber alcohol o enfermos crónicos que tienen un peor estado de salud.

Queda claro que no se puede evaluar el efecto de una sustancia solo mediante estudios observacionales y que, en cualquier caso, siempre hay que intentar tener en cuenta todas las variables que puedan afectar al resultado final.

Pero, sobre todo, queda claro que si queremos acabar con estos mitos y falsas creencias en el ámbito sanitario, lo que hay que evitar a toda costa es que se enseñen durante la formación académica de los futuros médicos.

«PUES MI ABUELO VIVIÓ HASTA LOS NOVENTA Y CINCO AÑOS Y BEBÍA ALCOHOL A DIARIO»

¿En serio? ¿Y por qué todos los demás que tenían el mismo hábito no llegaron a una edad tan longeva? ¿Por qué atribuyes la longevidad de esa persona al consumo de alcohol y no a otras variables que, a la luz de lo que sabemos hoy en día, tienen mucho más sentido? Por ejemplo, que viviera una vida activa durante muchas décadas, que no dejara de moverse ni de hacer actividades estimulantes, etcétera.

Vincular la longevidad de un abuelo con su consumo de alcohol es tan anecdótico como hacerlo con que usara estufas tradicionales. La diferencia es que la falacia del alcohol nos resulta socialmente aceptable.

LA INDUSTRIA DEL ALCOHOL NO TENDRÍA QUE HABERSE VENDIDO NUNCA COMO SALUDABLE

Que una industria quiera promocionar sus productos es totalmente comprensible, que lo haga mediante mentiras que perjudican la salud pública ya no lo es tanto.

Lo menos que merecemos como consumidores es poder decidir libremente si queremos consumir o no productos que tienen un efecto negativo en nuestra salud. Porque es de eso de lo que estamos hablando, no de prohibir. Quienes dicen «¡A ver si al final tampoco vamos a poder tomar alcohol» solo ofrecen un argumento infantil, enfadados porque se les lleva la contraria. Nadie nos prohíbe consumir alcohol, simplemente se informa de que es un hábito perjudicial para nuestra salud, como el sedentarismo y el tabaco.

Además, en nuestra cultura y en nuestro contexto, el alcohol forma parte de nuestra gastronomía y su consumo está más que aceptado: de hecho, son las personas abstemias quienes más tienen que justificarse cuando deciden no beber en encuentros sociales.

Lo que no se puede y no se debería hacer es promover el consumo de alcohol como un producto saludable. Porque no lo es.

Aun así, las reacciones ante esta advertencia son viscerales y muchas personas se sienten atacadas y cuestionadas. Esto ha hecho que yo mismo, en mis intervenciones sobre este tema en medios de comunicación y conferencias, acabe reconociendo que consumo alcohol de forma ocasional. Creo que reconocer mi propio consumo como dietista-nutricionista aterriza el mensaje en la realidad y hace que buena parte de quienes lo reciben se sientan menos juzgados.

Esto es algo que hay que tener en cuenta a menudo en la comunicación sanitaria. Por ejemplo, según como le digamos a una madre que la lactancia materna es lo mejor para su bebé, podemos hacer que se sienta culpable y juzgada si no puede dar el pecho. O cuando informamos de determinadas maneras a una familia de que las galletas son malsanas, podemos activar sus mecanismos de defensa y generar culpabilidad en los padres.

Por eso, si el peaje que tengo que pagar para comunicar los perjuicios que causa el alcohol es decir que yo mismo disfruto a veces de una caña o de una copa de vino, creo que vale la pena. Aunque, en realidad, no tendría que ser necesario.

Mi esperanza es que, en el futuro, empecemos a ver concesiones también del otro lado. Así, igual que el personal sanitario tenemos que aceptar la convivencia con hábitos que no siempre son saludables, la industria del alcohol podría aplicarse el cuento y empezar a promocionar sus productos con argumentos que no sean mentira. Quien quiera puede defender las bebidas alcohólicas por motivos gastronómicos, hedónicos, culturales o incluso de apoyo a un sector concreto, pero no con afirmaciones falsas sobre salud pública.

CLAVES DEL CAPÍTULO

- El alcohol ha sido un producto controvertido, aunque la evidencia científica sobre sus perjuicios para nuestro organismo es aplastante.

- No todos los patrones de consumo de alcohol son igual de perjudiciales.

- Los daños del alcohol son diversos. Los hay inmediatos, como los accidentes o la violencia, y a medio y largo plazo, en forma de factor de riesgo de muchos tipos de cáncer o problemas de desarrollo neuronal.

- No existe un nivel de consumo seguro o responsable. El alcohol es perjudicial también en consumos moderados.

- La relación causa-efecto entre consumo de alcohol y diferentes tipos de cáncer se da incluso en dosis bajas. No se puede afirmar que exista un consumo libre de riesgos o perjuicios.

- Desde el ámbito sanitario se ha recomendado de manera injustificada y durante mucho tiempo el consumo de alcohol, en parte por conflictos de intereses y presiones de la industria de las bebidas alcohólicas.

- Ha sido un error vincular durante años el consumo de alcohol a la salud, pues ha contribuido a crear una idea errónea en la población general.

¿QUÉ DEBEMOS TENER CLARO SOBRE EL CONSUMO DE ALCOHOL?

- El consumo agudo de alcohol es mucho más perjudicial que el crónico, aunque esto no convierte en despreciables las consecuencias del segundo.

- No se pueden medir los efectos adversos de un alimento atendiendo únicamente a su impacto en la salud, sobre todo si, como el alcohol, afecta también a otros ámbitos y puede generar dependencia o adicción.

- Las recomendaciones del personal sanitario pueden verse afectadas por conflictos de intereses con la industria. En el caso del alcohol, aunque se ha llegado a recomendar su consumo desde asociaciones médicas, no hay duda sobre sus efectos negativos sobre la salud.

- Las políticas públicas también son víctima de los conflictos de intereses. Incluso instituciones tan democráticas como el Parlamento Europeo se han visto afectadas por ellas.

- La divulgación sobre dietética y nutrición no debe considerarse un juicio ni un ataque a nuestra persona. Su objetivo es darnos las herramientas para tomar las mejores decisiones a partir de la información más veraz posible.

EL RELATO DE MODA

A lo largo del libro hemos visto que cada uno de los debates y controversias tiene muchos matices que vale la pena aclarar, pero que también contienen aprendizajes que deberíamos tener en cuenta para mejorar los consejos de salud pública y la divulgación sobre dietética y nutrición en el futuro.

Antes de terminar, vale la pena repasarlos.

Es imprescindible conocer y poder explicar a qué se deben los resultados de una planificación dietética.

Por ejemplo, que el ayuno intermitente funciona porque es una forma —no la única, ni la mejor ni la más recomendable en todos los casos— de alcanzar el déficit calórico.

Antes de hacer cualquier afirmación categórica, hay que investigar y comprobar científicamente la veracidad de nuestras hipótesis.

Un buen ejemplo de esto es la dieta cetogénica, un planteamiento cuyas hipótesis sobre la cetosis resultaron no ser del todo acertadas.

Nuestra fisiología y nuestra salud son demasiado complejas, por lo que una única parte nunca va a poder explicar el todo.

Aunque las dietas *low carb* aciertan al decir que los hidratos de carbono que nos han rodeado durante los últimos años no son los más sanos, no se puede basar una dieta en un único nutriente ni en una única ruta fisiológica en nuestro cuerpo, en este caso la glucemia. Para entender la nutrición debemos tener en cuenta todos los sistemas y rutas metabólicas y no vale quedarse con la parte que nos convenga en cada momento.

Que una cosa se haya hecho en el pasado no quiere decir que sea idónea ni lo mejor para el ser humano actual.

Esto lo hemos visto al hablar de las dietas paleo, que aunque puedan ser interesantes para trazar hipótesis que nos permitan entender la salud del ser humano y qué cosas nos han acompañado durante siglos, no se deben usar para justificar pautas que no estén respaldadas por la ciencia.

Los alimentos que consumimos pueden llegar a generarnos estímulos irreales que cambian nuestra relación con la comida.

Lo volveremos a repetir una vez más: los productos ultraprocesados nos distraen de la comida saludable y disparan nuestras percepciones sensoriales hasta el punto de que pueden hacernos enfermar; ahora bien, no debemos caer en la trampa de pensar que son el único problema de nuestra alimentación y permitir que esto nos distraiga de las verdaderas prioridades de salud pública. Es imprescindible encontrar un equilibrio entre disfrute y dieta saludable.

Comer materias primas, sobre todo a partir de productos frescos vegetales, sigue siendo uno de los mayores consensos que ha existido en la historia de la nutrición.

Lo hemos explicado y justificado de distintas maneras a lo largo de todo el libro: las materias primas deben ser la base de nuestra alimentación. Este abordaje de calidad en la dieta nos permite también integrar un mensaje intuitivo de salud mediante la elección de alimentos mínimamente procesados. Ahora bien, es vital no cometer los mismos errores comunicativos que la industria alimentaria ha usado para engañarnos con la comida malsana: comer saludable no debería convertirse en un integrismo construido a base de mentiras.

Podemos seguir una alimentación cien por cien vegetal como una opción coherente con nuestra salud, el planeta y el resto de los animales que lo habitan.

Esto ha quedado claro al hablar de la dieta vegana, una opción que nos obliga a replantearnos la relación que tenemos con nuestro entorno y el impacto que tiene nuestra forma de vida en otros seres vivos. También es una propuesta que nos muestra cómo tanto la dieta como el *statu quo* convencionales ofrecen muchas resistencias para actualizarse.

Hay que meditar bien no solo qué mensajes transmitimos, sino cómo lo hacemos. Hay que prever cómo van a reaccionar las personas que nos escuchen.

Como hemos visto al hablar de las proteínas, la actualización de la información disponible es básica para huir del alarmismo, pero, al explicar la necesidad de consumir proteínas, debemos ser capaces de incluir también información sobre cuáles son las fuentes más saludables.

Muy a menudo, en nutrición, cuando dos posturas están en las antípodas la una de la otra, lo más probable es que la verdad se encuentre en el punto medio.

El mejor ejemplo de esto son los lácteos, que la industria promueve como imprescindibles y sus detractores consideran peligrosos. Ya hemos visto que ni lo uno ni lo otro (si se escogen las versiones saludables).

Nunca deberíamos describir como saludables productos tóxicos o que puedan conducir a un consumo excesivo.

El caso del alcohol es paradigmático de esto y nos permite también recordar los graves conflictos de intereses existentes entre la industria alimentaria y el mundo de la comunicación y la divulgación dietéticas.

DISTINTOS RELATOS PARA UN MISMO MENSAJE

No quiero terminar este libro sin reflexionar un momento acerca de los distintos relatos que se han empleado a lo largo de las últimas décadas para intentar transmitir un mismo mensaje.

Porque es cierto que, en nutrición, los mensajes, tendencias y modas sobre qué tenemos que comer y por qué fluctúan cada pocos años.

Si hablamos sobre el **qué**, en las últimas décadas hemos asistido a la era del «bajo en grasas», la del «bajo en hidratos de carbono» y ahora estamos inmersos en la del «alto en proteínas».

Si nos centramos en los micronutrientes, hemos tenido épocas de hacer hincapié en la importancia de los antioxidantes, que perdieron protagonismo en favor del calcio o el hierro, que dieron paso a la fiebre del omega-3, que ha sido relevada recientemente por la del magnesio o la vitamina D.

Si hablamos de **por qué**, deberíamos seguir determinada dieta, las opciones se multiplican:

- Hay que comer así porque hay que ingerir menos calorías.
- Hay qué comer así porque hay que cubrir la ingesta de todos los nutrientes.
- Hay que comer así porque hay que incorporar más antioxidantes.
- Hay que comer así porque hay que combatir el estrés oxidativo.
- Hay que comer así porque hay que proteger el corazón.
- Hay que comer así porque hay que potenciar los micronutrientes.
- Hay que comer así porque lo hacían nuestros ancestros.
- Hay que comer así porque nuestro sistema inmunitario debe estar alerta.
- Hay que comer así porque lo dice nuestra genética.
- Hay que comer así porque hay que cuidar nuestra microbiota.
- Etcétera, etcétera, etcétera.

Así, año tras año, un relato sustituye a otro, aunque se supone que todos avanzan en una misma dirección.

Pero ¿sabes qué?

Casi todos estos abordajes han nacido en momentos históricos donde teníamos claro qué era importante comer para cuidar la salud general. Los cambios de relato responden a estrategias para intentar comunicar mejor el mismo mensaje o, simplemente, vendernos el nuevo enfoque de moda centrándose en distintos aspectos. Porque, curiosamente, la mayoría de ellos coinciden en sus recomendaciones.

Si las miras de cerca, resulta que la dieta cardiovascular, la antioxidante, la antiinflamatoria, la dieta para la microbiota, todas ellas, son saludables porque se basan en materias primas mínimamente procesadas, abundancia de productos frescos, proteínas de calidad, grasas saludables y agua como fuente prioritaria de hidratación.

La realidad es que hace décadas que sabemos, cada vez con mayor precisión, qué es saludable para el ser humano. Lo único que cambia es el lazo con el que envolvemos el paquete.

¿CÓMO APLICAR LOS APRENDIZAJES DE ESTE LIBRO?

A lo largo del libro he intentado no solo arrojar luz sobre los debates abiertos en el mundo de la nutrición actual, sino también dejar claras cuáles son las prioridades en cuanto a alimentación y salud.

En un mundo, y sobre todo en unas redes sociales, donde se recomienda con la misma insistencia incrementar la ingesta de legumbres que tomar agua con vinagre antes de las comidas, creo que es imprescindible ordenar y jerarquizar los mensajes. Por eso, te dejo a continuación un resumen de mi propuesta global para una vida más saludable.

Espero que te ayude a tener siempre a mano las prioridades y, sobre todo, te permita tomar las mejores decisiones.

Prioridades en el ámbito de la salud

Recuerda siempre que la alimentación es uno de los muchos aspectos que contribuyen en la mejora o mantenimiento de una buena salud. Esta sería una lista de otros aspectos de igual importancia:

- Alimentación saludable.
- Actividad física regular.
- Cuidado de la salud mental.
- Relaciones personales y sociales de calidad, sexualidad satisfactoria.
- Descanso y sueño de calidad.
- No consumir tóxicos adictivos (tabaco, alcohol y otras sustancias).
- Higiene correcta.
- Contacto con la naturaleza y entornos libres de contaminación.

Una buena salud se basa en el equilibrio de todos estos factores. Igual que para determinar la calidad de la proteína hay que tener en cuenta cuál es el aminoácido que se encuentra en ese alimento en menor cantidad, denominado aminoácido limitante, yo propongo la metáfora del hábito limitante para entender en qué estado se encuentra nuestra salud.

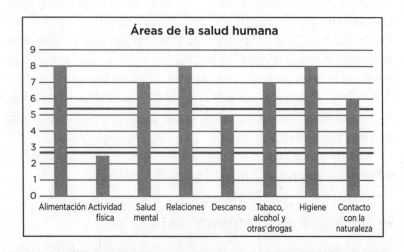

Esta visión de conjunto puede ayudarte a ganar perspectiva y, sobre todo, a liberarte de presiones innecesarias. Por ejemplo, quizá te estes preocupando mucho por llevar una alimentación óptima, pero estás descuidando tu descanso y actividad física. En este caso, tiene más sentido empezar a buscar formas de mejorar estos dos últimos factores que centrarte en llevar tu dieta del notable al sobresaliente.

Si quieres mejorar tu salud global, empieza por no «suspender» en ninguna de las áreas o, al menos, identifica cuáles de ellas está en tu mano mejorar y modificar.

Prioridades en nutrición y en dietética

Las prioridades reales en alimentación no se encuentran explorando qué alimentos hay que consumir y con qué frecuencia, sino analizando nuestro punto de partida y adónde queremos llegar.

Así, como primer acercamiento a una dieta saludable, los mejores consejos que se pueden dar son los siguientes:

- Aumentar el consumo de alimentos que sean factor de protección.
- Introducir alimentos que conlleven beneficios para la salud, en sustitución de otros que no lo hagan.
- Reducir y minimizar el consumo de alimentos que sean factor de riesgo.

El siguiente cuadro muestra las prioridades en cuanto a dietética para la población general de nuestro entorno actual:

Más	Cambiar a	menos
Frutas y hortalizas	Agua	Sal
Legumbres	Alimentos integrales	Azúcares
Frutos secos	Aceite de oliva virgen	Carne roja y procesada
Vida activa y social	Alimentos de temporada y proximidad	Alimentos ultraprocesados

Adaptaciones individuales

Cuando tu alimentación esté basada en las premisas del punto anterior, puedes empezar a pensar en introducir adaptaciones basadas en tu contexto personal que te permitan alcanzar tus objetivos o se ajusten mejor a tu contexto y preferencias. Algunas preguntas que puedes plantearte son las siguientes:

- ¿Quiero que mi entrenamiento y mi alimentación sean coherentes?
- ¿Quiero probar otro tipo de dieta para generar estímulos o adaptaciones?
- ¿Qué número de comidas al día me va mejor hacer?
- ¿Quiero hacer ayuno intermitente?
- ¿Quiero adaptar mi alimentación a mis ritmos circadianos y horarios?
- ¿Quiero adaptar mi alimentación a mi ciclo menstrual?
- ¿Tengo que adaptarme a alguna limitación como, por ejemplo, falta de tiempo, de dinero o de habilidades culinarias? Si es así, te recomiendo encarecidamente que leas mi segundo libro *Mi dieta ya no cojea*.
- ¿Quiero perseguir objetivos distintos a la salud –éticos, medioambientales– mediante la alimentación, pero sin que esta se resienta?

Cuestiones anecdóticas en nutrición

Hay pautas muy fáciles de encontrar en internet y redes sociales que se han vendido como trucos infalibles, a pesar de que su impacto sobre la salud es, en el mejor de los casos, negligible en comparación con todo lo comentado hasta ahora. Estos son algunos ejemplos:

- Beber agua con vinagre antes de las comidas.
- Echar canela a los dulces para que suba menos la glucemia.
- Guardar los tubérculos en el frigorífico para que desarrollen almidón resistente.
- Hacerte caldos de huesos porque lo hacían nuestros ancestros.
- Hacer recetas *healthy* de ultraprocesados.
- Contar el número de ingredientes a la hora de comprar.
- Tomar batidos detox para «depurarse».
- Tomar proteína cada cuatro horas o nada más terminar el entrenamiento.
- Comprar alimentos enriquecidos o fortificados para mejorar tu dieta.

La lista es interminable y muchos de ellos los hemos mencionado y desmontado a lo largo del libro. Mi recomendación en este caso es que la próxima vez que te encuentres con una recomendación anecdótica de este tipo, te preguntes por qué esa persona o entidad se está centrando en transmitir ese mensaje y no uno que haga hincapié en las verdaderas prioridades. Ya verás que, como hemos explicado al principio, seguramente será por uno de estos motivos:

- Desactualización.
- Conflictos de intereses.
- Posturas extremas.
- Falta de visión integral.
- Mala comunicación.

Gracias por leerme una vez más.
¡Que aproveche!

BIBLIOGRAFÍA

1. Ayuno intermitente: ¿El truco definitivo para adelgazar?

ANTON, S. D., Moehl, K., Donahoo, W. T., Marosi, K., Lee, S. A., Mainous, A. G., Leeuwenburgh, C., & Mattson, M. P. (2018). Flipping the Metabolic Switch: Understanding and Applying the Health Benefits of Fasting. *Obesity (Silver Spring, Md.)*, 26(2), 254-268. <https://doi.org/10.1002/oby.22065>.

ARAGON, A. A., & Schoenfeld, B. J. (2022). Does Timing Matter? A Narrative Review of Intermittent Fasting Variants and Their Effects on Bodyweight and Body Composition. *Nutrients*, 14(23), 5022. <https://doi.org/10.3390/nu14235022>.

ARCH, J. R. S. (2005). Central regulation of energy balance: Inputs, outputs and leptin resistance. *The Proceedings of the Nutrition Society*, 64(1), 39-46. <https://doi.org/10.1079/pns2004407>.

BAO, R., Sun, Y., Jiang, Y., Ye, L., Hong, J., & Wang, W. (2022). Effects of Time-Restricted Feeding on Energy Balance: A Cross-Over Trial in Healthy Subjects. *Frontiers in Endocrinology*, 13, 870054. <https://doi.org/10.3389/fendo.2022.870054>.

BYRNE, N. M., Sainsbury, A., King, N. A., Hills, A. P., & Wood, R. E. (2018). Intermittent energy restriction improves weight loss efficiency in obese men: The MATADOR study. *International Journal of Obesity (2005)*, 42(2), 129-138. <https://doi.org/10.1038/ijo.2017.206>.

DAVOODI, S. H., Ajami, M., Ayatollahi, S. A., Dowlatshahi, K., Javedan, G., & Pazoki-Toroudi, H. R. (2014). Calorie Shifting Diet Versus Calorie Restriction Diet: A Comparative Clinical Trial Study. *International Journal of Preventive Medicine*, 5(4), 447-456.

DETHLEFSEN, M. M., Bertholdt, L., Gudiksen, A., Stankiewicz, T., Bangsbo, J., van Hall, G., Plomgaard, P., & Pilegaard, H. (2018). Training state and skeletal muscle autophagy in response to 36 h of fasting. *Journal of Applied Physiology (Bethesda, Md.: 1985)*, 125(5), 1609-1619. <https://doi. org/10.1152/japplphysiol.01146.2017>.

DIAZ, E. O., Prentice, A. M., Goldberg, G. R., Murgatroyd, P. R., & Coward, W. A. (1992). Metabolic response to experimental overfeeding in lean and overweight healthy volunteers. *The American Journal of Clinical Nutrition*, 56(4), 641-655. <https://doi.org/10.1093/ajcn/56.4.641>.

DULLOO, A. G., Jacquet, J., Montani, J.-P., & Schutz, Y. (2015). How dieting makes the lean fatter: From a perspective of body composition autoregulation through adipostats and proteinstats awaiting discovery. *Obesity Reviews*, 16(S1), 25-35. <https://doi.org/10.1111/obr.12253>.

FRIEDMAN, J. M. (2004). Modern science versus the stigma of obesity. *Nature Medicine*, 10(6), 563-569. <https://doi.org/10.1038/nm0604-563>.

HALBERG, N., Henriksen, M., Söderhamn, N., Stallknecht, B., Ploug, T., Schjerling, P., & Dela, F. (2005). Effect of intermittent fasting and refeeding on insulin action in healthy men. *Journal of Applied Physiology (Bethesda, Md.: 1985)*, 99(6), 2128-2136. <https://doi.org/10.1152/japplphy siol.00683.2005>.

HARRIS, L., McGarty, A., Hutchison, L., Ells, L., & Hankey, C. (2018). Short-term intermittent energy restriction interventions for weight management: A systematic review and meta-analysis. *Obesity Reviews: An Official Journal of the International Association for the Study of Obesity*, 19(1), 1-13. <https://doi.org/10.1111/obr.12593>.

HARTMANN-BOYCE, J., Johns, D. J., Jebb, S. A., Aveyard, P., & Behavioural Weight Management Review Group. (2014). Effect of behavioural techniques and delivery mode on effectiveness of weight management: Systematic review, meta-analysis and meta-regression. *Obesity Reviews: An Official Journal of the International Association for the Study of Obesity*, 15(7), 598-609. <https://doi.org/10.1111/obr.12165>.

HENTILÄ, J., Ahtiainen, J. P., Paulsen, G., Raastad, T., Häkkinen, K., Mero, A. A., & Hulmi, J. J. (2018). Autophagy is induced by resistance exercise in young men, but unfolded protein response is induced regardless of

age. *Acta Physiologica (Oxford, England)*, *224*(1), e13069. https://doi.org/
10.1111/apha.13069.

HUTCHISON, A. T., Regmi, P., Manoogian, E. N. C., Fleischer, J. G., Wittert,
G. A., Panda, S., & Heilbronn, L. K. (2019). Time-Restricted Feeding
Improves Glucose Tolerance in Men at Risk for Type 2 Diabetes: A
Randomized Crossover Trial. *Obesity (Silver Spring, Md.)*, *27*(5), 724-732.
<https://doi.org/10.1002/oby.22449>.

JAMSHED, H., Steger, F. L., Bryan, D. R., Richman, J. S., Warriner, A. H., Ha-
nick, C. J., Martin, C. K., Salvy, S.-J., & Peterson, C. M. (2022). Effectiveness of Early Time-Restricted Eating for Weight Loss, Fat Loss, and
Cardiometabolic Health in Adults With Obesity: A Randomized Clinical Trial. *JAMA Internal Medicine*, *182*(9), 953-962. <https://doi.org/10.1001/
jamainternmed.2022.3050>.

JOHNSTONE, A. (2015). Fasting for weight loss: An effective strategy or latest dieting trend? *International Journal of Obesity (2005)*, *39*(5), 727-733.
<https://doi.org/10.1038/ijo.2014.214>.

KEENAN, S., Cooke, M. B., Chen, W. S., Wu, S., & Belski, R. (2022). The
Effects of Intermittent Fasting and Continuous Energy Restriction
with Exercise on Cardiometabolic Biomarkers, Dietary Compliance,
and Perceived Hunger and Mood: Secondary Outcomes of a Randomised, Controlled Trial. *Nutrients*, *14*(15), 3071. <https://doi.org/10.3390/nu
14153071>.

KERNDT, P. R., Naughton, J. L., Driscoll, C. E., & Loxterkamp, D. A. (1982).
Fasting: The history, pathophysiology and complications. *The Western
Journal of Medicine*, *137*(5), 379-399.

LEIBEL, R. L., Rosenbaum, M., & Hirsch, J. (1995). Changes in energy expenditure resulting from altered body weight. *The New England Journal of Medicine*, *332*(10), 621-628. <https://doi.org/10.1056/NEJM199503093321001>.

LEVINE, J. A. (2014). Lethal Sitting: Homo Sedentarius Seeks Answers. *Physiology*, *29*(5), 300-301. <https://doi.org/10.1152/physiol.00034.2014>.

LEVINE, J. A., Schleusner, S. J., & Jensen, M. D. (2000). Energy expenditure
of nonexercise activity. *The American Journal of Clinical Nutrition*, *72*(6),
1451-1454. <https://doi.org/10.1093/ajcn/72.6.1451>.

LLOYD-WILLIAMS, F., Mwatsama, M., Ireland, R., & Capewell, S. (2009). Small changes in snacking behaviour: The potential impact on CVD mortality. *Public Health Nutr*, *12*. <https://doi.org/10.1017/S13689800080 03054>.

LOWE, D. A., Wu, N., Rohdin-Bibby, L., Moore, A. H., Kelly, N., Liu, Y. E., Philip, E., Vittinghoff, E., Heymsfield, S. B., Olgin, J. E., Shepherd, J. A., & Weiss, E. J. (2020). Effects of Time-Restricted Eating on Weight Loss and Other Metabolic Parameters in Women and Men With Overweight and Obesity: The TREAT Randomized Clinical Trial. *JAMA Internal Medicine*, *180*(11), 1491-1499. <https://doi.org/10.1001/jamainternmed. 2020.4153>.

LUCAN, S. C., & DiNicolantonio, J. J. (2015). How calorie-focused thinking about obesity and related diseases may mislead and harm public health. An alternative. *Public Health Nutrition*, *18*(4), 571-581. <https:// doi.org/10.1017/S1368980014002559>.

LUND, J., Gerhart-Hines, Z., & Clemmensen, C. (2020). Role of Energy Excretion in Human Body Weight Regulation. *Trends in Endocrinology & Metabolism*, *31*(10), 705-708. <https://doi.org/10.1016/j.tem.2020.06.002>.

MALHOTRA, A., DiNicolantonio, J. J., & Capewell, S. (2015). It is time to stop counting calories, and time instead to promote dietary changes that substantially and rapidly reduce cardiovascular morbidity and mortality. *Open Heart*, *2*(1), e000273. <https://doi.org/10.1136/openhrt-2015-000273>.

MALINOWSKI, B., Zalewska, K., Węsierska, A., Sokołowska, M. M., Socha, M., Liczner, G., Pawlak-Osińska, K., & Wiciński, M. (2019). Intermittent Fasting in Cardiovascular Disorders-An Overview. *Nutrients*, *11*(3), 673. <https://doi.org/10.3390/nu11030673>.

MCALLISTER, M. J., Pigg, B. L., Renteria, L. I., & Waldman, H. S. (2020). Time-restricted feeding improves markers of cardiometabolic health in physically active college-age men: A 4-week randomized pre-post pilot study. *Nutrition Research (New York, N.Y.)*, *75*, 32-43. <https://doi.org/1 0.1016/j.nutres.2019.12.001>.

MORO, T., Tinsley, G., Bianco, A., Marcolin, G., Pacelli, Q. F., Battaglia, G., Palma, A., Gentil, P., Neri, M., & Paoli, A. (2016). Effects of eight weeks of time-restricted feeding (16/8) on basal metabolism, maximal strength, body composition, inflammation, and cardiovascular risk factors in resistance-trained males. *Journal of Translational Medicine*, 14(1), 290. <https://doi.org/10.1186/s12967-016-1044-0>.

Murakami, K., & Livingstone, M. B. E. (2016). Decreasing the number of small eating occasions (<15 % of total energy intake) regardless of the time of day may be important to improve diet quality but not adiposity: A cross-sectional study in British children and adolescents. *The British Journal of Nutrition*, 115(2), 332-341. <https://doi.org/10.1017/S0007114515004420>.

Peterson, C. M. (2019). Intermittent Fasting Induces Weight Loss, but the Effects on Cardiometabolic Health are Modulated by Energy Balance. *Obesity (Silver Spring, Md.)*, 27(1), 11. <https://doi.org/10.1002/oby.22384>.

Rosenbaum, M., Kissileff, H. R., Mayer, L. E. S., Hirsch, J., & Leibel, R. L. (2010). Energy intake in weight-reduced humans. *Brain Research*, 1350, 95-102. <https://doi.org/10.1016/j.brainres.2010.05.062>.

Schoenfeld, B. J., Aragon, A. A., & Krieger, J. W. (2015). Effects of meal frequency on weight loss and body composition: A meta-analysis. *Nutrition Reviews*, 73(2), 69-82. <https://doi.org/10.1093/nutrit/nuu017>.

Sofer, S., Stark, A. H., & Madar, Z. (2015). Nutrition Targeting by Food Timing: Time-Related Dietary Approaches to Combat Obesity and Metabolic Syndrome1234. *Advances in Nutrition*, 6(2), 214-223. <https://doi.org/10.3945/an.114.007518>.

Stanek, A., Brożyna-Tkaczyk, K., Zolghadri, S., Cholewka, A., & Myśliński, W. (2022). The Role of Intermittent Energy Restriction Diet on Metabolic Profile and Weight Loss among Obese Adults. *Nutrients*, 14(7), 1509. <https://doi.org/10.3390/nu14071509>.

Stockman, M.-C., Thomas, D., Burke, J., & Apovian, C. M. (2018). Intermittent Fasting: Is the Wait Worth the Weight? *Current Obesity Reports*, 7(2), 172-185. <https://doi.org/10.1007/s13679-018-0308-9>.

Sundfør, T. M., Svendsen, M., & Tonstad, S. (2018). Effect of intermittent versus continuous energy restriction on weight loss, maintenance and cardiometabolic risk: A randomized 1-year trial. *Nutrition, Metabo-*

lism, and Cardiovascular Diseases: NMCD, *28*(7), 698-706. <https://doi.org/10.1016/j.numecd.2018.03.009>.

SUTTON, E. F., Beyl, R., Early, K. S., Cefalu, W. T., Ravussin, E., & Peterson, C. M. (2018a). Early Time-Restricted Feeding Improves Insulin Sensitivity, Blood Pressure, and Oxidative Stress Even without Weight Loss in Men with Prediabetes. *Cell Metabolism*, *27*(6), 1212-1221.e3. <https://doi.org/10.1016/j.cmet.2018.04.010>.

SUTTON, E. F., Beyl, R., Early, K. S., Cefalu, W. T., Ravussin, E., & Peterson, C. M. (2018b). Early Time-Restricted Feeding Improves Insulin Sensitivity, Blood Pressure, and Oxidative Stress Even without Weight Loss in Men with Prediabetes. *Cell Metabolism*, *27*(6), 1212-1221.e3. <https://doi.org/10.1016/j.cmet.2018.04.010>.

TREPANOWSKI, J. F., Kroeger, C. M., Barnosky, A., Klempel, M. C., Bhutani, S., Hoddy, K. K., Gabel, K., Freels, S., Rigdon, J., Rood, J., Ravussin, E., & Varady, K. A. (2017). Effect of Alternate-Day Fasting on Weight Loss, Weight Maintenance, and Cardioprotection Among Metabolically Healthy Obese Adults: A Randomized Clinical Trial. *JAMA Internal Medicine*, *177*(7), 930-938. <https://doi.org/10.1001/jamainternmed.2017.0936>.

VASIM, I., Majeed, C. N., & DeBoer, M. D. (2022). Intermittent Fasting and Metabolic Health. *Nutrients*, *14*(3), 631. <https://doi.org/10.3390/nu14030631>.

WEIGLE, D. S. (1990). Human obesity. Exploding the myths. *The Western Journal of Medicine*, *153*(4), 421-428.

WEIR, H. J., Yao, P., Huynh, F. K., Escoubas, C. C., Goncalves, R. L., Burkewitz, K., Laboy, R., Hirschey, M. D., & Mair, W. B. (2017). Dietary Restriction and AMPK Increase Lifespan via Mitochondrial Network and Peroxisome Remodeling. *Cell Metabolism*, *26*(6), 884-896.e5. <https://doi.org/10.1016/j.cmet.2017.09.024>.

WOOLEY, C. S., & Garner, D. M. (1994). Controversies in Management: Dietary treatments for obesity are ineffective. *BMJ*, *309*(6955), 655-656. <https://doi.org/10.1136/bmj.309.6955.655>.

XIE, Y., Tang, Q., Chen, G., Xie, M., Yu, S., Zhao, J., & Chen, L. (2019). New Insights Into the Circadian Rhythm and Its Related Diseases. *Frontiers in Physiology*, *10*, 682. <https://doi.org/10.3389/fphys.2019.00682>.

YANG, L., Licastro, D., Cava, E., Veronese, N., Spelta, F., Rizza, W., Bertozzi, B., Villareal, D. T., Hotamisligil, G. S., Holloszy, J. O., & Fontana, L. (2016). Long-Term Calorie Restriction Enhances Cellular Quality-Control Processes in Human Skeletal Muscle. *Cell Reports*, *14*(3), 422-428. <https://doi.org/10.1016/j.celrep.2015.12.042>.

Para ampliar el capítulo 1, 2 y 3 de manera divulgativa, recomiendo el trabajo de mi compañero de profesión Ismael Galancho y su libro *Réquiem por una pirámide*.

2. Dieta cetogénica: ¿La clave para perder peso y mejorar tu salud?

ASHTARY-LARKY, D., Bagheri, R., Asbaghi, O., Tinsley, G. M., Kooti, W., Abbasnezhad, A., Afrisham, R., & Wong, A. (2022). Effects of resistance training combined with a ketogenic diet on body composition: A systematic review and meta-analysis. *Critical Reviews in Food Science and Nutrition*, *62*(21), 5717-5732. <https://doi.org/10.1080/10408398.2021.18 90689>.

ASHTARY-LARKY, D., Bagheri, R., Bavi, H., Baker, J. S., Moro, T., Mancin, L., & Paoli, A. (2022). Ketogenic diets, physical activity and body composition: A review. *The British Journal of Nutrition*, *127*(12), 1898-1920. <https://doi.org/10.1017/S0007114521002609>.

COLEMAN, J. L., Carrigan, C. T., & Margolis, L. M. (2021). Body composition changes in physically active individuals consuming ketogenic diets: A systematic review. *Journal of the International Society of Sports Nutrition*, *18*(1), 41. <https://doi.org/10.1186/s12970-021-00440-6>.

COX, P. J., & Clarke, K. (2014). Acute nutritional ketosis: Implications for exercise performance and metabolism. *Extreme Physiology & Medicine*, *3*, 17. <https://doi.org/10.1186/2046-7648-3-17>.

DILLIRAJ, L. N., Schiuma, G., Lara, D., Strazzabosco, G., Clement, J., Giovannini, P., Trapella, C., Narducci, M., & Rizzo, R. (2022). The Evolution of Ketosis: Potential Impact on Clinical Conditions. *Nutrients*, *14*(17), 3613. <https://doi.org/10.3390/nu14173613>.

DURKALEC-MICHALSKI, K., Nowaczyk, P. M., & Siedzik, K. (2019). Effect of a four-week ketogenic diet on exercise metabolism in CrossFit-trained athletes. *Journal of the International Society of Sports Nutrition, 16*(1), 16. <https://doi.org/10.1186/s12970-019-0284-9>.

EVANS, M., Cogan, K. E., & Egan, B. (2017). Metabolism of ketone bodies during exercise and training: Physiological basis for exogenous supplementation. *The Journal of Physiology, 595*(9), 2857-2871. <https://doi.org/10.1113/JP273185>.

FÉRY, F., & Balasse, E. O. (1985). Ketone body production and disposal in diabetic ketosis. A comparison with fasting ketosis. *Diabetes, 34*(4), 326-332. <https://doi.org/10.2337/diab.34.4.326>.

FRIEDMAN, M. I., & Appel, S. (2019). Energy expenditure and body composition changes after an isocaloric ketogenic diet in overweight and obese men: A secondary analysis of energy expenditure and physical activity. *PloS One, 14*(12), e0222971. <https://doi.org/10.1371/journal.pone.0222971>.

HALL, K. D. (2019). Mystery or method? Evaluating claims of increased energy expenditure during a ketogenic diet. *PloS One, 14*(12), e0225944. <https://doi.org/10.1371/journal.pone.0225944>.

HALL, K. D., Chen, K. Y., Guo, J., Lam, Y. Y., Leibel, R. L., Mayer, L. E., Reitman, M. L., Rosenbaum, M., Smith, S. R., Walsh, B. T., & Ravussin, E. (2016). Energy expenditure and body composition changes after an isocaloric ketogenic diet in overweight and obese men. *The American Journal of Clinical Nutrition, 104*(2), 324-333. <https://doi.org/10.3945/ajcn.116.133561>.

HARVEY, K. L., Holcomb, L. E., & Kolwicz, S. C. (2019). Ketogenic Diets and Exercise Performance. *Nutrients, 11*(10), 2296. <https://doi.org/10.3390/nu11102296>.

KANG, J., Ratamess, N. A., Faigenbaum, A. D., & Bush, J. A. (2020). Ergogenic Properties of Ketogenic Diets in Normal-Weight Individuals: A Systematic Review. *Journal of the American College of Nutrition, 39*(7), 665-675. <https://doi.org/10.1080/07315724.2020.1725686>.

MITCHELL, G. A., Kassovska-Bratinova, S., Boukaftane, Y., Robert, M. F., Wang, S. P., Ashmarina, L., Lambert, M., Lapierre, P., & Potier, E. (1995).

Medical aspects of ketone body metabolism. *Clinical and Investigative Medicine. Medecine Clinique Et Experimentale*, 18(3), 193-216>.

PINCKAERS, P. J. M., Churchward-Venne, T. A., Bailey, D., & van Loon, L. J. C. (2017). Ketone Bodies and Exercise Performance: The Next Magic Bullet or Merely Hype? *Sports Medicine (Auckland, N.Z.)*, 47(3), 383-391. <https://doi.org/10.1007/s40279-016-0577-y>.

SANSONE, M., Sansone, A., Borrione, P., Romanelli, F., Di Luigi, L., & Sgrò, P. (2018). Effects of Ketone Bodies on Endurance Exercise. *Current Sports Medicine Reports*, 17(12), 444-453. <https://doi.org/10.1249/JSR.000 0000000000542>.

SHAW, D. M., Merien, F., Braakhuis, A., Maunder, E., & Dulson, D. K. (2020). Exogenous Ketone Supplementation and Keto-Adaptation for Endurance Performance: Disentangling the Effects of Two Distinct Metabolic States. *Sports Medicine (Auckland, N.Z.)*, 50(4), 641-656. <https://doi.org/10.1007/s40279-019-01246-y>.

SILVA, A. M., Júdice, P. B., Carraça, E. V., King, N., Teixeira, P. J., & Sardinha, L. B. (2018). What is the effect of diet and/or exercise interventions on behavioural compensation in non-exercise physical activity and related energy expenditure of free-living adults? A systematic review. *The British Journal of Nutrition*, 119(12), 1327-1345. <https://doi.org/10.1017/S000711451800096X>.

URDAMPILLETA, A., Vicente-Salar, N., & Martínez-Sanz, J. M. (2012). Necesidades proteicas de los deportistas y pautas diétetico-nutricionales para la ganancia de masa muscular. *Revista Española de Nutrición Humana y Dietética*, 16(1), Art. 1. <https://doi.org/10.14306/renhyd.16.1.103>.

WILSON, J. M., Lowery, R. P., Roberts, M. D., Sharp, M. H., Joy, J. M., Shields, K. A., Partl, J. M., Volek, J. S., & D'Agostino, D. P. (2020). Effects of Ketogenic Dieting on Body Composition, Strength, Power, and Hormonal Profiles in Resistance Training Men. *Journal of Strength and Conditioning Research*, 34(12), 3463-3474. <https://doi.org/10.1519/JSC.00000000000 01935>.

ZOLADZ, J. A., Konturek, S. J., Duda, K., Majerczak, J., Sliwowski, Z., Grandys, M., & Bielanski, W. (2005). Effect of moderate incremental exercise, performed in fed and fasted state on cardio-respiratory variables and leptin and ghrelin concentrations in young healthy men. *Journal of Physiology and Pharmacology: An Official Journal of the Polish Physiological Society, 56*(1), 63-85.

Zoladz, J., Konturek, S. J., Duda, K., Majerczak, J., Sliwowski, Z., Grandys, M., & Bielanski, W. (2005). Effect of moderate incremental exercise, performed in fed and fasted state on cardio-respiratory variables and leptin and ghrelin concentrations in young healthy men. *Journal of physiology and pharmacology : an official journal of the Polish Physiological Society, 56*, 63-85.

3. Un mundo lleno de hidratos de carbono

Aesan-Agencia Española de Seguridad Alimentaria y Nutrición. (s. f.). Recuperado 10 de enero de 2023, de <https://www.aesan.gob.es/AECOSAN/web/seguridad_alimentaria/detalle/declaraciones_nutricionales_saludables.htm>.

Avena, N. M., Rada, P., & Hoebel, B. G. (2008). Evidence for sugar addiction: Behavioral and neurochemical effects of intermittent, excessive sugar intake. *Neuroscience and biobehavioral reviews, 32*(1), 20-39. <https://doi.org/10.1016/j.neubiorev.2007.04.019>.

Basturk, B., Koc Ozerson, Z., & Yuksel, A. (2021). Evaluation of the Effect of Macronutrients Combination on Blood Sugar Levels in Healthy Individuals. *Iranian Journal of Public Health, 50*(2), 280-287. <https://doi.org/10.18502/ijph.v50i2.5340>.

Beasley, J. M., Ange, B. A., Anderson, C. A. M., Miller, E. R., Erlinger, T. P., Holbrook, J. T., Sacks, F. M., & Appel, L. J. (2009). Associations between macronutrient intake and self-reported appetite and fasting levels of appetite hormones: Results from the Optimal Macronutrient Intake Trial to Prevent Heart Disease. *American Journal of Epidemiology, 169*(7), 893-900. <https://doi.org/10.1093/aje/kwn415>.

Bes-Rastrollo, M., Schulze, M. B., Ruiz-Canela, M., & Martinez-Gonzalez, M. A. (2013). Financial Conflicts of Interest and Reporting Bias Regarding the Association between Sugar-Sweetened Beverages and Weight Gain: A Systematic Review of Systematic Reviews. *PLOS Medicine, 10*(12), e1001578. <https://doi.org/10.1371/journal.pmed.1001578>.

CARREIRO, A. L., Dhillon, J., Gordon, S., Higgins, K. A., Jacobs, A. G., McArthur, B. M., Redan, B. W., Rivera, R. L., Schmidt, L. R., & Mattes, R. D. (2016). The Macronutrients, Appetite, and Energy Intake. *Annual Review of Nutrition*, 36, 73-103. <https://doi.org/10.1146/annurev-nutr-121415-112624>.

DECLARACIONES *de propiedades saludables | EFSA*. (s. f.). Recuperado 10 de enero de 2023, de <https://www.efsa.europa.eu/es/topics/topic/health-claims>.

EBBELING, C. B., Swain, J. F., Feldman, H. A., Wong, W. W., Hachey, D. L., Garcia-Lago, E., & Ludwig, D. S. (2012). Effects of dietary composition on energy expenditure during weight-loss maintenance. *JAMA*, 307(24), 2627-2634. <https://doi.org/10.1001/jama.2012.6607>.

EGECIOGLU, E., Skibicka, K. P., Hansson, C., Alvarez-Crespo, M., Friberg, P. A., Jerlhag, E., Engel, J. A., & Dickson, S. L. (2011). Hedonic and incentive signals for body weight control. *Reviews in Endocrine & Metabolic Disorders*, 12(3), 141-151. <https://doi.org/10.1007/s11154-011-9166-4>.

ELEAZU, C. O. (2016). The concept of low glycemic index and glycemic load foods as panacea for type 2 diabetes mellitus; prospects, challenges and solutions. *African Health Sciences*, 16(2), 468-479. <https://doi.org/10.4314/ahs.v16i2.15>.

HAVERMANS, R. C. (2011). «You Say it's Liking, I Say it's Wanting ...». On the difficulty of disentangling food reward in man. *Appetite*, 57(1), 286-294. <https://doi.org/10.1016/j.appet.2011.05.310>.

HOLT, S. H. A., Brand-Miller, J., Petocz, P., & Farmakalidis, E. (1995). A Satiety Index of common foods. *European journal of clinical nutrition*, 49, 675-690.

HORTON, T. J., Drougas, H., Brachey, A., Reed, G. W., Peters, J. C., & Hill, J. O. (1995). Fat and carbohydrate overfeeding in humans: Different effects on energy storage. *The American Journal of Clinical Nutrition*, 62(1), 19-29. <https://doi.org/10.1093/ajcn/62.1.19>.

INGESTAS Dietéticas de Referencia (IDR) *para la Población Española, 2010*. (2010). *Actividad Dietética*, 14(4), 196-197. <https://doi.org/10.1016/S1138-0322(10)70039-0>.

JOHNSTON, C. S., Day, C. S., & Swan, P. D. (2002). Postprandial thermogenesis is increased 100% on a high-protein, low-fat diet versus a high-carbohydrate, low-fat diet in healthy, young women. *Journal of the American College of Nutrition, 21*(1), 55-61. <https://doi.org/10.1080/07315724.20 02.10719194>.

KEARNS, C. E., Glantz, S. A., & Schmidt, L. A. (2015). Sugar industry influence on the scientific agenda of the National Institute of Dental Research's 1971 National Caries Program: A historical analysis of internal documents. *PLoS Medicine, 12*(3), e1001798. <https://doi.org/10.1371/journal.pmed.1001798>.

KEARNS, C., Schmidt, L., Apollonio, D., & Glantz, S. (2018). The sugar industry's influence on policy. *Science (New York, N.Y.), 360*(6388), 501. <https://doi.org/10.1126/science.aat3763>.

KENDALL, M. (2018, octubre 9). *The Food Satiety Index (updated 2022)*. Optimising Nutrition. <https://optimisingnutrition.com/satiety-index/>.

LIU, A. G., Most, M. M., Brashear, M. M., Johnson, W. D., Cefalu, W. T., & Greenway, F. L. (2012). Reducing the glycemic index or carbohydrate content of mixed meals reduces postprandial glycemia and insulinemia over the entire day but does not affect satiety. *Diabetes Care, 35*(8), 1633-1637. <https://doi.org/10.2337/dc12-0329>.

MANNINEN, A. H. (2004). Is a calorie really a calorie? Metabolic advantage of low-carbohydrate diets. *Journal of the International Society of Sports Nutrition, 1*(2), 21-26. <https://doi.org/10.1186/1550-2783-1-2-21>.

MANOHAR, C., Levine, J. A., Nandy, D. K., Saad, A., Dalla Man, C., McCrady-Spitzer, S. K., Basu, R., Cobelli, C., Carter, R. E., Basu, A., & Kudva, Y. C. (2012). The effect of walking on postprandial glycemic excursion in patients with type 1 diabetes and healthy people. *Diabetes Care, 35*(12), 2493-2499. <https://doi.org/10.2337/dc11-2381>.

MINDERIS, P., Fokin, A., Dirmontas, M., Kvedaras, M., & Ratkevicius, A. (2021). Caloric Restriction per se Rather Than Dietary Macronutrient Distribution Plays a Primary Role in Metabolic Health and Body Composition Improvements in Obese Mice. *Nutrients, 13*(9), 3004. <https://doi.org/10.3390/nu13093004>.

PRENTICE, A. M. (2005). Macronutrients as sources of food energy. *Public Health Nutrition, 8*(7A), 932-939. <https://doi.org/10.1079/phn2005779>.

Royo-Bordonada, M.-Á. (2019). Captura corporativa de la salud pública. *Revista de Bioética y Derecho*, *45*, 25-41.

Schwarzfuchs, D., Golan, R., & Shai, I. (2012). Four-Year Follow-up after Two-Year Dietary Interventions. *New England Journal of Medicine*, *367*(14), 1373-1374. <https://doi.org/10.1056/NEJMc1204792>.

Smeets, P. A. M., Weijzen, P., de Graaf, C., & Viergever, M. A. (2011). Consumption of caloric and non-caloric versions of a soft drink differentially affects brain activation during tasting. *NeuroImage*, *54*(2), 1367-1374. <https://doi.org/10.1016/j.neuroimage.2010.08.054>.

Stribițcaia, E., Evans, C. E. L., Gibbons, C., Blundell, J., & Sarkar, A. (2020). Food texture influences on satiety: Systematic review and meta-analysis. *Scientific Reports*, *10*, 12929. <https://doi.org/10.1038/s41598-020-69504-y>.

Tolerable upper intake level for dietary sugars | EFSA. (s. f.). Recuperado 10 de enero de 2023, de <https://www.efsa.europa.eu/en/efsajournal/pub/7074>.

Tulloch, A. J., Murray, S., Vaicekonyte, R., & Avena, N. M. (2015). Neural responses to macronutrients: Hedonic and homeostatic mechanisms. *Gastroenterology*, *148*(6), 1205-1218. <https://doi.org/10.1053/j.gastro.2014.12.058>.

Vlachos, D., Malisova, S., Lindberg, F. A., & Karaniki, G. (2020). Glycemic Index (GI) or Glycemic Load (GL) and Dietary Interventions for Optimizing Postprandial Hyperglycemia in Patients with T2 Diabetes: A Review. *Nutrients*, *12*(6), 1561. <https://doi.org/10.3390/nu12061561>.

Volek, J., Sharman, M., Gómez, A., Judelson, D., Rubin, M., Watson, G., Sokmen, B., Silvestre, R., French, D., & Kraemer, W. (2004). Comparison of energy-restricted very low-carbohydrate and low-fat diets on weight loss and body composition in overweight men and women. *Nutrition & Metabolism*, *1*(1), 13. <https://doi.org/10.1186/1743-7075-1-13>.

Wang, D. D., Li, Y., Bhupathiraju, S. N., Rosner, B. A., Sun, Q., Giovannucci, E. L., Rimm, E. B., Manson, J. E., Willett, W. C., Stampfer, M. J., & Hu, F. B. (2021). Fruit and Vegetable Intake and Mortality: Results From 2 Prospective Cohort Studies of US Men and Women and a Meta-Analysis of 26 Cohort Studies. *Circulation*, *143*(17), 1642-1654. <https://doi.org/10.1161/CIRCULATIONAHA.120.048996>.

WANG, X., Ouyang, Y., Liu, J., Zhu, M., Zhao, G., Bao, W., & Hu, F. B. (2014). Fruit and vegetable consumption and mortality from all causes, cardiovascular disease, and cancer: Systematic review and dose-response meta-analysis of prospective cohort studies. *BMJ*, *349*, g4490. <https://doi.org/10.1136/bmj.g4490>.

Para ampliar este capítulo de manera divulgativa, recomiendo el trabajo de Christina Warinner.

4. Dieta paleo: ¿Debemos comer como nuestros ancestros?

AGOULNIK, D., Lalonde, M. P., Ellmore, G. S., & McKeown, N. M. (2021). Part 1: The Origin and Evolution of the Paleo Diet. *Nutrition Today*, *56*(3), 94. <https://doi.org/10.1097/NT.0000000000000482>.

AVILÉS-GAXIOLA, S., Chuck-Hernández, C., & Serna Saldívar, S. O. (2018). Inactivation Methods of Trypsin Inhibitor in Legumes: A Review. *Journal of Food Science*, *83*(1), 17-29. <https://doi.org/10.1111/1750-3841.13985>.

BIESIEKIERSKI, J. R. (2017). What is gluten? *Journal of Gastroenterology and Hepatology*, *32*(S1), 78-81. <https://doi.org/10.1111/jgh.13703>.

CHANSON-ROLLE, A., Meynier, A., Aubin, F., Lappi, J., Poutanen, K., Vinoy, S., & Braesco, V. (2015). Systematic Review and Meta-Analysis of Human Studies to Support a Quantitative Recommendation for Whole Grain Intake in Relation to Type 2 Diabetes. *PloS One*, *10*(6), e0131377. <https://doi.org/10.1371/journal.pone.0131377>.

DE la O, V., Zazpe, I., Goni, L., Santiago, S., Martín-Calvo, N., Bes-Rastrollo, M., Martínez, J. A., Martínez-González, M. Á., & Ruiz-Canela, M. (2022). A score appraising Paleolithic diet and the risk of cardiovascular disease in a Mediterranean prospective cohort. *European Journal of Nutrition*, *61*(2), 957-971. <https://doi.org/10.1007/s00394-021-02696-9>.

DE la O, V., Zazpe, I., Martínez, J. A., Santiago, S., Carlos, S., Zulet, M. Á., & Ruiz-Canela, M. (2021). Scoping review of Paleolithic dietary patterns: A definition proposal. *Nutrition Research Reviews*, *34*(1), 78-106. <https://doi.org/10.1017/S0954422420000153>.

DE Menezes, E. V. A., Sampaio, H. A. de C., Carioca, A. A. F., Parente, N. A., Brito, F. O., Moreira, T. M. M., de Souza, A. C. C., & Arruda, S. P. M. (2019). Influence of Paleolithic diet on anthropometric markers in chronic diseases: Systematic review and meta-analysis. *Nutrition Journal*, *18*, 41. <https://doi.org/10.1186/s12937-019-0457-z>.

EL-CHAMMAS, K., & Danner, E. (2011). Gluten-free diet in nonceliac disease. *Nutrition in Clinical Practice: Official Publication of the American Society for Parenteral and Enteral Nutrition*, *26*(3), 294-299. <https://doi.org/10.1177/0884533611405538>.

ESPOSITO, S., Bonavita, S., Sparaco, M., Gallo, A., & Tedeschi, G. (2018). The role of diet in multiple sclerosis: A review. *Nutritional Neuroscience*, *21*(6), 377-390. <https://doi.org/10.1080/1028415X.2017.1303016>.

FENTON, T. R., & Fenton, C. J. (2016). Paleo diet still lacks evidence. *The American Journal of Clinical Nutrition*, *104*(3), 844. <https://doi.org/10.3945/ajcn.116.139006>.

FM, L., & Mi, G. (2002). Nutritional significance of lectins and enzyme inhibitors from legumes. *Journal of Agricultural and Food Chemistry*, *50*(22). <https://doi.org/10.1021/jf020191k>.

FRĄCZEK, B., Pięta, A., Burda, A., Mazur-Kurach, P., & Tyrała, F. (2021). Paleolithic Diet – Effect on the Health Status and Performance of Athletes? *Nutrients*, *13*(3), 1019. <https://doi.org/10.3390/nu13031019>.

HAAS, W. R., Klink, C. J., Maggard, G. J., & Aldenderfer, M. S. (2015). Settlement-Size Scaling among Prehistoric Hunter-Gatherer Settlement Systems in the New World. *PloS One*, *10*(11), e0140127. <https://doi.org/10.1371/journal.pone.0140127>.

JAMKA, M., Kulczyński, B., Juruć, A., Gramza-Michałowska, A., Stokes, C. S., & Walkowiak, J. (2020a). The Effect of the Paleolithic Diet vs. Healthy Diets on Glucose and Insulin Homeostasis: A Systematic Review and Meta-Analysis of Randomized Controlled Trials. *Journal of Clinical Medicine*, *9*(2), 296. <https://doi.org/10.3390/jcm9020296>.

JAMKA, M., Kulczyński, B., Juruć, A., Gramza-Michałowska, A., Stokes, C. S., & Walkowiak, J. (2020b). The Effect of the Paleolithic Diet vs. Healthy Diets on Glucose and Insulin Homeostasis: A Systematic Review and Meta-Analysis of Randomized Controlled Trials. *Journal of Clinical Medicine*, *9*(2), 296. <https://doi.org/10.3390/jcm9020296>.

JOSPE, M. R., Roy, M., Brown, R. C., Haszard, J. J., Meredith-Jones, K., Fangupo, L. J., Osborne, H., Fleming, E. A., & Taylor, R. W. (2020). Intermittent fasting, Paleolithic, or Mediterranean diets in the real world: Exploratory secondary analyses of a weight-loss trial that included choice of diet and exercise. *The American Journal of Clinical Nutrition*, *111*(3), 503-514. <https://doi.org/10.1093/ajcn/nqz330>.

KABBANI, T. A., Vanga, R. R., Leffler, D. A., Villafuerte-Galvez, J., Pallav, K., Hansen, J., Mukherjee, R., Dennis, M., & Kelly, C. P. (2014). Celiac disease or non-celiac gluten sensitivity? An approach to clinical differential diagnosis. *The American Journal of Gastroenterology*, *109*(5), 741-746; quiz 747. <https://doi.org/10.1038/ajg.2014.41>.

KRUGER, J., Oelofse, A., & Taylor, J. R. N. (2014). Effects of aqueous soaking on the phytate and mineral contents and phytate:mineral ratios of wholegrain normal sorghum and maize and low phytate sorghum. *International Journal of Food Sciences and Nutrition*, *65*(5), 539-546. <https://doi.org/10.3109/09637486.2014.886182>.

MANSUETO, P., Seidita, A., D'Alcamo, A., & Carroccio, A. (2014). Non-celiac gluten sensitivity: Literature review. *Journal of the American College of Nutrition*, *33*(1), 39-54. <https://doi.org/10.1080/07315724.2014.869996>.

MÅRTENSSON, A., Stomby, A., Tellström, A., Ryberg, M., Waling, M., & Otten, J. (2021). Using a Paleo Ratio to Assess Adherence to Paleolithic Dietary Recommendations in a Randomized Controlled Trial of Individuals with Type 2 Diabetes. *Nutrients*, *13*(3), 969. <https://doi.org/10.3390/nu13030969>.

MOONEY, P. D., Aziz, I., & Sanders, D. S. (2013). Non-celiac gluten sensitivity: Clinical relevance and recommendations for future research. *Neurogastroenterology and Motility: The Official Journal of the European Gastrointestinal Motility Society*, *25*(11), 864-871. <https://doi.org/10.1111/nmo.12216>.

PITT, C. E. (2016). Cutting through the Paleo hype: The evidence for the Palaeolithic diet. *Australian Family Physician*, *45*(1), 35-38.

PUSZTAI, A., & Grant, G. (1998). Assessment of lectin inactivation by heat and digestion. *Methods in Molecular Medicine*, *9*, 505-514. <https://doi.org/10.1385/0-89603-396-1:505>.

REIG-OTERO, Y., Mañes, J., & Manyes, L. (2018). Amylase-Trypsin Inhibitors in Wheat and Other Cereals as Potential Activators of the Effects of Nonceliac Gluten Sensitivity. *Journal of Medicinal Food*, 21(3), 207-214. <https://doi.org/10.1089/jmf.2017.0018>.

SEAL, C. J., & Brownlee, I. A. (2015). Whole-grain foods and chronic disease: Evidence from epidemiological and intervention studies. *The Proceedings of the Nutrition Society*, 74(3), 313-319. <https://doi.org/10.1017/S0029665115002104>.

STOILOUDIS, P., Kesidou, E., Bakirtzis, C., Sintila, S.-A., Konstantinidou, N., Boziki, M., & Grigoriadis, N. (2022). The Role of Diet and Interventions on Multiple Sclerosis: A Review. *Nutrients*, 14(6), 1150. <https://doi.org/10.3390/nu14061150>.

T, K., & M, R. (2014). Assessment of Nutritional Adequacy of Packaged Gluten-free Food Products. *Canadian Journal of Dietetic Practice and Research : A Publication of Dietitians of Canada = Revue Canadienne de La Pratique et de La Recherche En Dietetique : Une Publication Des Dietetistes Du Canada*, 75(4). <https://doi.org/10.3148/cjdpr-2014-022>.

TANVEER, M., & Ahmed, A. (2019). Non-Celiac Gluten Sensitivity: A Systematic Review. *Journal of the College of Physicians and Surgeons--Pakistan: JCPSP*, 29(1), 51-57. <https://doi.org/10.29271/jcpsp.2019.01.51>.

TITCOMB, T. J., Bisht, B., Moore, D. D., Chhonker, Y. S., Murry, D. J., Snetselaar, L. G., & Wahls, T. L. (2020). Eating Pattern and Nutritional Risks among People with Multiple Sclerosis Following a Modified Paleolithic Diet. *Nutrients*, 12(6), 1844. <https://doi.org/10.3390/nu12061844>.

WAHLS, T. L., Chenard, C. A., & Snetselaar, L. G. (2019). Review of Two Popular Eating Plans within the Multiple Sclerosis Community: Low Saturated Fat and Modified Paleolithic. *Nutrients*, 11(2), 352. <https://doi.org/10.3390/nu11020352>.

WITHNELL, A. (2004). The nature and importance of our prehistoric diet. *Nutrition and Health*, 17(4), 269-273. <https://doi.org/10.1177/026010600401700401>.

ZONG, G., Gao, A., Hu, F. B., & Sun, Q. (2016). Whole Grain Intake and Mortality From All Causes, Cardiovascular Disease, and CancerCLINI-

CAL PERSPECTIVE. *Circulation*, *133*(24), 2370-2380. <https://doi.org /10.1161/CIRCULATIONAHA.115.021101>.

5. Los ultraprocesados, la epidemia del siglo xxi

ABBOTT, A. (2014). Sugar substitutes linked to obesity. *Nature*, *513*(7518), Art. 7518. <https://doi.org/10.1038/513290a>.

BENDSEN, N. T., Christensen, R., Bartels, E. M., & Astrup, A. (2011). Consumption of industrial and ruminant trans fatty acids and risk of coronary heart disease: A systematic review and meta-analysis of cohort studies. *European Journal of Clinical Nutrition*, *65*(7), Art. 7. <https://doi. org/10.1038/ejcn.2011.34>.

BHAT, S., Maganja, D., Huang, L., Wu, J. H. Y., & Marklund, M. (2022). Influence of Heating during Cooking on Trans Fatty Acid Content of Edible Oils: A Systematic Review and Meta-Análysis. *Nutrients*, *14*(7), Art. 7. <https://doi.org/10.3390/nu14071489>.

CHEN, X., Zhang, Z., Yang, H., Qiu, P., Haizhou, W., Wang, F., Zhao, Q., Fang, J., & Nie, J. (2020). Consumption of ultra-processed foods and health outcomes: A systematic review of epidemiological studies. *Nutrition Journal*, *19*. <https://doi.org/10.1186/s12937-020-00604-1>.

CHEN, X., Zhang, Z., Yang, H., Qiu, P., Wang, H., Wang, F., Zhao, Q., Fang, J., & Nie, J. (2020). Consumption of ultra-processed foods and health outcomes: A systematic review of epidemiological studies. *Nutrition Journal*, *19*(1), 86. <https://doi.org/10.1186/s12937-020-00604-1>.

DÍAZ, M. C., & Glaves, A. (2020). Relación entre consumo de alimentos procesados, ultraprocesados y riesgo de cáncer: Una revisión sistemática. *Revista chilena de nutrición*, *47*(5), 808-821. <https://doi.org/10.4067/ s0717-75182020000500808>.

ELIZABETH, L., Machado, P., Zinöcker, M., Baker, P., & Lawrence, M. (2020). Ultra-Processed Foods and Health Outcomes: A Narrative Review. *Nutrients*, *12*(7), 1955. <https://doi.org/10.3390/nu12071955>.

FJ, H., J, L., & Ga, M. (2013). Effect of longer term modest salt reduction on blood pressure: Cochrane systematic review and meta-analysis of randomised trials. *BMJ (Clinical Research Ed.)*, *346*. <https://doi.org/10.1136/bmj.f1325>.

GIBNEY, M. J., Forde, C. G., Mullally, D., & Gibney, E. R. (2017). Ultra-processed foods in human health: A critical appraisal. *The American Journal of Clinical Nutrition, 106*(3), 717-724. <https://doi.org/10.3945/ajcn.117.160440>.

HÁBITOS de Vida Saludables. (s. f.). Recuperado 10 de enero de 2023, de <http://www.habitosdevidasaludables.com/home.php>.

HECHT, E. M., Rabil, A., Steele, E. M., Abrams, G. A., Ware, D., Landy, D. C., & Hennekens, C. H. (2022). Cross-sectional examination of ultra-processed food consumption and adverse mental health symptoms. *Public Health Nutrition, 25*(11), 3225-3234. <https://doi.org/10.1017/S1368980022001586>.

HUANG, L., Trieu, K., Yoshimura, S., Neal, B., Woodward, M., Campbell, N. R. C., Li, Q., Lackland, D. T., Leung, A. A., Anderson, C. A. M., MacGregor, G. A., & He, F. J. (2020). Effect of dose and duration of reduction in dietary sodium on blood pressure levels: Systematic review and meta-analysis of randomised trials. *BMJ, 368*, m315. <https://doi.org/10.1136/bmj.m315>.

ISMAIL, S. R., Maarof, S. K., Siedar Ali, S., & Ali, A. (2018). Systematic review of palm oil consumption and the risk of cardiovascular disease. *PLoS ONE, 13*(2), e0193533. <https://doi.org/10.1371/journal.pone.0193533>.

KHALESI, S., Williams, E., Irwin, C., Johnson, D. W., Webster, J., McCartney, D., Jamshidi, A., & Vandelanotte, C. (2022). Reducing salt intake: A systematic review and meta-analysis of behavior change interventions in adults. *Nutrition Reviews, 80*(4), 723-740. <https://doi.org/10.1093/nutrit/nuab110>.

KLEIMAN, S., Ng, S. W., & Popkin, B. (2012). Drinking to our health: Can beverage companies cut calories while maintaining profits? *Obesity Reviews: An Official Journal of the International Association for the Study of Obesity, 13*(3), 258-274. <https://doi.org/10.1111/j.1467-789X.2011.00949.x>.

LABARTHE, D. R., Goldstein, L. B., Antman, E. M., Arnett, D. K., Fonarow, G. C., Alberts, M. J., Hayman, L. L., Khera, A., Sallis, J. F., Daniels, S. R., Sacco, R. L., Li, S., Ku, L., Lantz, P. M., Robinson, J. G., Creager, M. A., Van

Horn, L., Kris-Etherton, P., Bhatnagar, A., ... American Heart Association Advocacy Coordinating Committee, Council on Hypertension, Stroke Council, Council on Cardiovascular and Stroke Nursing, Council on Clinical Cardiology, Council on Quality of Care and Outcomes Research, Council on Cardiovascular Surgery and Anesthesia, Council on Functional Genomics and Translational Biology, and Council on Epidemiology and Prevention. (2016). Evidence-Based Policy Making: Assessment of the American Heart Association's Strategic Policy Portfolio: A Policy Statement From the American Heart Association. *Circulation, 133*(18), e615-653. <https://doi.org/10.1161/CIR.0000000000000410>.

LUITEN, C. M., Steenhuis, I. H., Eyles, H., Ni Mhurchu, C., & Waterlander, W. E. (2016). Ultra-processed foods have the worst nutrient profile, yet they are the most available packaged products in a sample of New Zealand supermarkets. *Public Health Nutrition, 19*(3), 530-538. <https://doi.org/10.1017/S1368980015002177>.

MARTÍNEZ Steele, E., Baraldi, L. G., Louzada, M. L. da C., Moubarac, J.-C., Mozaffarian, D., & Monteiro, C. A. (2016). Ultra-processed foods and added sugars in the US diet: Evidence from a nationally representative cross-sectional study. *BMJ Open, 6*(3), e009892. <https://doi.org/10.1136/bmjopen-2015-009892>.

MATOS, R. A., Adams, M., & Sabaté, J. (2021). Review: The Consumption of Ultra-Processed Foods and Non-communicable Diseases in Latin America. *Frontiers in Nutrition, 8.* <https://www.frontiersin.org/articles/10.3389/fnut.2021.622714>.

McGLYNN, N. D., Khan, T. A., Wang, L., Zhang, R., Chiavaroli, L., Au-Yeung, F., Lee, J. J., Noronha, J. C., Comelli, E. M., Blanco Mejia, S., Ahmed, A., Malik, V. S., Hill, J. O., Leiter, L. A., Agarwal, A., Jeppesen, P. B., Rahelić, D., Kahleová, H., Salas-Salvadó, J., ... Sievenpiper, J. L. (2022). Association of Low- and No-Calorie Sweetened Beverages as a Replacement for Sugar-Sweetened Beverages With Body Weight and Cardiometabolic Risk: A Systematic Review and Meta-analysis. *JAMA Network Open, 5*(3), e222092. <https://doi.org/10.1001/jamanetworkopen.2022.2092>.

MDB, H., Z, A., Wk, H., Ch, T., & Aha, J. (2020). The effects of palm oil on serum lipid profiles: A systematic review and meta-analysis. *Asia Paci-*

fic Journal of Clinical Nutrition, 29(3). <https://doi.org/10.6133/apjcn. 202009_29(3).0011>.

MICHELS, N., Specht, I. O., Heitmann, B. L., Chajès, V., & Huybrechts, I. (2021). Dietary trans-fatty acid intake in relation to cancer risk: A systematic review and meta-analysis. Nutrition Reviews, 79(7), 758-776. <https://doi.org/10.1093/nutrit/nuaa061>.

MONTEIRO, C. A., Levy, R. B., Claro, R. M., de Castro, I. R. R., & Cannon, G. (2011). Increasing consumption of ultra-processed foods and likely impact on human health: Evidence from Brazil. Public Health Nutrition, 14(1), 5-13. <https://doi.org/10.1017/S1368980010003241>.

MONTEIRO, C. A., Moubarac, J.-C., Cannon, G., Ng, S. W., & Popkin, B. (2013). Ultra-processed products are becoming dominant in the global food system. Obesity Reviews: An Official Journal of the International Association for the Study of Obesity, 14 Suppl 2, 21-28. <https://doi.org/10.1111/ obr.12107>.

MOUBARAC, J.-C., Martins, A. P. B., Claro, R. M., Levy, R. B., Cannon, G., & Monteiro, C. A. (2013). Consumption of ultra-processed foods and likely impact on human health. Evidence from Canada. Public Health Nutrition,16(12),2240-2248.<https://doi.org/10.1017/S1368980012005009>.

NERI, D., Steele, E. M., Khandpur, N., Cediel, G., Zapata, M. E., Rauber, F., Marrón-Ponce, J. A., Machado, P., da Costa Louzada, M. L., Andrade, G. C., Batis, C., Babio, N., Salas-Salvadó, J., Millett, C., Monteiro, C. A., Levy, R. B., & for the NOVA Multi-Country Study Group on Ultra-Processed Foods, Diet Quality and Human Health. (2022). Ultraprocessed food consumption and dietary nutrient profiles associated with obesity: A multicountry study of children and adolescents. Obesity Reviews, 23(S1), e13387. <https://doi.org/10.1111/obr.13387>.

O, H., E, R., C, B., G, S., P, B., B, W., & K, B. (2022). Strategies used by the soft drink industry to grow and sustain sales: A case-study of The Coca-Cola Company in East Asia. BMJ Global Health, 7(12). <https://doi.org/ 10.1136/bmjgh-2022-010386>.

P, Q., Q, L., Y, Z., Q, C., X, S., Y, L., H, L., T, W., X, C., Q, Z., C, G., D, Z., G, T., D, L., R, Q., M, H., S, H., X, W., Y, L., ... M, Z. (2020). Sugar and artificially sweetened beverages and risk of obesity, type 2 diabetes mellitus, hypertension, and all-cause mortality: A dose-response meta-analysis of prospective cohort studies. *European Journal of Epidemiology*, 35(7). <https://doi.org/10.1007/s10654-020-00655-y>.

PAGLIAI, G., Dinu, M., Madarena, M. P., Bonaccio, M., Iacoviello, L., & Sofi, F. (2021). Consumption of ultra-processed foods and health status: A systematic review and meta-analysis. *British Journal of Nutrition*, 125(3), 308-318. <https://doi.org/10.1017/S0007114520002688>.

RUANPENG, D., Thongprayoon, C., Cheungpasitporn, W., & Harindhana-vudhi, T. (2017). Sugar and artificially sweetened beverages linked to obesity: A systematic review and meta-analysis. *QJM: Monthly Journal of the Association of Physicians*, 110(8), 513-520. <https://doi.org/10.1093/qj med/hcx068>.

RUIZ-OJEDA, F. J., Plaza-Díaz, J., Sáez-Lara, M. J., & Gil, A. (2019). Effects of Sweeteners on the Gut Microbiota: A Review of Experimental Studies and Clinical Trials. *Advances in Nutrition*, 10(Suppl 1), S31-S48. <https://doi.org/10.1093/advances/nmy037>.

TE Morenga, L., & Montez, J. M. (2017). Health effects of saturated and trans-fatty acid intake in children and adolescents: Systematic review and meta-analysis. *PloS One*, 12(11), e0186672. <https://doi.org/10.1371/journal.pone.0186672>.

VOON, P. T., Lee, S. T., Ng, T. K. W., Ng, Y. T., Yong, X. S., Lee, V. K. M., & Ong, A. S. H. (2019). Intake of Palm Olein and Lipid Status in Healthy Adults: A Meta-Analysis. *Advances in Nutrition (Bethesda, Md.)*, 10(4), 647-659. <https://doi.org/10.1093/advances/nmy122>.

WANG, F., Zhao, D., Yang, Y., & Zhang, L. (2019). Effect of palm oil consumption on plasma lipid concentrations related to cardiovascular disease: A systematic review and meta-analysis. *Asia Pacific Journal of Clinical Nutrition*, 28(3), 495-506. <https://doi.org/10.6133/apjcn.201909_28(3).0009>.

WANG, Q.-P., Browman, D., Herzog, H., & Neely, G. G. (2018). Non-nutritive sweeteners possess a bacteriostatic effect and alter gut microbiota in mice. *PloS One*, 13(7), e0199080. <https://doi.org/10.1371/journal.pone.019 9080>.

WORLD Health Organization, & Brouwer, I. A. (2016). *Effect of trans-fatty acid intake on blood lipids and lipoproteins: A systematic review and meta-regression analysis*. World Health Organization. <https://apps.who.int/iris/handle/10665/246109>.

Para ampliar este capítulo de manera divulgativa, recomiendo el trabajo de mi compañero de profesión Julio Basulto y su libro *Come mierda*.

6. Comida real o cuando el marketing llegó a la comida saludable

14:00-17:00. (s. f.). *ISO/TS 19657:2017*. ISO. Recuperado 10 de enero de 2023, de <https://www.iso.org/standard/65717.html>.

ALLENDE, A., Tomás-Barberán, F. A., & Gil, M. I. (2006). Minimal processing for healthy traditional foods. *Trends in Food Science & Technology*, 17(9), 513-519. <https://doi.org/10.1016/j.tifs.2006.04.005>.

AUTHORITY (EFSA), E. F. S. (2015). The food classification and description system FoodEx 2 (revision 2). *EFSA Supporting Publications*, 12(5), 804E. <https://doi.org/10.2903/sp.efsa.2015.EN-804>.

BECHTHOLD, A., Boeing, H., Tetens, I., Schwingshackl, L., & Nöthlings, U. (2018). Perspective: Food-Based Dietary Guidelines in Europe-Scientific Concepts, Current Status, and Perspectives. *Advances in Nutrition (Bethesda, Md.)*, 9(5), 544-560. <https://doi.org/10.1093/advances/nmy033>.

BROOKIE, K. L., Best, G. I., & Conner, T. S. (2018). Intake of Raw Fruits and Vegetables Is Associated With Better Mental Health Than Intake of Processed Fruits and Vegetables. *Frontiers in Psychology*, 9, 487. <https://doi.org/10.3389/fpsyg.2018.00487>.

CARREIRO, A. L., Dhillon, J., Gordon, S., Higgins, K. A., Jacobs, A. G., McArthur, B. M., Redan, B. W., Rivera, R. L., Schmidt, L. R., & Mattes, R. D. (2016). The Macronutrients, Appetite, and Energy Intake. *Annual Review of Nutrition*, 36, 73-103. <https://doi.org/10.1146/annurev-nutr-121415-112624>.

CURRENT Food Consumption amongst the Spanish ANIBES Study Population – PubMed. (s. f.-a). Recuperado 10 de enero de 2023, de <https://pubmed.ncbi.nlm.nih.gov/31694143/>.

CURRENT Food Consumption amongst the Spanish ANIBES Study Population – PubMed. (s. f.-b). Recuperado 10 de enero de 2023, de <https://pubmed.ncbi.nlm.nih.gov/31694143/>.

DEAN, M., Lähteenmäki, L., & Shepherd, R. (2011). Nutrition communication: Consumer perceptions and predicting intentions. The Proceedings of the Nutrition Society, 70(1), 19-25. <https://doi.org/10.1017/S002966511 0003964>.

EBBELING, C. B., Swain, J. F., Feldman, H. A., Wong, W. W., Hachey, D. L., Garcia-Lago, E., & Ludwig, D. S. (2012). Effects of dietary composition on energy expenditure during weight-loss maintenance. JAMA, 307(24), 2627-2634. <https://doi.org/10.1001/jama.2012.6607>.

EGECIOGLU, E., Skibicka, K. P., Hansson, C., Alvarez-Crespo, M., Friberg, P. A., Jerlhag, E., Engel, J. A., & Dickson, S. L. (2011). Hedonic and incentive signals for body weight control. Reviews in Endocrine & Metabolic Disorders, 12(3), 141-151. <https://doi.org/10.1007/s11154-011-9166-4>.

ELLIOTT, C., Truman, E., & Aponte-Hao, S. (2022). Food marketing to teenagers: Examining the power and platforms of food and beverage marketing in Canada. Appetite, 173, 105999. <https://doi.org/10.1016/j.appet.2022.105999>.

FARDET, A. (2016). Minimally processed foods are more satiating and less hyperglycemic than ultra-processed foods: A preliminary study with 98 ready-to-eat foods. Food & Function, 7(5), 2338-2346. <https://doi.org/10.1039/c6fo00107f>.

FLORES-MATEO, G., Rojas-Rueda, D., Basora, J., Ros, E., & Salas-Salvadó, J. (2013). Nut intake and adiposity: Meta-analysis of clinical trials. The American Journal of Clinical Nutrition, 97(6), 1346-1355. <https://doi.org/10.3945/ajcn.111.031484>.

GIBNEY, M. J., Forde, C. G., Mullally, D., & Gibney, E. R. (2017). Ultra-processed foods in human health: A critical appraisal. The American Journal of Clinical Nutrition, 106(3), 717-724. <https://doi.org/10.3945/ajcn.117.160440>.

HEALTH *benefits of nut consumption with special reference to body weight control* — *PubMed*. (s. f.). Recuperado 10 de enero de 2023, de <https://pubmed. ncbi.nlm.nih.gov/23044160/>.

HERFORTH, A., Arimond, M., Álvarez-Sánchez, C., Coates, J., Christianson, K., & Muehlhoff, E. (2019). A Global Review of Food-Based Dietary Guidelines. *Advances in Nutrition (Bethesda, Md.), 10*(4), 590-605. <https:// doi.org/10.1093/advances/nmy130>.

HUTCHINGS, S. C., Low, J. Y. Q., & Keast, R. S. J. (2019). Sugar reduction without compromising sensory perception. An impossible dream? *Critical Reviews in Food Science and Nutrition, 59*(14), 2287-2307. <https://doi.or g/10.1080/10408398.2018.1450214>.

JACOBS, D. R., & Tapsell, L. C. (2007). Food, not nutrients, is the fundamental unit in nutrition. *Nutrition Reviews, 65*(10), 439-450. <https://doi.org/ 10.1111/j.1753-4887.2007.tb00269.x>.

K, A., I, T., F, G., & C, W. (2022). Nutritional Intake and Biomarker Status in Strict Raw Food Eaters. *Nutrients, 14*(9). <https://doi.org/10.3390/nu1409 1725>.

KNORR, D., & Watzke, H. (2019). Food Processing at a Crossroad. *Frontiers in Nutrition, 6*, 85. <https://doi.org/10.3389/fnut.2019.00085>.

LEME, A. C. B., Hou, S., Fisberg, R. M., Fisberg, M., & Haines, J. (2021). Adherence to Food-Based Dietary Guidelines: A Systemic Review of High-Income and Low- and Middle-Income Countries. *Nutrients, 13*(3), 1038. <https://doi.org/10.3390/nu13031038>.

M, C., Rm, G., E, G.-F., E, L.-G., J, M., Mp, P., M, R., L, D., & Ja, M. (2021). Food-Based Dietary Guidelines around the World: A Comparative Analysis to Update AESAN Scientific Committee Dietary Recommendations. *Nutrients, 13*(9). <https://doi.org/10.3390/nu13093131>.

M, H., & Fvm, S. (2022). The Effect of Processing Methods on Food Quality and Human Health: Latest Advances and Prospects. *Foods (Basel, Switzerland), 11*(4). <https://doi.org/10.3390/foods11040611>.

MEDIC, N., Ziauddeen, H., Forwood, S. E., Davies, K. M., Ahern, A. L., Jebb, S. A., Marteau, T. M., & Fletcher, P. C. (2016). The Presence of Real Food Usurps Hypothetical Health Value Judgment in Overweight People.

eNeuro, 3(2), ENEURO.0025-16.2016. <https://doi.org/10.1523/ENEURO. 0025-16.2016>.

MONTEIRO, C. A. (2009a). Nutrition and health. The issue is not food, nor nutrients, so much as processing. *Public Health Nutrition*, 12(5), 729-731. <https://doi.org/10.1017/S1368980009005291>.

MONTEIRO, C. A. (2009b). Nutrition and health. The issue is not food, nor nutrients, so much as processing. *Public Health Nutrition*, 12(5), 729-731. <https://doi.org/10.1017/S1368980009005291>.

MONTEIRO, C. A., Levy, R. B., Claro, R. M., Castro, I. R. R. de, & Cannon, G. (2010a). A new classification of foods based on the extent and purpose of their processing. *Cadernos De Saúde Pública*, 26(11), 2039-2049.

MONTEIRO, C. A., Levy, R. B., Claro, R. M., Castro, I. R. R. de, & Cannon, G. (2010b). A new classification of foods based on the extent and purpose of their processing. *Cadernos De Saude Publica*, 26(11), 2039-2049. <https://doi.org/10.1590/s0102-311x2010001100005>.

POLAK, R., Phillips, E. M., & Campbell, A. (2015). Legumes: Health Benefits and Culinary Approaches to Increase Intake. *Clinical Diabetes : A Publication of the American Diabetes Association*, 33(4), 198-205. <https://doi. org/10.2337/diaclin.33.4.198>.

RABASSA, M., Hernández Ponce, Y., Garcia-Ribera, S., Johnston, B. C., Salvador Castell, G., Manera, M., Pérez Rodrigo, C., Aranceta-Bartrina, J., Martínez-González, M. Á., & Alonso-Coello, P. (2022). Food-based dietary guidelines in Spain: An assessment of their methodological quality. *European Journal of Clinical Nutrition*, 76(3), 350-359. <https://doi. org/10.1038/s41430-021-00972-9>.

RUIZ, E., Ávila, J. M., Castillo, A., Valero, T., del Pozo, S., Rodriguez, P., Bartrina, J. A., Gil, Á., González-Gross, M., Ortega, R. M., Serra-Majem, L., & Varela-Moreiras, G. (2015). The ANIBES Study on Energy Balance in Spain: Design, protocol and methodology. *Nutrients*, 7(2), 970-998. <https://doi.org/10.3390/nu7020970>.

S, P., & Bm, A. (2013). Adherence to diets for weight loss – Reply. *JAMA*, 310(24). <https://doi.org/10.1001/jama.2013.282651>.

SHANGGUAN, S., Afshin, A., Shulkin, M., Ma, W., Marsden, D., Smith, J., Saheb-Kashaf, M., Shi, P., Micha, R., Imamura, F., & Mozaffarian, D.

(2019). A Meta-analysis of Food Labeling Effects on Consumer Diet Behaviors and Industry Practices. *American journal of preventive medicine*, 56(2), 300-314. <https://doi.org/10.1016/j.amepre.2018.09.024>.

SMITASIRI, S., & Uauy, R. (2007). Beyond recommendations: Implementing food-based dietary guidelines for healthier populations. *Food and Nutrition Bulletin*, 28(1 Suppl International), S141-151. <https://doi.org/10.1177/15648265070281S112>.

T, M. (1975). History of food processing. *Progress in Food & Nutrition Science*, 1(7-8). <https://pubmed.ncbi.nlm.nih.gov/772753/>.

TULLOCH, A. J., Murray, S., Vaicekonyte, R., & Avena, N. M. (2015). Neural responses to macronutrients: Hedonic and homeostatic mechanisms. *Gastroenterology*, 148(6), 1205-1218. <https://doi.org/10.1053/j.gastro.2014.12.058>.

TURNER, P. G., & Lefevre, C. E. (2017). Instagram use is linked to increased symptoms of orthorexia nervosa. *Eating and Weight Disorders: EWD*, 22(2), 277-284. <https://doi.org/10.1007/s40519-017-0364-2>.

VALENTE, M., Renckens, S., Bunders-Aelen, J., & Syurina, E. V. (2022). The #orthorexia community on Instagram. *Eating and Weight Disorders: EWD*, 27(2), 473-482. <https://doi.org/10.1007/s40519-021-01157-w>.

VAN Buul, V. J., & Brouns, F. J. P. H. (2015). Nutrition and health claims as marketing tools. *Critical Reviews in Food Science and Nutrition*, 55(11), 1552-1560. <https://doi.org/10.1080/10408398.2012.754738>.

WILLS, J. M., Storcksdieck genannt Bonsmann, S., Kolka, M., & Grunert, K. G. (2012). European consumers and health claims: Attitudes, understanding and purchasing behaviour. *The Proceedings of the Nutrition Society*, 71(2), 229-236. <https://doi.org/10.1017/S0029665112000043>.

XI, P., & Liu, R. H. (2016). Whole food approach for type 2 diabetes prevention. *Molecular Nutrition & Food Research*. <https://doi.org/10.1002/mnfr.201500963>.

YEUNG, A. W. K. (2021). Brain responses to watching food commercials compared with nonfood commercials: A meta-analysis on neuroimaging studies. *Public Health Nutrition*, 24(8), 2153-2160. <https://doi.org/10.1017/S1368980020003122>.

Para ampliar este capítulo de manera divulgativa, recomiendo el trabajo y los libros de Michael Polland.

7. ¿Es saludable la dieta vegana y cien por cien vegetal? ¿Salvará al planeta y a los animales?

ALASALVAR, C., & Bolling, B. W. (2015). Review of nut phytochemicals, fat-soluble bioactives, antioxidant components and health effects. *The British Journal of Nutrition*, 113 Suppl 2, S68-78. <https://doi.org/10.1017/S0007114514003729>.

APPLEBY, P. N., Crowe, F. L., Bradbury, K. E., Travis, R. C., & Key, T. J. (2016). Mortality in vegetarians and comparable nonvegetarians in the United Kingdom. *The American Journal of Clinical Nutrition*, 103(1), 218-230. <https://doi.org/10.3945/ajcn.115.119461>.

APPLEBY, P. N., & Key, T. J. (2016). The long-term health of vegetarians and vegans. *The Proceedings of the Nutrition Society*, 75(3), 287-293. <https://doi.org/10.1017/S0029665115004334>.

APPLEBY, P., Roddam, A., Allen, N., & Key, T. (2007). Comparative fracture risk in vegetarians and nonvegetarians in EPIC-Oxford. *European Journal of Clinical Nutrition*, 61(12), 1400-1406. <https://doi.org/10.1038/sj.ejcn.1602659>.

BARNARD, N. D., Goldman, D. M., Loomis, J. F., Kahleova, H., Levin, S. M., Neabore, S., & Batts, T. C. (2019). Plant-Based Diets for Cardiovascular Safety and Performance in Endurance Sports. *Nutrients*, 11(1), 130. <https://doi.org/10.3390/nu11010130>.

CHAN, J., Jaceldo-Siegl, K., & Fraser, G. E. (2009). Serum 25-hydroxyvitamin D status of vegetarians, partial vegetarians, and nonvegetarians: The Adventist Health Study-2. *The American Journal of Clinical Nutrition*, 89(5), 1686S-1692S. <https://doi.org/10.3945/ajcn.2009.26736X>.

CHEN, Z., Glisic, M., Song, M., Aliahmad, H. A., Zhang, X., Moumdjian, A. C., Gonzalez-Jaramillo, V., van der Schaft, N., Bramer, W. M., Ikram, M. A., & Voortman, T. (2020). Dietary protein intake and all-cause and cause-specific mortality: Results from the Rotterdam Study and a meta-analysis of prospective cohort studies. *European Journal of Epidemiology*, 35(5), 411-429. <https://doi.org/10.1007/s10654-020-00607-6>.

CLARK, M., & Tilman, D. (2017). Comparative analysis of environmental impacts of agricultural production systems, agricultural input efficiency, and food choice. *Environmental Research Letters*, 12(6), 064016. <https://doi.org/10.1088/1748-9326/aa6cd5>.

CRAIG, W. J. (2009). Health effects of vegan diets. *The American Journal of Clinical Nutrition*, 89(5), 1627S-1633S. <https://doi.org/10.3945/ajcn.2009.26736N>.

DAVEY, G. K., Spencer, E. A., Appleby, P. N., Allen, N. E., Knox, K. H., & Key, T. J. (2003). EPIC-Oxford: Lifestyle characteristics and nutrient intakes in a cohort of 33 883 meat-eaters and 31 546 non meat-eaters in the UK. *Public Health Nutrition*, 6(3), 259-269. <https://doi.org/10.1079/PHN 2002430>.

DERBYSHIRE, E. J. (2016). Flexitarian Diets and Health: A Review of the Evidence-Based Literature. *Frontiers in Nutrition*, 3, 55. <https://doi.org/10.3389/fnut.2016.00055>.

DÍAZ Carmona, E. (2012). Perfil del vegano/a activista de liberación animal en España. *Revista Española de Investigaciones Sociológicas*. <https://doi.org/10.5477/cis/reis.139.175>.

DINU, M., Abbate, R., Gensini, G. F., Casini, A., & Sofi, F. (2017). Vegetarian, vegan diets and multiple health outcomes: A systematic review with meta-analysis of observational studies. *Critical Reviews in Food Science and Nutrition*, 57(17), 3640-3649. <https://doi.org/10.1080/10408398.2016.1138447>.

FRESÁN, U., & Sabaté, J. (2019a). Vegetarian Diets: Planetary Health and Its Alignment with Human Health. *Advances in Nutrition*, 10(Suppl 4), S380-S388. <https://doi.org/10.1093/advances/nmz019>.

FRESÁN, U., & Sabaté, J. (2019b). Vegetarian Diets: Planetary Health and Its Alignment with Human Health. *Advances in Nutrition (Bethesda, Md.)*, 10(Suppl_4), S380-S388. <https://doi.org/10.1093/advances/nmz019>.

GK, D., Ea, S., Pn, A., Ne, A., Kh, K., & Tj, K. (2003). EPIC-Oxford: Lifestyle characteristics and nutrient intakes in a cohort of 33 883 meat-eaters and 31 546 non meat-eaters in the UK. *Public Health Nutrition*, 6(3). <https://doi.org/10.1079/PHN2002430>.

GLOBAL Burden of Disease (GBD 2019). (2014, marzo 17). Institute for Health Metrics and Evaluation. <https://www.healthdata.org/gbd/2019>.

HO-PHAM, L. T., Vu, B. Q., Lai, T. Q., Nguyen, N. D., & Nguyen, T. V. (2012). Vegetarianism, bone loss, fracture and vitamin D: A longitudinal study in Asian vegans and non-vegans. European Journal of Clinical Nutrition, 66(1), 75-82. <https://doi.org/10.1038/ejcn.2011.131>.

HUANG, T., Yang, B., Zheng, J., Li, G., Wahlqvist, M. L., & Li, D. (2012). Cardiovascular disease mortality and cancer incidence in vegetarians: A meta-analysis and systematic review. Annals of Nutrition & Metabolism, 60(4), 233-240. <https://doi.org/10.1159/000337301>.

JOINT FAO/WHO/UNU Expert Consultation on Protein and Amino Acid Requirements in Human Nutrition (2002 : Geneva, S., Nations, F. and A. O. of the U., Organization, W. H., & University, U. N. (2007). Protein and amino acid requirements in human nutrition: Report of a joint FAO/WHO/UNU expert consultation. World Health Organization. <https://apps.who.int/iris/handle/10665/43411>.

JOSHI, S., McMacken, M., & Kalantar-Zadeh, K. (2021). Plant-Based Diets for Kidney Disease: A Guide for Clinicians. American Journal of Kidney Diseases: The Official Journal of the National Kidney Foundation, 77(2), 287-296. <https://doi.org/10.1053/j.ajkd.2020.10.003>.

JOY, M. (2005). Humanistic Psychology and Animal Rights: Reconsidering the Boundaries of the Humanistic Ethic. Journal of Humanistic Psychology - J HUM PSYCHOL, 45, 106-130. <https://doi.org/10.1177/0022167804272628>.

JOYCE, A., Dixon, S., Comfort, J., & Hallett, J. (2012). Reducing the Environmental Impact of Dietary Choice: Perspectives from a Behavioural and Social Change Approach. Journal of Environmental and Public Health, 2012. <https://doi.org/10.1155/2012/978672>.

KIM, H., Caulfield, L. E., Garcia-Larsen, V., Steffen, L. M., Coresh, J., & Rebholz, C. M. (2019). Plant-Based Diets Are Associated With a Lower Risk of Incident Cardiovascular Disease, Cardiovascular Disease Mortality, and All-Cause Mortality in a General Population of Middle-Aged Adults. Journal of the American Heart Association, 8(16), e012865. <https://doi.org/10.1161/JAHA.119.012865>.

Lacour, C., Seconda, L., Allès, B., Hercberg, S., Langevin, B., Pointereau, P., Lairon, D., Baudry, J., & Kesse-Guyot, E. (2018). Environmental Impacts of Plant-Based Diets: How Does Organic Food Consumption Contribute to Environmental Sustainability? *Frontiers in Nutrition*, 5. <https://doi.org/10.3389/fnut.2018.00008>.

Lee, K. W., Loh, H. C., Ching, S. M., Devaraj, N. K., & Hoo, F. K. (2020). Effects of Vegetarian Diets on Blood Pressure Lowering: A Systematic Review with Meta-Analysis and Trial Sequential Analysis. *Nutrients*, 12(6). <https://doi.org/10.3390/nu12061604>.

Lynch, H., Johnston, C., & Wharton, C. (2018). Plant-Based Diets: Considerations for Environmental Impact, Protein Quality, and Exercise Performance. *Nutrients*, 10(12), 1841. <https://doi.org/10.3390/nu10121841>.

M, D., R, A., Gf, G., A, C., & F, S. (2017). Vegetarian, vegan diets and multiple health outcomes: A systematic review with meta-analysis of observational studies. *Critical Reviews in Food Science and Nutrition*, 57(17). <https://doi.org/10.1080/10408398.2016.1138447>.

Mangels, A. R., & Messina, V. (2001). Considerations in planning vegan diets: Infants. *Journal of the American Dietetic Association*, 101(6), 670-677. <https://doi.org/10.1016/S0002-8223(01)00169-9>.

Marrone, G., Guerriero, C., Palazzetti, D., Lido, P., Marolla, A., Di Daniele, F., & Noce, A. (2021). Vegan Diet Health Benefits in Metabolic Syndrome. *Nutrients*, 13(3), 817. <https://doi.org/10.3390/nu13030817>.

Matsumoto, S., Beeson, W. L., Shavlik, D. J., Siapco, G., Jaceldo-Siegl, K., Fraser, G., & Knutsen, S. F. (2019). Association between vegetarian diets and cardiovascular risk factors in non-Hispanic white participants of the Adventist Health Study-2. *Journal of Nutritional Science*, 8, e6. <https://doi.org/10.1017/jns.2019.1>.

McDougall, C., & McDougall, J. (2013). Plant-Based Diets Are Not Nutritionally Deficient. *The Permanente Journal*, 17(4), 93. <https://doi.org/10.7812/TPP/13-111>.

McEvoy, C. T., Temple, N., & Woodside, J. V. (2012a). Vegetarian diets, low-meat diets and health: A review. *Public Health Nutrition*, 15(12), 2287-2294. <https://doi.org/10.1017/S1368980012000936>.

McEvoy, C. T., Temple, N., & Woodside, J. V. (2012b). Vegetarian diets, low-meat diets and health: A review. *Public Health Nutrition*, 15(12), 2287-2294. <https://doi.org/10.1017/S1368980012000936>.

Medawar, E., Huhn, S., Villringer, A., & Veronica Witte, A. (2019). The effects of plant-based diets on the body and the brain: A systematic review. *Translational Psychiatry*, 9. <https://doi.org/10.1038/s41398-019-0552-0>.

Naghshi, S., Sadeghi, O., Willett, W. C., & Esmaillzadeh, A. (2020). Dietary intake of total, animal, and plant proteins and risk of all cause, cardiovascular, and cancer mortality: Systematic review and dose-response meta-analysis of prospective cohort studies. *BMJ (Clinical Research Ed.)*, 370, m2412. <https://doi.org/10.1136/bmj.m2412>.

Orlich, M. J., Singh, P. N., Sabaté, J., Jaceldo-Siegl, K., Fan, J., Knutsen, S., Beeson, W. L., & Fraser, G. E. (2013). Vegetarian Dietary Patterns and Mortality in Adventist Health Study 2. *JAMA internal medicine*, 173(13), 1230-1238. <https://doi.org/10.1001/jamainternmed.2013.6473>.

Osuna-Padilla, I. A., Leal-Escobar, G., Garza-García, C. A., & Rodríguez-Castellanos, F. E. (2019). Dietary Acid Load: Mechanisms and evidence of its health repercussions. *Nefrologia*, 39(4), 343-354. <https://doi.org/10.1016/j.nefro.2018.10.005>.

Pawlak, R., Parrott, S. J., Raj, S., Cullum-Dugan, D., & Lucus, D. (2013). How prevalent is vitamin B(12) deficiency among vegetarians? *Nutrition Reviews*, 71(2), 110-117. <https://doi.org/10.1111/nure.12001>.

Per capita sources of protein. (s. f.). Our World in Data. Recuperado 10 de enero de 2023, de <https://ourworldindata.org/grapher/per-capita-sources-of-protein>.

Pjm, P., J, T., T, S., & Ljc, van L. (2021). The Anabolic Response to Plant-Based Protein Ingestion. *Sports Medicine (Auckland, N.Z.)*, 51(Suppl 1). <https://doi.org/10.1007/s40279-021-01540-8>.

Rinaldi, S., Campbell, E. E., Fournier, J., O'Connor, C., & Madill, J. (2016). A Comprehensive Review of the Literature Supporting Recommendations From the Canadian Diabetes Association for the Use of a Plant-Based Diet for Management of Type 2 Diabetes. *Canadian Journal of Diabetes*, 40(5), 471-477. <https://doi.org/10.1016/j.jcjd.2016.02.011>.

Rizzo, G., Laganà, A. S., Rapisarda, A. M. C., La Ferrera, G. M. G., Buscema, M., Rossetti, P., Nigro, A., Muscia, V., Valenti, G., Sapia, F., Sarpietro, G., Zigarelli, M., & Vitale, S. G. (2016). Vitamin B12 among Vegetarians: Status, Assessment and Supplementation. *Nutrients*, 8(12), 767. <https://doi.org/10.3390/nu8120767>.

Rzymski, P., Kulus, M., Jankowski, M., Dompe, C., Bryl, R., Petitte, J. N., Kempisty, B., & Mozdziak, P. (2021). COVID-19 Pandemic Is a Call to Search for Alternative Protein Sources as Food and Feed: A Review of Possibilities. *Nutrients*, 13(1), Art. 1. <https://doi.org/10.3390/nu13010150>.

S, J., S, H., S, S., & K, K.-Z. (2020). Plant-based diets for prevention and management of chronic kidney disease. *Current Opinion in Nephrology and Hypertension*, 29(1). <https://doi.org/10.1097/MNH.0000000000000574>.

Sanders, T. A. B. (2009a). DHA status of vegetarians. *Prostaglandins, Leukotrienes, and Essential Fatty Acids*, 81(2-3), 137-141. <https://doi.org/10.1016/j.plefa.2009.05.013>.

Sanders, T. A. B. (2009b). DHA status of vegetarians. *Prostaglandins, Leukotrienes, and Essential Fatty Acids*, 81(2-3), 137-141. <https://doi.org/10.1016/j.plefa.2009.05.013>.

Satija, A., & Hu, F. B. (2018). Plant-based diets and cardiovascular health. *Trends in Cardiovascular Medicine*, 28(7), 437-441. <https://doi.org/10.1016/j.tcm.2018.02.004>.

Scarborough, P., Appleby, P. N., Mizdrak, A., Briggs, A. D. M., Travis, R. C., Bradbury, K. E., & Key, T. J. (2014). Dietary greenhouse gas emissions of meat-eaters, fish-eaters, vegetarians and vegans in the UK. *Climatic Change*, 125(2), 179-192. <https://doi.org/10.1007/s10584-014-1169-1>.

Segovia-Siapco, G., & Sabaté, J. (2019a). Health and sustainability outcomes of vegetarian dietary patterns: A revisit of the EPIC-Oxford and the Adventist Health Study-2 cohorts. *European Journal of Clinical Nutrition*, 72(Suppl 1), 60-70. <https://doi.org/10.1038/s41430-018-0310-z>.

Segovia-Siapco, G., & Sabaté, J. (2019b). Health and sustainability outcomes of vegetarian dietary patterns: A revisit of the EPIC-Oxford and the Adventist Health Study-2 cohorts. *European Journal of Clinical Nutrition*, 72(Suppl 1), 60-70. <https://doi.org/10.1038/s41430-018-0310-z>.

SHAW, K. A., Zello, G. A., Rodgers, C. D., Warkentin, T. D., Baerwald, A. R., & Chilibeck, P. D. (2022). Benefits of a plant-based diet and considerations for the athlete. *European Journal of Applied Physiology*, 122(5), 1163-1178. <https://doi.org/10.1007/s00421-022-04902-w>.

SRANACHAROENPONG, K., Soret, S., Harwatt, H., Wien, M., & Sabaté, J. (2015). The environmental cost of protein food choices. *Public Health Nutrition*, 18(11), 2067-2073. <https://doi.org/10.1017/S1368980014002377>.

STAFF, H. H. P. (2015, junio 18). *How much protein do you need every day?* Harvard Health. <https://www.health.harvard.edu/blog/how-much-protein-do-you-need-every-day-201506188096>.

SZABÓ, Z., Erdélyi, A., Gubicskóné Kisbenedek, A., Ungár, T., Lászlóné Polyák, É., Szekeresné Szabó, S., Kovács, R. E., Raposa, L. B., & Figler, M. (2016). [Plant-based diets: A review]. *Orvosi Hetilap*, 157(47), 1859-1865. <https://doi.org/10.1556/650.2016.30594>.

TJ, K., K, P., & Tyn, T. (2022). Plant-based diets and long-term health: Findings from the EPIC-Oxford study. *The Proceedings of the Nutrition Society*, 81(2). <https://doi.org/10.1017/S0029665121003748>.

TONG, T. Y. N., Appleby, P. N., Armstrong, M. E. G., Fensom, G. K., Knuppel, A., Papier, K., Perez-Cornago, A., Travis, R. C., & Key, T. J. (2020). Vegetarian and vegan diets and risks of total and site-specific fractures: Results from the prospective EPIC-Oxford study. *BMC Medicine*, 18(1), 353. <https://doi.org/10.1186/s12916-020-01815-3>.

TRAUTWEIN, E. A., & McKay, S. (2020). The Role of Specific Components of a Plant-Based Diet in Management of Dyslipidemia and the Impact on Cardiovascular Risk. *Nutrients*, 12(9), 2671. <https://doi.org/10.3390/nu12092671>.

TYN, T., Pn, A., Ke, B., & Tj, K. (2017). Cross-sectional analyses of participation in cancer screening and use of hormone replacement therapy and medications in meat eaters and vegetarians: The EPIC-Oxford study. *BMJ Open*, 7(12). <https://doi.org/10.1136/bmjopen-2017-018245>.

WJ, C., Ar, M., U, F., K, M., Fl, M., Av, S., Eh, H., Ce, H., P, J., E, L.-M., & M, O. (2021). The Safe and Effective Use of Plant-Based Diets with Guidelines for Health Professionals. *Nutrients*, 13(11). <https://doi.org/10.3390/nu13114144>.

Wu, G. (2016). Dietary protein intake and human health. *Food & Function*, 7(3), 1251-1265. <https://doi.org/10.1039/c5fo01530h>.

Para ampliar este capítulo y el siguiente de manera divulgativa, recomiendo el trabajo y los libros de mi compañera Lucía Martínez y de Virginia Messina.

8. La proteína, el macronutriente de moda

Adhikari, S., Schop, M., de Boer, I. J. M., & Huppertz, T. (2022). Protein Quality in Perspective: A Review of Protein Quality Metrics and Their Applications. *Nutrients*, 14(5), 947. <https://doi.org/10.3390/nu14050947>.

Chen, Z., Glisic, M., Song, M., Aliahmad, H. A., Zhang, X., Moumdjian, A. C., Gonzalez-Jaramillo, V., van der Schaft, N., Bramer, W. M., Ikram, M. A., & Voortman, T. (2020). Dietary protein intake and all-cause and cause-specific mortality: Results from the Rotterdam Study and a meta-analysis of prospective cohort studies. *European Journal of Epidemiology*, 35(5), 411-429. <https://doi.org/10.1007/s10654-020-00607-6>.

Collagen *peptide supplementation in combination with resistance training improves body composition and increases muscle strength in elderly sarcopenic men: A randomised controlled trial | Cochrane Library*. (s. f.). <https://doi.org/10.1002/central/CN-01169946>.

Flachowsky, G., Meyer, U., & Südekum, K.-H. (2017). Land Use for Edible Protein of Animal Origin-A Review. *Animals: An Open Access Journal from MDPI*, 7(3). <https://doi.org/10.3390/ani7030025>.

Giglio, B. M., Schincaglia, R. M., da Silva, A. S., Fazani, I. C. S., Monteiro, P. A., Mota, J. F., Cunha, J. P., Pichard, C., & Pimentel, G. D. (2019). Whey Protein Supplementation Compared to Collagen Increases Blood Nesfatin Concentrations and Decreases Android Fat in Overweight Women: A Randomized Double-Blind Study. *Nutrients*, 11(9), 2051. <https://doi.org/10.3390/nu11092051>.

Hall, K. D., Guo, J., Chen, K. Y., Leibel, R. L., Reitman, M. L., Rosenbaum, M., Smith, S. R., & Ravussin, E. (2019). Methodologic considerations for measuring energy expenditure differences between diets varying in carbohydrate using the doubly labeled water method. *The American Journal of Clinical Nutrition*, *109*(5), 1328-1334. <https://doi.org/10.1093/ajcn/nqy390>.

HOFFMAN, J. R., & Falvo, M. J. (2004). Protein – Which is Best? *Journal of Sports Science & Medicine*, *3*(3), 118-130.

LIISBERG, U., Myrmel, L. S., Fjære, E., Rønnevik, A. K., Bjelland, S., Fauske, K. R., Holm, J. B., Basse, A. L., Hansen, J. B., Liaset, B., Kristiansen, K., & Madsen, L. (2016). The protein source determines the potential of high protein diets to attenuate obesity development in C57BL/6J mice. *Adipocyte*, *5*(2), 196-211. <https://doi.org/10.1080/21623945.2015.1122855>.

NAGHSHI, S., Sadeghi, O., Willett, W. C., & Esmaillzadeh, A. (2020). Dietary intake of total, animal, and plant proteins and risk of all cause, cardiovascular, and cancer mortality: Systematic review and dose-response meta-analysis of prospective cohort studies. *BMJ (Clinical Research Ed.)*, *370*, m2412. <https://doi.org/10.1136/bmj.m2412>.

OSUNA-PADILLA, I. A., Leal-Escobar, G., Garza-García, C. A., & Rodríguez-Castellanos, F. E. (2019). Dietary Acid Load: Mechanisms and evidence of its health repercussions. *Nefrologia*, *39*(4), 343-354. <https://doi.org/10.1016/j.nefro.2018.10.005>.

S, A., M, S., Ijm, de B., & T, H. (2022). Protein Quality in Perspective: A Review of Protein Quality Metrics and Their Applications. *Nutrients*, *14*(5). <https://doi.org/10.3390/nu14050947>.

SRANACHAROENPONG, K., Soret, S., Harwatt, H., Wien, M., & Sabaté, J. (2015). The environmental cost of protein food choices. *Public Health Nutrition*, *18*(11), 2067-2073. <https://doi.org/10.1017/S1368980014002377>.

STAMATAKIS, E., Lee, I.-M., Bennie, J., Freeston, J., Hamer, M., O'Donovan, G., Ding, D., Bauman, A., & Mavros, Y. (2018). Does Strength-Promoting Exercise Confer Unique Health Benefits? A Pooled Analysis of Data on 11 Population Cohorts With All-Cause, Cancer, and Cardiovascular Mortality Endpoints. *American Journal of Epidemiology*, *187*(5), 1102-1112. <https://doi.org/10.1093/aje/kwx345>.

URDAMPILLETA, A., Vicente-Salar, N., & Martínez-Sanz, J. M. (2012). Necesidades proteicas de los deportistas y pautas diétetico-nutricionales para la ganancia de masa muscular. *Revista Española de Nutrición Humana y Dietética*, 16(1), Art. 1. <https://doi.org/10.14306/renhyd.16.1.103>.

VILLAREAL, D. T., Aguirre, L., Gurney, A. B., Waters, D. L., Sinacore, D. R., Colombo, E., Armamento-Villareal, R., & Qualls, C. (2017). Aerobic or Resistance Exercise, or Both, in Dieting Obese Older Adults. *The New England Journal of Medicine*, 376(20), 1943-1955. <https://doi.org/10.1056/NEJMoa1616338>.

Para ampliar tanto este capítulo como el siguiente de manera divulgativa, recomiendo el trabajo en redes sociales de mis compañeros de profesión Raúl Martín y Miguel López Moreno.

9. Lácteos: ¿Por qué es el grupo de alimentos más polémico?

ASTRUP, A., Magkos, F., Bier, D. M., Brenna, J. T., de Oliveira Otto, M. C., Hill, J. O., King, J. C., Mente, A., Ordovas, J. M., Volek, J. S., Yusuf, S., & Krauss, R. M. (2020). Saturated Fats and Health: A Reassessment and Proposal for Food-Based Recommendations: JACC State-of-the-Art Review. *Journal of the American College of Cardiology*, 76(7), 844-857. <https://doi.org/10.1016/j.jacc.2020.05.077-

AUNE, D., Norat, T., Romundstad, P., & Vatten, L. J. (2013). Dairy products and the risk of type 2 diabetes: A systematic review and dose-response meta-analysis of cohort studies. *The American Journal of Clinical Nutrition*, 98(4), 1066-1083. <https://doi.org/10.3945/ajcn.113.059030-

AUNE, D., Rosenblatt, D. A. N., Chan, D. S., Vieira, A. R., Vieira, R., Greenwood, D. C., Vatten, L. J., & Norat, T. (2015). Dairy products, calcium, and prostate cancer risk: A systematic review and meta-analysis of cohort studies. *The American Journal of Clinical Nutrition*, ajcn.067157. <https://doi.org/10.3945/ajcn.113.067157-

BARRUBÉS, L., Babio, N., Mena-Sánchez, G., Toledo, E., Ramírez-Sabio, J. B., Estruch, R., Ros, E., Fitó, M., Arós, F., Fiol, M., Santos-Lozano, J. M., Serra-Majem, L., Pintó, X., Martínez-González, M. Á., Sorlí, J. V., Basora, J., Salas-Salvadó, J., & PREvención con DIeta MEDiterránea Study Investigators. (2018). Dairy product consumption and risk of colorectal cancer in an older mediterranean population at high cardiovascular risk. *International Journal of Cancer*, 143(6), 1356-1366. <https://doi.org/10.1002/ijc.31540>.

BENATAR, J. R., Sidhu, K., & Stewart, R. A. H. (2013a). Effects of High and Low Fat Dairy Food on Cardio-Metabolic Risk Factors: A Meta-Analysis of Randomized Studies. *PLoS ONE*, 8(10). <https://doi.org/10.1371/jour nal.pone.0076480>.

BENATAR, J. R., Sidhu, K., & Stewart, R. A. H. (2013b). Effects of High and Low Fat Dairy Food on Cardio-Metabolic Risk Factors: A Meta-Analysis of Randomized Studies. *PLoS ONE*, 8(10). <https://doi.org/10.1371/jour nal.pone.0076480>.

BOSTON, 677 Huntington Avenue, & Ma 02115 +14951000. (2012, septiem-bre 18). *Healthy Eating Plate vs. USDA's MyPlate*. The Nutrition Source. <https://www.hsph.harvard.edu/nutritionsource/healthy-eating-pla te-vs-usda-myplate/>.

BROUWER-BROLSMA, E. M., Sluik, D., Singh-Povel, C. M., & Feskens, E. J. M. (2018). Dairy shows different associations with abdominal and BMI-de-fined overweight: Cross-sectional analyses exploring a variety of dairy products. *Nutrition, Metabolism, and Cardiovascular Diseases: NMCD*, 28(5), 451-460. <https://doi.org/10.1016/j.numecd.2018.01.008>.

CALCIO *everywhere. ¿Sirve para algo? - El blog de Aitor Sánchez #NutriciónRTVE*. (2017, enero 19). <https://blog.rtve.es/nutricionrtve/2017/01/calcio-every where-sirve-para-algo.html>.

CAN *milk and dairy products cause cancer?* (2020, enero 22). Cancer Research UK. <https://www.cancerresearchuk.org/about-cancer/causes-of-can cer/cancer-myths/can-milk-and-dairy-products-cause-cancer>.

D, T., Sa, K., Je, C., Jm, B., Pr, C., El, V. B., & Jm, C. (2018). Milk and other dairy foods in relation to prostate cancer recurrence: Data from the cancer of the prostate strategic urologic research endeavor (CaPSU-RETM). *The Prostate*, 78(1). <https://doi.org/10.1002/pros.23441>.

DONG, J.-Y., Zhang, L., He, K., & Qin, L.-Q. (2011). Dairy consumption and risk of breast cancer: A meta-analysis of prospective cohort studies.

Breast Cancer Research and Treatment, 127(1), 23-31. <https://doi.org/ 10.1007/s10549-011-1467-5>.

DREWNOWSKI, A. (2018). Measures and metrics of sustainable diets with a focus on milk, yogurt, and dairy products. *Nutrition Reviews*, 76(1), 21-28. <https://doi.org/10.1093/nutrit/nux063>.

FESKANICH, D., Bischoff-Ferrari, H. A., Frazier, A. L., & Willett, W. C. (2014). Milk consumption during teenage years and risk of hip fractures in older adults. *JAMA Pediatrics*, 168(1), 54-60. <https://doi.org/10.1001/jamapediatrics.2013.3821>.

GANMAA, D., Li, X. M., Qin, L. Q., Wang, P. Y., Takeda, M., & Sato, A. (2003). The experience of Japan as a clue to the etiology of testicular and prostatic cancers. *Medical Hypotheses*, 60(5), 724-730. <https://doi.org/ 10.1016/s0306-9877(03)00047-1>.

GAO, D., Ning, N., Wang, C., Wang, Y., Li, Q., Meng, Z., Liu, Y., & Li, Q. (2013). Dairy products consumption and risk of type 2 diabetes: Systematic review and dose-response meta-analysis. *PloS One*, 8(9), e73965. <https://doi.org/10.1371/journal.pone.0073965>.

GENKINGER, J. M., Wang, M., Li, R., Albanes, D., Anderson, K. E., Bernstein, L., van den Brandt, P. A., English, D. R., Freudenheim, J. L., Fuchs, C. S., Gapstur, S. M., Giles, G. G., Goldbohm, R. A., Håkansson, N., Horn-Ross, P. L., Koushik, A., Marshall, J. R., McCullough, M. L., Miller, A. B., … Smith-Warner, S. A. (2014). Dairy products and pancreatic cancer risk: A pooled analysis of 14 cohort studies. *Annals of Oncology: Official Journal of the European Society for Medical Oncology / ESMO*, 25(6), 1106-1115. <https://doi.org/10.1093/annonc/mdu019>.

HOOPER, L., Martin, N., Jimoh, O. F., Kirk, C., Foster, E., & Abdelhamid, A. S. (2020). Reduction in saturated fat intake for cardiovascular disease. *Cochrane Database of Systematic Reviews*, 5. <https://doi.org/10.1002/ 14651858.CD011737.pub2>.

JEYARAMAN, M. M., Abou-Setta, A. M., Grant, L., Farshidfar, F., Copstein, L., Lys, J., Gottschalk, T., Desautels, D., Czaykowski, P., Pitz, M., & Zarychanski, R. (2019). Dairy product consumption and development of cancer: An overview of reviews. *BMJ Open*, 9(1), e023625. <https://doi. org/10.1136/bmjopen-2018-023625>.

KONIKOWSKA, K., & Regulska-Ilow, B. (2014). [The role of diet in multiple sclerosis]. *Postepy Higieny I Medycyny Doswiadczalnej (Online)*, *68*, 325-333. <https://doi.org/10.5604/17322693.1095838>.

KRATZ, M., Baars, T., & Guyenet, S. (2013). The relationship between high-fat dairy consumption and obesity, cardiovascular, and metabolic disease. *European Journal of Nutrition*, *52*(1), 1-24. <https://doi.org/10.1007/s00394-012-0418-1>.

LAMPE, J. W. (2011). Dairy products and cancer. *Journal of the American College of Nutrition*, *30*(5 Suppl 1), 464S-70S.

LUDWIG, D. S., & Willett, W. C. (2013). Three Daily Servings of Reduced-Fat Milk: An Evidence-Based Recommendation? *JAMA Pediatrics*, *167*(9), 788-789. <https://doi.org/10.1001/jamapediatrics.2013.2408>.

M, G.-F., N, B.-T., M, R.-C., D, C., H, S., R, E., E, R., F, A., E, G.-G., M, F., L, S.-M., J, L., J, B., N, M.-C., O, P., M, F., Fb, H., L, F., & J, S.-S. (2017). Total and subtypes of dietary fat intake and risk of type 2 diabetes mellitus in the Prevención con Dieta Mediterránea (PREDIMED) study. *The American Journal of Clinical Nutrition*, *105*(3). <https://doi.org/10.3945/ajcn.116.142034>.

MARTÍNEZ, L. (2017, enero 9). ¿Sobredosis de calcio para tener huesos fuertes? *El País*. <https://elpais.com/elpais/2017/01/05/ciencia/1483612233_949617.html>.

MELNIK, B. C. (2012). Diet in acne: Further evidence for the role of nutrient signalling in acne pathogenesis. *Acta Dermato-Venereologica*, *92*(3), 228-231. <https://doi.org/10.2340/00015555-1358>.

MENSINK, R. P. & World Health Organization. (2016). *Effects of saturated fatty acids on serum lipids and lipoproteins: A systematic review and regression analysis*. World Health Organization. <https://apps.who.int/iris/handle/10665/246104>.

MICELI Sopo, S., Arena, R., Greco, M., Bergamini, M., & Monaco, S. (2014). Constipation and cow's milk allergy: A review of the literature. *International Archives of Allergy and Immunology*, *164*(1), 40-45. <https://doi.org/10.1159/000362365>.

MICHAËLSSON, K., Wolk, A., Langenskiöld, S., Basu, S., Lemming, E. W., Melhus, H., & Byberg, L. (2014). Milk intake and risk of mortality and fractures in women and men: Cohort studies. *BMJ*, *349*, g6015. <https://doi.org/10.1136/bmj.g6015>.

PIMPIN, L., Wu, J. H. Y., Haskelberg, H., Del Gobbo, L., & Mozaffarian, D. (2016). Is Butter Back? A Systematic Review and Meta-Analysis of Butter Consumption and Risk of Cardiovascular Disease, Diabetes, and Total Mortality. *PloS One*, *11*(6), e0158118. <https://doi.org/10.1371/journal.pone.0158118>.

STORHAUG, C. L., Fosse, S. K., & Fadnes, L. T. (2017). Country, regional, and global estimates for lactose malabsorption in adults: A systematic review and meta-analysis. *The Lancet Gastroenterology & Hepatology*, *2*(10), 738-746. <https://doi.org/10.1016/S2468-1253(17)30154-1>.

THORNING, T. K., Raben, A., Tholstrup, T., Soedamah-Muthu, S. S., Givens, I., & Astrup, A. (2016). Milk and dairy products: Good or bad for human health? An assessment of the totality of scientific evidence. *Food & Nutrition Research*, *60*, 10.3402/fnr.v60.32527. <https://doi.org/10.3402/fnr.v60.32527>.

TN, G., Mm, N., Mm, R., M, F., Rm, F., E, O., & La, M. (2018). Dairy consumption and inflammatory profile: A cross-sectional population-based study, São Paulo, Brazil. *Nutrition (Burbank, Los Angeles County, Calif.)*, *48*. <https://doi.org/10.1016/j.nut.2017.10.003>.

WANG, W., Wu, Y., & Zhang, D. (2016). Association of dairy products consumption with risk of obesity in children and adults: A meta-analysis of mainly cross-sectional studies. *Annals of Epidemiology*, *26*(12), 870-882.e2. <https://doi.org/10.1016/j.annepidem.2016.09.005>.

YAKOOB, M. Y., Shi, P., Willett, W. C., Rexrode, K. M., Campos, H., Orav, E. J., Hu, F. B., & Mozaffarian, D. (2016). Circulating Biomarkers of Dairy Fat and Risk of Incident Diabetes Mellitus Among US Men and Women in Two Large Prospective Cohorts. *Circulation*, CIRCULATIONAHA.115.018410. <https://doi.org/10.1161/CIRCULATIONAHA.115.018410>.

ZHAO, Q., He, Y., Wang, K., Wang, C., Wu, H., Gao, L., Hu, A., Yang, W., & Wang, S. (2021). Dairy Consumption and Liver Cancer Risk: A Systematic Review and Dose-Response Meta-Analysis of Observational Studies. *Nutrition and Cancer*, *73*(11-12), 2821-2831. <https://doi.org/10.1080/01635581.2020.1862255>.

10. Alcohol, ¿factor de riesgo o bálsamo cardiosaludable?

ALCOHOL and Cancer Risk Fact Sheet – NCI (nciglobal,ncienterprise). (2021, julio 14). [CgvArticle]. <https://www.cancer.gov/about-cancer/causes-prevention/risk/alcohol/alcohol-fact-sheet>.

ALCOHOL consumption per person. (s. f.). Our World in Data. Recuperado 10 de enero de 2023, de <https://ourworldindata.org/grapher/total-alcohol-consumption-per-capita-litres-of-pure-alcohol>.

BAGNARDI, V., Rota, M., Botteri, E., Tramacere, I., Islami, F., Fedirko, V., Scotti, L., Jenab, M., Turati, F., Pasquali, E., Pelucchi, C., Bellocco, R., Negri, E., Corrao, G., Rehm, J., Boffetta, P., & La Vecchia, C. (2013). Light alcohol drinking and cancer: A meta-analysis. *Annals of Oncology: Official Journal of the European Society for Medical Oncology, 24*(2), 301-308. <https://doi.org/10.1093/annonc/mds337>.

BARBOUR, V., Clark, J., Jones, S., Norton, M., & Veitch, E. (2011). Let's be straight up about the alcohol industry. *PLoS Medicine, 8*(5), e1001041. <https://doi.org/10.1371/journal.pmed.1001041>.

BEER consumption per person. (s. f.). Our World in Data. Recuperado 10 de enero de 2023, de <https://ourworldindata.org/grapher/beer-consumption-per-person>.

BÉJAR, L., Gili, M., Díaz, V., Ramírez, G., López, J., Cabanillas, J. L., & Cayuela, A. (2009). Incidence and mortality by colorectal cancer in Spain during 1951-2006 and its relationship with behavioural factors. *European Journal of Cancer Prevention: The Official Journal of the European Cancer Prevention Organisation (ECP), 18*(6), 436-444. <https://doi.org/10.1097/CEJ.0b013e328330eb2f>.

BERGMANN, M. M., Rehm, J., Klipstein-Grobusch, K., Boeing, H., Schütze, M., Drogan, D., Overvad, K., Tjønneland, A., Halkjær, J., Fagherazzi, G., Boutron-Ruault, M.-C., Clavel-Chapelon, F., Teucher, B., Kaaks, R., Trichopoulou, A., Benetou, V., Trichopoulos, D., Palli, D., Pala, V., … Ferrari, P. (2013). The association of pattern of lifetime alcohol use and cause of death in the European prospective investigation into cancer and nutrition (EPIC) study. *International Journal of Epidemiology, 42*(6), 1772-1790. <https://doi.org/10.1093/ije/dyt154>.

Blackadar, C. B. (2016). Historical review of the causes of cancer. *World Journal of Clinical Oncology*, 7(1), 54-86. <https://doi.org/10.5306/wjco.v7.i1.54>.

Casswell, S. (2018). Conflict of interest and alcohol discourse-a new face but familiar messages. *The New Zealand Medical Journal*, 131(1483), 59-62.

Chaudhry, H., Sohal, A., Sharma, R., Dukovic, D., Lee, D., Gamboa, A., & Yang, J. (2023). Increased mortality in patients with alcohol-induced pancreatitis during the COVID-19 pandemic. *Annals of Gastroenterology*, 36(1), 68-72. <https://doi.org/10.20524/aog.2022.0769>.

Chikritzhs, T. N., Naimi, T. S., Stockwell, T. R., & Liang, W. (2015). Mendelian randomisation meta-analysis sheds doubt on protective associations between «moderate» alcohol consumption and coronary heart disease. *Evidence-Based Medicine*, 20(1), 38. <https://doi.org/10.1136/ebmed-2014-110086>.

Connor, J. (2017). Alcohol consumption as a cause of cancer. *Addiction*, 112(2), 222-228. <https://doi.org/10.1111/add.13477>.

Criqui, M. H., & Ringel, B. L. (1994). Does diet or alcohol explain the French paradox? *Lancet (London, England)*, 344(8939-8940), 1719-1723.

Curtis, B. L., Lookatch, S. J., Ramo, D. E., McKay, J. R., Feinn, R. S., & Kranzler, H. R. (2018). Meta-Analysis of the Association of Alcohol-Related Social Media Use with Alcohol Consumption and Alcohol-Related Problems in Adolescents and Young Adults. *Alcoholism, Clinical and Experimental Research*, 42(6), 978-986. <https://doi.org/10.1111/acer.13642>.

Drummond, C. (2005). The alcohol industry has a conflict of interest in alcohol research and policy. *Addiction (Abingdon, England)*, 100(1), 128-129. <https://doi.org/10.1111/j.1360-0443.2005.00932.x>.

El consumo nocivo de alcohol mata a más de 3 millones de personas al año, en su mayoría hombres. (s. f.). Recuperado 10 de enero de 2023, de <https://www.who.int/es/news/item/21-09-2018-harmful-use-of-alcohol-kills-more-than-3-million-people-each-year--most-of-them-men.>.

Eurocare, R. for. (s. f.). *Europe Beating Cancer Plan*. Eurocare. Recuperado 10 de enero de 2023, de <https://www.eurocare.org/cares.php?sp=alcohol-and-health&ssp=europe-beating-cancer-plan>.

FERRIÈRES, J. (2004). The French paradox: Lessons for other countries. *Heart*, *90*(1), 107-111.

GEIGER, B. B., & Cuzzocrea, V. (2017). Corporate social responsibility and conflicts of interest in the alcohol and gambling industries: A post-political discourse? *The British Journal of Sociology*, *68*(2), 254-272. <https://doi.org/10.1111/1468-4446.12249>.

GENKINGER, J. M., Wang, M., Li, R., Albanes, D., Anderson, K. E., Bernstein, L., van den Brandt, P. A., English, D. R., Freudenheim, J. L., Fuchs, C. S., Gapstur, S. M., Giles, G. G., Goldbohm, R. A., Håkansson, N., Horn-Ross, P. L., Koushik, A., Marshall, J. R., McCullough, M. L., Miller, A. B., … Smith-Warner, S. A. (2014). Dairy products and pancreatic cancer risk: A pooled analysis of 14 cohort studies. *Annals of Oncology: Official Journal of the European Society for Medical Oncology / ESMO*, *25*(6), 1106-1115. <https://doi.org/10.1093/annonc/mdu019>.

GLOBAL, *regional, and national comparative risk assessment of 84 behavioral, environmental and occupational, and metabolic risks or clusters of risks for 195 countries and territories, 1990–2017: A systematic analysis for the GBD Study 2017.* (2018, noviembre 2). Institute for Health Metrics and Evaluation. <https://www.healthdata.org/research-article/global-regional-and-national-comparative-risk-assessment-84-behavioral-0>.

HAGGAR, F. A., & Boushey, R. P. (2009). Colorectal Cancer Epidemiology: Incidence, Mortality, Survival, and Risk Factors. *Clinics in Colon and Rectal Surgery*, *22*(4), 191-197. <https://doi.org/10.1055/s-0029-1242458>.

HOLMES, M. V., Dale, C. E., Zuccolo, L., Silverwood, R. J., Guo, Y., Ye, Z., Prieto-Merino, D., Dehghan, A., Trompet, S., Wong, A., Cavadino, A., Drogan, D., Padmanabhan, S., Li, S., Yesupriya, A., Leusink, M., Sundstrom, J., Hubacek, J. A., Pikhart, H., … InterAct Consortium. (2014). Association between alcohol and cardiovascular disease: Mendelian randomisation analysis based on individual participant data. *BMJ (Clinical Research Ed.)*, *349*, g4164.

JAYASEKARA, H., English, D. R., Room, R., & MacInnis, R. J. (2014). Alcohol consumption over time and risk of death: A systematic review and meta-analysis. *American Journal of Epidemiology*, *179*(9), 1049-1059. <https://doi.org/10.1093/aje/kwu028>.

Jin, M., Cai, S., Guo, J., Zhu, Y., Li, M., Yu, Y., Zhang, S., & Chen, K. (2013). Alcohol drinking and all cancer mortality: A meta-analysis. *Annals of Oncology: Official Journal of the European Society for Medical Oncology, 24*(3), 807-816. <https://doi.org/10.1093/annonc/mds508>.

Marzan, M., Callinan, S., Livingston, M., Leggat, G., & Jiang, H. (2022). Systematic Review and Dose-Response Meta-Analysis on the Relationship Between Alcohol Consumption and Sickness Absence. *Alcohol and Alcoholism (Oxford, Oxfordshire), 57*(1), 47-57. <https://doi.org/10.1093/alcalc/agab008>.

McNabb, S., Harrison, T. A., Albanes, D., Berndt, S. I., Brenner, H., Caan, B. J., Campbell, P. T., Cao, Y., Chang-Claude, J., Chan, A., Chen, Z., English, D. R., Giles, G. G., Giovannucci, E. L., Goodman, P. J., Hayes, R. B., Hoffmeister, M., Jacobs, E. J., Joshi, A. D., ... Peters, U. (2020). Meta-analysis of 16 studies of the association of alcohol with colorectal cancer. *International Journal of Cancer, 146*(3), 861-873. <https://doi.org/10.1002/ijc.32377>.

Naimi, T., Xuan, Z., & Saitz, R. (2013). Immoderately confounding: The effects of low-dose alcohol. *Addiction, 108*(9), 1552-1553. <https://doi.org/10.1111/add.12297>.

Norat, T., Bingham, S., Ferrari, P., Slimani, N., Jenab, M., Mazuir, M., Overvad, K., Olsen, A., Tjønneland, A., Clavel, F., Boutron-Ruault, M.-C., Kesse, E., Boeing, H., Bergmann, M. M., Nieters, A., Linseisen, J., Trichopoulou, A., Trichopoulos, D., Tountas, Y., ... Riboli, E. (2005). Meat, fish, and colorectal cancer risk: The European Prospective Investigation into cancer and nutrition. *Journal of the National Cancer Institute, 97*(12), 906-916. <https://doi.org/10.1093/jnci/dji164>.

Nutt, D. J., & Rehm, J. (2014). Doing it by numbers: A simple approach to reducing the harms of alcohol. *Journal of Psychopharmacology, 28*(1), 3-7. <https://doi.org/10.1177/0269881113512038>.

Richard, J. L. (1987). [Coronary risk factors. The French paradox]. *Archives Des Maladies Du Coeur Et Des Vaisseaux, 80 Spec No*, 17-21.

Ritchie, H., & Roser, M. (2018). Alcohol Consumption. *Our World in Data.* <https://ourworldindata.org/alcohol-consumption>.

Rumgay, H., Shield, K., Charvat, H., Ferrari, P., Sornpaisarn, B., Obot, I., Islami, F., Lemmens, V. E. P. P., Rehm, J., & Soerjomataram, I. (2021). Global burden of cancer in 2020 attributable to alcohol consumption: A population-based study. *The Lancet Oncology*, 22(8), 1071-1080. <https://doi.org/10.1016/S1470-2045(21)00279-5>.

Scarborough, P., Bhatnagar, P., Wickramasinghe, K. K., Allender, S., Foster, C., & Rayner, M. (2011). The economic burden of ill health due to diet, physical inactivity, smoking, alcohol and obesity in the UK: An update to 2006-07 NHS costs. *Journal of Public Health (Oxford, England)*, 33(4), 527-535. <https://doi.org/10.1093/pubmed/fdr033>.

Sociedad Española De Nutrición Comunitaria. (s. f.). Recuperado 10 de enero de 2023, de <https://www.nutricioncomunitaria.org/es/noticia/piramide-de-la-alimentacion-saludable-senc-2015>.

Stockwell, T., Zhao, J., Panwar, S., Roemer, A., Naimi, T., & Chikritzhs, T. (2016). Do "Moderate" Drinkers Have Reduced Mortality Risk? A Systematic Review and Meta-Analysis of Alcohol Consumption and All-Cause Mortality. *Journal of Studies on Alcohol and Drugs*, 77(2), 185-198. <https://doi.org/10.15288/jsad.2016.77.185>.

TF, B. (2009). Alcohol research and the alcoholic beverage industry: Issues, concerns and conflicts of interest. *Addiction (Abingdon, England)*, 104 Suppl 1. <https://doi.org/10.1111/j.1360-0443.2008.02433.x>.

Thun, M. J., Peto, R., Lopez, A. D., Monaco, J. H., Henley, S. J., Heath, C. W., & Doll, R. (1997). Alcohol consumption and mortality among middle-aged and elderly U.S. adults. *The New England Journal of Medicine*, 337(24), 1705-1714. <https://doi.org/10.1056/NEJM199712113372401>.

Zhao, Q., He, Y., Wang, K., Wang, C., Wu, H., Gao, L., Hu, A., Yang, W., & Wang, S. (2021). Dairy Consumption and Liver Cancer Risk: A Systematic Review and Dose-Response Meta-Analysis of Observational Studies. *Nutrition and Cancer*, 73(11-12), 2821-2831. <https://doi.org/10.1080/01635581.2020.1862255>.